新时代公民健康素养丛书

东部战区疾病预防控制中心策划

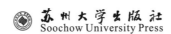
U0379698

24种传染病防治

主编　张锦海　曹勇平　斯友良

苏州大学出版社
Soochow University Press

图书在版编目(CIP)数据

24 种传染病防治 / 张锦海，曹勇平，斯友良主编
. -- 苏州：苏州大学出版社，2024.1
（新时代公民健康素养丛书 / 斯友良，曹勇平主编
）
ISBN 978-7-5672-4683-6

Ⅰ. ①2… Ⅱ. ①张… ②曹… ③斯… Ⅲ. ①传染病
防治 Ⅳ. ①R183

中国国家版本馆 CIP 数据核字(2024)第 016155 号

书　　名：24 种传染病防治
　　　　　24 ZHONG CHUANRAN BING FANGZHI

主　　编：张锦海　曹勇平　斯友良
责任编辑：赵晓嬿

出版发行：苏州大学出版社（Soochow University Press）
社　　址：苏州市十梓街 1 号　邮编：215006
印　　刷：苏州工业园区美柯乐制版印务有限责任公司
邮购热线：0512-67480030
销售热线：0512-67481020
开　　本：718 mm×1 000 mm　1/16　印张：16　字数：288 千
版　　次：2024 年 1 月第 1 版
印　　次：2024 年 1 月第 1 次印刷
书　　号：ISBN 978-7-5672-4683-6
定　　价：48.00 元

若有印装错误，本社负责调换
苏州大学出版社营销部　电话：0512-67481020
苏州大学出版社网址　http://www.sudapress.com
苏州大学出版社邮箱　sdcbs@suda.edu.cn

本书编写组

主　编：张锦海　曹勇平　斯友良

副主编：胡　丹　贾德胜　毛应华　郭建斌

编　者：（按姓氏笔画排序）

马　斐　王太武　艾乐乐　叶福强　吕　恒

李晓萍　杨　展　张兴虎　张锦海　陈　琼

陈文琦　陈乐如　罗正汉　岳　娜　周婷婷

郑　伟　郑　峰　胡　丹　姚　宁　骆雨璇

贾德胜　徐敏志　曹勇平　韩一芳

前 言

传染病是由病原体感染引起，并可在人与人之间、动物与人之间或者动物之间相互传播的一类疾病。有人类历史以来，传染病就一直伴随着人类并深刻影响人类社会。瑞典病理学家福克·汉森（Folke Henschen）说过："人类的历史即其疾病的历史。"在历史上，传染病曾经给人类造成几乎灭顶的打击。欧洲中世纪黑死病流行，导致当时欧洲1/3人口病死；16世纪西方殖民主义者将天花、麻疹、伤寒等传染病带到美洲大陆，成为摧毁玛雅文明和阿兹台克帝国的生物军团；1918年席卷全球的"西班牙大流感"，造成2 500万～5 000万人死亡。在军事上，传染病也一直扮演着决定战争胜负的角色，古罗马帝国亡于鼠疫，古埃及亡于血吸虫病，拿破仑因斑疹伤寒兵败莫斯科，等等。这样的案例数不胜数。即使到了科技发达的今天，传染病依然是人类十大死因之一。2020年开始的全球新冠大流行，使人类再次遭受传染病的考验。

疫苗、药物和现代检测技术是人类战胜传染病的利器，但最终战胜传染病还需要依靠全社会健康素养的提升。其中，提高公民关于传染病防治的知识和技能，显得尤为迫切和重要，这也是新冠疫情带给我们的教训和反思。为此，东部战区疾病预防控制中心组织军内外专家团队，在查阅最新资料、数据的基础上，数易其稿，编写出版了此书。本书按照疾病传播途径分类，遴选了24种常见、高发或者潜在威胁较大的传染病，系统介绍了疾病的病原和流行病学特点、临床特征、诊疗方法以及预防控制措施，重点分享了个人防护和群体防控等方面知识。本书在编写过程中，以健康科普为主要目的，力求通俗易懂、图文并茂、新颖实用，不仅参考了国内外最新的指南、标准、专家共识以及新进展、新成果，而且选用了大量历史故事、人物典故与疾病案例，同时还增加了常见问题解答环节，以使读者在轻松阅读中了解并掌握相关知识。本书各章所述疾病采取并列式结构，方便读者自行检索。本书不仅可以作为普通民众自学传染病防治知识的工具书，而且可以作为基层单位和社区开展健康教育的参考书。

本书在编写过程中难以避免存在一些错误和遗漏，恳请读者指谬修正。同时，本书在编写过程中参考了大量文献，在此向作者致谢。

本书编写组

目 录

第一篇

呼吸道传染病

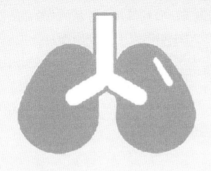

第一章　肺结核
——卷土重来的"白色瘟疫"

肺结核俗称"痨病"，是人类最古老的疾病之一。50万年前直立猿人骨骼、石器时代人类骨化石、埃及木乃伊、马王堆女尸都发现结核病变的痕迹。在未发明有效治疗药物前，肺结核曾经是危及人们生命的头号元凶，由于患者大多脸色苍白，因此被称为"白色瘟疫"。英国诗人济慈给肺结核取了一个别名，叫作"人类死亡的队长"，并在1819年写了一首诗"年纪轻轻的，就长得脸色苍白，瘦骨嶙峋，不久归道山……"，结果两年后他死于肺结核，时年才26岁。济慈的挚友雪莱亦染上了肺结核，尽管他曾呼喊"冬天来了，春天还会远吗？"，但自己却未能看到人类战胜肺结核的春天。鲁迅先生笔下的华老栓，为了给患结核病的儿子治病，不得不向刽子手买下血淋淋的"人血馒头"，明知是根无用的救命稻草，却仍然紧紧抓住，足以看出当时人们对肺结核的无奈。《红楼梦》中多愁善感的林黛玉，《茶花女》中艳若桃花的玛格丽特……这些文学作品里的人物，更是让肺结核增添了许多悲情的色彩。

1882年3月24日，德国科学家罗伯特·科赫宣布发现结核分枝杆菌；近代抗生素、卡介苗、化疗药物的问世，更是人类与肺结核抗争史上里程碑式的胜利，彻底扭转了"十痨九死"的历史，肺结核不再是不治之症。但是，由于抗生素滥用或者治疗不规范，曾经一度消失在视野中的"人类第一杀手"——肺结核，正悄无声息地卷土重来，而且带着一件新的"致命武器"——耐药性，向人类发起新一轮的挑战。2021年国家卫生健康委员会（以下简称"卫健委"）的数据显示，肺结核在中国法定报告甲、乙类传染病中发病和死亡数排在第二位，仅次于艾滋病。对于"我有可能得了肺结核吗？这可怎么办？……"的问题不必焦虑担心，只要科学治疗、积极预防，肺结核是可以预防和治愈的。

一、概述

肺结核是一种由结核分枝杆菌感染引起的呼吸系统传染病，病灶主要存在于肺组织、气管、支气管和胸膜部位。一般发病缓慢，可有不规则低热、盗汗（睡眠中出汗、醒后出汗自停的现象）、疲倦乏力等表现，还有咳嗽、咳痰、部位不定的胸部隐痛、咯血等。有部分病例可无任何症状或因症状轻微而被忽视，在胸部影像学筛查时才被发现。

结核病[①]是影响和危害人类生命健康的主要疾病之一，也是全球十大死亡原因之一。耐药结核病、艾滋病与结核病共感染是目前威胁结核病防控的两大主要问题，至今医学界依然将耐药结核病视为"能传染的癌症"。

二、病原与流行病学

（一）病原

结核分枝杆菌俗称"结核杆菌"，是肺结核的病原菌，形状细长略带弯曲，可侵犯全身各组织器官，但以肺部感染最多见。结核分枝杆菌是需氧菌，生长缓慢，其外表有一层特殊的类脂质，所以在干、冷、酸、碱等环境下存活力较强。

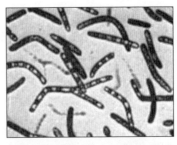

结核分枝杆菌为细长略带弯曲的杆菌，抗酸染色阳性（显微镜照片）

由于结核分枝杆菌含有较多脂质，故对乙醇敏感，在70%乙醇中仅2分钟便会死亡。但脂质可防止菌体水分丢失，故其对干燥的抵抗力特别强，黏附在尘埃上可保持传染性8~10天，在干燥的痰内可存活6~8个月；在阳光直射下，痰中的结核分枝杆菌也需要经过2~7小时才会被杀死。结核分枝杆菌对酸或碱有抵抗力，15分钟内不受影响，可在分离培养时用于处理有杂菌污染的标本和消化标本中的黏稠物质。结核分枝杆菌对湿热敏感，在液体中加热至62~63 ℃ 15分钟或煮沸即被杀死；对紫外线敏感，直接日光照射数小时可被杀死，可用于结核患者衣服、书籍等的消毒。

（二）流行病学

1. 传染源

开放性肺结核（痰中含菌）患者的排菌是结核病传播的主要来源。痰涂片阳性的肺结核患者传染性最强，仅培养阳性的患者传染性弱，痰涂片和培养均为阴性者无传染性。

未经治疗的排菌患者在痰菌得到有效控制前，每个患者平均可以传染15

[①] 结核病中以肺结核最为常见，占发病数的80%~90%。

人次。一般来说，初诊的肺结核患者一旦给予全面、系统的抗结核治疗，则传染性会在 2~4 周内迅速减弱直至消失。

2. 传播途径

肺结核主要经呼吸道传播。肺结核患者通过咳嗽、打喷嚏、大笑、大声说话等方式把含有结核分枝杆菌的微滴排到空气中，据统计，患者每次咳嗽、打喷嚏时约产生 10 万个微小的气溶胶颗粒，随飞沫向外散播。颗粒中携带的结核分枝杆菌可直接进入近距离的受感染者呼吸道内。

肺结核患者如果把痰吐在地上，痰液干燥后，结核分枝杆菌与尘埃混在一起飞扬在空气中，被健康人吸入肺内也可引起感染，造成远距离播散。

接触患者用过的痰盂等物品后如不认真洗手也可能受到感染。与肺结核患者共用餐具或吃其剩下的食物、饮用未经消毒的不洁牛奶等可能导致肠结核，而经母婴垂直传播或经皮肤黏膜伤口传播的肺结核患者较少见。

3. 人群易感性

人群普遍易感。感染结核分枝杆菌后大多数人并不发病，仅在抵抗力较弱时发病。一般情况下，在全部感染者中大约 10% 的人一生中会发生结核病，其他感染者可以自愈或成为结核分枝杆菌长期携带者。

生活贫困、工作劳累、居住拥挤、营养不良、免疫系统不健全或功能降低等因素是社会经济落后地区人群结核病高发的原因。免疫抑制状态患者，如艾滋病感染、长期使用糖皮质激素和免疫抑制剂等，尤其好发结核病。长时间待在人群密集、通风不良的公共场所如学校、医院、监狱等，与结核患者密切接触可增加患病风险。

4. 流行特征

结核病流行态势比较严峻，据世界卫生组织（WHO）发布的《2022 年全球结核病报告》，2021 年全球新发结核病患者 1 060 万人，结核病患者数、耐药结核病患者数、死亡人数都较往年有所上升。30 个结核病高负担国家发病病例占全球所有估算发病病例的 87%。印度、印度尼西亚、中国、菲律宾、巴基斯坦、尼日利亚、孟加拉国和刚果民主共和国等 8 个国家发病数占全球总数的 2/3。中国 2021 年估算的结核病新发患者数为 78.0 万，在 30 个结核病高负担国家中排第 3 位，仅低于印度（295 万）和印度尼西亚（96.9 万）。

中国的结核病流行存在"五多一低"特点，即结核分枝杆菌感染人数多、肺结核患者数多、结核病死亡人数多、耐药结核病患者多、农村结核病患者多、结核病疫情下降缓慢。此外，青壮年发病率较高，男性肺结核患者较多，可能与人口流动频繁，尤其是男性外出务工，工作环境差、时间长、劳动强度大及酗酒、熬夜等生活习惯导致感染结核分枝杆菌机会增多，发病机会增加等因素有关。

三、临床表现、诊断及治疗

（一）临床表现

肺结核为慢性感染的传染病，潜伏期可为 4~8 周甚至更长，主要由感染结核分枝杆菌的数量、毒力以及患者的免疫力决定，即人感染了结核分枝杆菌后不一定发病，而是成为潜伏结核感染者，结核分枝杆菌可在体内潜伏数周至数十年，待机体免疫力下降时发病。

1. 呼吸系统症状

咳嗽、咳痰 2 周以上或咯血是肺结核的常见可疑症状。

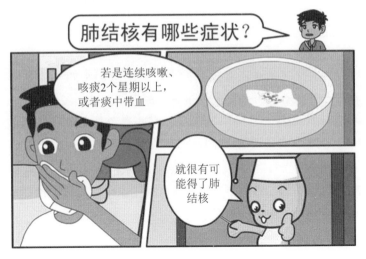

结核病可疑症状

（1）咳嗽：常是肺结核患者的首诊主要症状，咳嗽 2 周或以上，伴痰血，要高度怀疑肺结核可能。肺结核患者一般咳嗽较轻，以干咳为主，如伴有支气管结核，常有较剧烈的刺激性干咳；如伴纵隔、肺门淋巴结结核压迫气管、支气管，可出现痉挛性咳嗽。

（2）咳痰：肺结核患者咳痰较少，一般为少许白色黏痰；合并感染、支气管扩张者常咳黄脓痰；干酪样坏死时也有黄脓痰，甚至可见坏死物排出。

（3）咯血：当结核坏死灶累及肺毛细血管壁时，可出现痰中带血；如累及大血管，可出现量不等的咯血。空洞内形成的动脉瘤或者支气管动脉破裂时可出现致死性的大咯血。结核性支气管扩张可在肺结核痊愈后反复、慢性地咯血或痰血。

（4）胸痛：靠近胸膜的病灶与胸膜粘连常可引起钝痛或刺痛，与呼吸关系不明显。肺结核并发结核性胸膜炎会引起较剧烈的胸痛，与呼吸相关。胸痛并不是肺结核的特异性表现，也不一定就是结核活动或进展的标志。

2.全身症状

结核中毒症状指的是结核病的全身症状，通常提示结核病处于活动期，并且有疾病进展的表现。

（1）发热：最为常见，一般为午后或傍晚出现的潮热、中低热（37.4～38℃），可持续数周，热型不规则，部分患者伴有脸颊、手心、脚心潮热感。急性血行播散性肺结核、干酪性肺炎、空洞形成或伴有肺部感染时可表现为高热。

（2）夜间盗汗：亦是结核患者常见的症状，表现为熟睡时出汗，几乎湿透衣服，觉醒后汗止，常发生于体虚患者。

（3）其他全身症状：还有疲乏无力、胃纳减退（如食欲下降、进食量降低）、消瘦、失眠等，育龄期女性可有月经失调甚至闭经等。

肺结核并无非常特异性的临床表现，有些患者甚至没有任何症状，仅在体检时发现。例如，伴有免疫抑制状态，临床表现很不典型，起病和临床经过隐匿；或者继发起病，症状危重，且被原发疾病所掩盖，易误诊。慢性病例多数表现为慢性病容，营养不良，一般有反复出现的结核中毒症状及咳嗽、气短或发绀（皮肤和黏膜呈青紫色）等。

（二）辅助检查

1.影像学检查

胸部 X 线检查是诊断肺结核的常规方法。电子计算机断层扫描（CT）能提高分辨率，对病变细微特征进行评价，效果优于 X 线。磁共振成像（MRI）及增强 MRI 有助于早期诊断。

2.镜检

直接涂片抗酸杆菌镜检是简单、快速、易行和较可靠的方法，但欠敏感，一般至少应检测 2 次。痰涂片阳性仅说明痰中存在抗酸杆菌，由于我国除结核分枝杆菌外的其他抗酸杆菌（如非结核分枝杆菌）感染并不多见，故痰中检出抗酸杆菌对诊断肺结核有重要意义。

3.结核菌素试验

结核菌素试验又称 PPD 试验，是指通过皮内注射结核菌素，并根据注射部位的皮肤状况诊断结核分枝杆菌感染的皮内试验。该试验对诊断结核病和测定机体非特异性细胞免疫功能有参考意义。

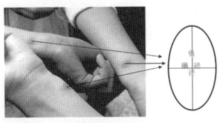

平均直径=（横径+纵经）/2

测量应以硬结的横径及纵径的毫米数记录之

前臂局部红肿硬块直径	<5 mm	5~<10 mm	10~<15 mm	≥15 mm	局部有水疱或坏死
反应	阴性	一般阳性	中阳性	强阳性	强阳性
符号	−	+	++	+++	++++

结核菌素试验及解读

我国规定结核菌素试验以 72 小时为观察反应时间，以皮肤硬结为准。结核菌素试验阳性反应仅表示曾经感染结核或接种过卡介苗，并不一定患病，其一般阳性结果意义不大。但如用高稀释度结核菌素做皮试呈强阳性者，常提示体内有活动性结核灶。结核菌素试验对婴幼儿的诊断价值比成人大，因为年龄越小，自然感染率越低；3 岁以下强阳性反应者，应视为有新近感染的活动性肺结核，须评估给予治疗。在临床诊断中结核菌素试验阳性的价值低于阴性的价值，其阴性反应除提示没有结核菌感染外，还见于重症结核、感染初期（4~8 周内）变态反应未建立或者人体免疫力连同变态反应暂时受到抑制的情况，如淋巴瘤、白血病、结节病、艾滋病等患者和老年人的结核菌素试验常为阴性。

4.结核分枝杆菌培养

结核分枝杆菌培养的灵敏度高于涂片，准确可靠，为结核病诊断"金标准"。但培养周期较长，一般为 2~8 周。培养阳性须行药物敏感性检测，以指导抗结核药物的选择和尽早发现耐药结核菌。

5.γ–干扰素释放试验（IGRA）和结核抗体检测

通过检测结核分枝杆菌特异性抗原等刺激 T 淋巴细胞所产生的 γ–干扰

素水平，判断机体是否存在结核分枝杆菌感染，其结果不受卡介苗接种和非结核分枝杆菌感染的影响，可取代结核菌素试验作为潜伏性结核感染的首选检测方法。此外，也可采集外周血清检测结核抗体。

6. 其他

其他辅助检查方法包括支气管镜检查、病理组织学检查、结核分枝杆菌分子生物学检测等。分子生物学检测比涂片、培养检测敏感，可选择 WHO 推荐在结核高负担国家使用的结核分枝杆菌及利福平耐药检测系统、环介导等温扩增、基因芯片技术等。

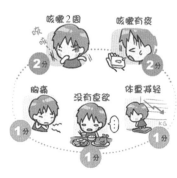

结核病"七分筛检法"

（三）自测自查

"七分筛检法"是由 WHO 提供的结核病简易筛检的计分工具，如总分达 5 分以上，建议尽快至医院做进一步检查，以便及早诊断和治疗。检测项目如下：咳嗽 2 周（2 分）；咳嗽有痰（2 分）；胸痛（1 分）；没有食欲（1 分）；体重减轻（1 分）。

（四）诊断

一般根据流行病学史（有肺结核接触史）、临床表现、胸部影像学检查、实验室检查、支气管镜检查进行诊断。怀疑患肺结核，应及时到当地结核病定点医疗机构就诊。

1. 疾病分型

根据病变部位及胸部影像学表现的不同，肺结核分为原发性肺结核（指初次感染即发病的肺结核，多见于儿童）、继发性肺结核（由于初次感染后体内潜伏病灶中的结核分枝杆菌复燃增殖而发病，是成人肺结核的最常见类型）、血行播散性肺结核（两肺较均匀分布粟粒结节或弥漫病灶）、气管结核、支气管结核以及结核性胸膜炎等。

结核病是一种全身性的疾病，虽然肺结核是结核病的主要类型，但肺外结核如淋巴结结核、骨关节结核、消化系统结核、泌尿系统结核、生殖系统结核以及中枢神经系统结核等亦不能忽视。它们一同构成整个结核病的疾病谱。

2.鉴别诊断

肺结核的症状、体征和影像学表现同许多胸部疾病相似。在诊断肺结核时，应注意与其他疾病如肺炎、慢性阻塞性肺疾病、支气管扩张、肺癌、肺脓肿、纵隔和肺门疾病、其他发热性疾病相鉴别，也要与非结核分枝杆菌肺病鉴别。

（五）治疗

1.化学治疗

化学治疗是现代结核病最主要的基础治疗，即用化学合成药物（抗生素等）进行系统治疗，简称化疗。国际公认的化疗原则是早期、联合、适量、规律、全程。常用的化疗药物有异烟肼、利福平、吡嗪酰胺、乙胺丁醇、链霉素等。化疗应及时监测效果。

坚持如下的正规治疗，绝大多数肺结核患者不仅可以治愈康复，还可避免传染他人。

（1）早期：肺结核早期，肺内病灶血液供应好，有利于药物的渗透和分布，同时巨噬细胞活跃，可吞噬大量结核分枝杆菌，有利于促进组织的修复和有效地杀灭结核分枝杆菌，所以应尽可能早地发现和治疗肺结核。

（2）规律：按照化疗方案，规律投药可保持相对稳定的血药浓度，以达到持续的杀菌作用。反之，血药浓度不稳定，在低浓度时达不到最低抑菌浓度，反而会诱导细菌产生耐药性。

（3）全程：肺结核患者服用抗结核药物后，短期内症状会显著改善，2个月左右大部分敏感菌被消灭，但部分非敏感菌和细胞内的结核分枝杆菌仍然存活，只有坚持用药最终才能杀灭这部分细菌，达到减少复发的目的。

（4）适量：过量使用抗结核药物，会增加药物的不良反应，用量不足则可诱导耐药性产生，因此在化疗过程中必须根据患者的年龄、体重，给予适当的药物剂量。

（5）联合：联合不同机制的抗结核药物，可以利用多种药物的交叉杀菌作用，不仅能提高杀菌灭菌效果，还能防止产生耐药性。

2.对症治疗及手术治疗

（1）在抗结核化疗的基础上，对发热不退者可应用小剂量非类固醇类退热剂如布洛芬。急性血行播散性肺结核或伴有高热等严重毒性症状者，可在抗结核药物治疗的基础上使用类固醇激素如泼尼松等。

（2）少量咯血时以安慰和消除紧张情绪、卧床休息为主，同时可用氨基己酸、凝血酶、卡洛磺等药物止血。迅速畅通气道是抢救大咯血窒息的首要措施，包括体位引流、负压吸引、气管插管。

（3）气管、支气管结核所致气道狭窄，给予冷冻、球囊扩张等气道介入治疗。

（4）对于药物治疗无效或威胁生命的单侧肺结核特别是局限性病变，外科手术治疗是可选用的重要治疗方法，如大于3厘米的结核球与肺癌难以鉴别时，复治的单侧纤维厚壁空洞，单侧的毁损肺伴支气管扩张，肺部已丧失功能并有反复咯血或继发感染者等。应注意的是，只有在药物治疗无效时才考虑手术，且手术前后也要继续应用抗结核药物。

四、预防控制措施

肺结核患者在出现临床症状之前，通常要经历暴露于病菌环境、潜伏感染、前驱期、亚临床期和临床期等几个阶段，最终发展成为活动性肺结核。肺结核传染性最强的阶段是在发现及治疗之前，所以通过主动筛查早期发现感染者和正确、及时治疗结核病患者，是防治结核病的最主要措施。

结核病的防治措施主要有以下几个方面。

（一）控制传染源

早期发现和彻底治疗患者是控制结核病流行的关键环节。主要是通过肺结核病例的早期发现、早期进行强有效的化学治疗，并加强对肺结核的化疗管理，使排菌的肺结核患者失去传染性，保护健康人群免受病菌感染。

（1）高危人群筛查：筛查对象主要是痰涂片阳性肺结核患者的密切接触者，包括患者的家庭成员、同事和同学等。基层医疗机构的医生要按照肺结核可疑者的诊断程序督促有症状者的密切接触者到医院或结核病防治专业机构进一步检查。对因咳嗽、咳痰等症状就诊病例，需要及时检查和诊断，避免漏诊、误诊。

（2）定期筛查：可从疫情实际出发，对服务性行业、学校、托幼机构及儿童玩具从业人员等定期进行健康检查，每1~2年1次。部队入伍新兵、新学员等须进行入伍复检，拍摄胸片或者利用数字X线检查进行结核病筛查，异常者需要转定点医院进一步确诊。有人群聚集性特征的单位如条件许可，可开展结核菌素试验筛查。

（3）彻底治疗：查出必治，治必彻底，只有彻底治疗患者，大幅度降低传染源密度，才能有效降低感染率和减少发病。及时正确治疗、彻底治疗，防止慢性耐药病例的形成和积累，不仅是临床治疗的目标，亦是预防工作的中心环节。

（二）切断传播途径

使用通风、消毒等环境控制方法降低空气中飞沫浓度，预防传染性飞沫核在空气中的传播。

（1）自然通风：是一种简单、有效的环境控制措施。在开放且通风良好的环境中，感染结核分枝杆菌的概率将减少 70% 以上。通过打开门窗，确保空气流通，可以有效降低室内有害气溶胶浓度，控制结核分枝杆菌传播。一般每次通风持续 30 分钟以上，每日至少 2 次。

（2）预防性消毒：公共场所在呼吸道传染病高发期或发生结核病疫情时，可组织开展环境预防性消毒。如有聚集性疫情时，可适当增加消毒频次。

① 室内空气消毒：必须在无人且相对密闭的环境中进行。消毒期间关闭所有门窗，消毒完毕后方可打开门窗通风。常用方法有紫外线灯照射、化学消毒剂喷雾消毒，后者可用超低容量喷雾器，喷洒过氧乙酸气溶胶，密闭作用 60 分钟。

② 地面和物体表面的清洁和消毒：地面要湿式拖扫，用 0.1% 过氧乙酸或 500~1 000 毫克／升有效氯消毒剂拖地（喷洒）；桌椅、柜、门窗等物体表面可用 250~500 毫克／升有效氯消毒剂擦拭，再用清水擦去或洗去。

③ 其他物品消毒：餐具可用流通蒸汽消毒或煮沸消毒；痰具应每天高压灭菌或更换，便器、浴盆等要定期消毒，用 1 000~2 000 毫克／升有效氯消毒剂浸泡 30 分钟；卫生手消毒可用快速手消毒液或肥皂流水冲洗；书籍、衣服、被褥等可用紫外线灯照射 30 分钟或在阳光下晾晒 2~3 小时。

（三）个人防护

（1）应保持室内空气流通或勤开窗换气，在呼吸道疾病流行期间，减少到人群拥挤、空气污浊的场所及医院、车站等感染风险较高的场所。

（2）注意日常个人卫生，养成良好的卫生习惯，重视手的清洁和消毒，使用肥皂或洗手液在流动水下洗手，不用污浊的毛巾擦手，打喷嚏掩住口鼻，避免飞沫污染他人。

（3）合理膳食，均衡营养，多饮水，保证睡眠，不吸烟，避免过度劳累，注意防寒保暖。

（4）注重体育锻炼，增强体质，提高机体免疫力。必要时，进行预防服药和免疫预防接种，提高个体抗病能力。

（5）减少与肺结核患者及其密切接触者、疑似肺结核患者等人员的接触。如必须接触，应做好必要的个人防护。

（6）医务人员接触肺结核或疑似患者，接诊时应遵守标准预防的原则，采取标准预防措施，佩戴医用防护口罩（如 N95 口罩）等。

（四）疫苗接种

目前尚无理想的结核病疫苗。广泛使用的卡介苗（BCG），是一种无毒牛型结核分枝杆菌活菌疫苗。目前认为卡介苗不足以预防感染，但可以显著降低儿童发病率及其严重性，减少结核性脑膜炎等严重结核病的发生。我国结核病感染率和发病率仍高，推行新生儿出生时接种卡介苗仍有现实意义。但由于该疫苗的预防价值有限，不推荐成人使用。

（五）化学预防

针对肺结核密切接触者中的高危人群，例如艾滋病病毒感染者、与新诊断为传染性肺结核患者有密切接触史且结核菌素试验阳性的幼儿、未接种卡介苗的 5 岁以下结核菌素试验阳性的儿童、结核菌素试验强阳性且伴有糖尿病或矽肺者、与传染性肺结核患者有密切接触的长期使用肾上腺皮质激素和免疫抑制剂的患者，以及发生结核病暴发或聚集性流行的单位中的儿童、青少年等进行药物预防，可用异烟肼和利福喷丁相结合的 12 周短程疗法。服药应督导管理，保证规律服药和完成疗程，并及时发现和处理药物不良反应。

五、知识问答

1. 肺结核能否治愈？听说药物有副作用，自我感觉良好后能停药吗？肺结核治好后还会传染给别人吗？

（1）肺结核的治疗主要是服用抗结核药物，而且是多药联用，不能中断。通常需要坚持服药 6 个月，服药期间还需要按医生的嘱咐定期复查。常用的抗结核药物包括利福平、吡嗪酰胺、异烟肼、乙胺丁醇、链霉素等。坚持正规治疗，绝大多数肺结核患者可以治愈。

（2）肺结核患者如果不按医生嘱咐服药或者随意停药，不仅治不好病，还可能会使结核分枝杆菌产生耐药性，一旦发生耐药性肺结核，治疗时间延长，更难治愈。治疗花费可比普通肺结核高几十倍甚至百倍，还可能传染给家人或其他人，被传染者一旦发病就是耐药性肺结核。

（3）肺结核患者如严格按照治疗方案完成全疗程的服药治疗，疾病治愈后就不会有传染性。

2. 患上肺结核怎么办？

（1）首先要按医生要求规范治疗，绝大多数肺结核患者都可以治愈。自己恢复健康，同时保护家人。

（2）树立信心，肺结核可防可治，加强营养和锻炼，提高人体抵抗力，有助于肺结核的痊愈。

（3）居家治疗肺结核的患者，应当尽量与他人分室居住，保持居室通风，佩戴口罩，避免家人被感染。

（4）肺结核患者尽量不去人群密集的公共场所。如必须去，应当佩戴口罩。

（5）肺结核患者咳嗽、打喷嚏时，应当避让他人、遮掩口鼻。

（6）肺结核患者不要随地吐痰，要将痰液吐在有消毒液的带盖痰盂里，不方便时可将痰吐在消毒湿纸巾或密封痰袋里。

3. 肺结核的密切接触者应该怎么办？

与传染性肺结核患者一同居住和生活的家属、同学、同事、工友等为密切接触者，由于与患者日常接触较多，比较容易受感染，因此应做好个人防护，如接触时佩戴口罩、保持社交距离，并密切注意自身是否出现咳嗽、咳痰等症状，如果出现此类症状达 2 周以上，应及时到结核病定点医疗机构就诊。

4. 学生得了肺结核应该怎么办？

（1）学生一旦被确诊为肺结核，要主动向校医和班主任报告，不要隐瞒病情，不可带病上课。应根据定点医疗机构的诊断证明，确定是否休学治疗。

（2）休学的学生根据病情采取住院或者居家隔离治疗，治疗期间要积极调整心态，按时服药和复查。

（3）患病的学生经过规范治疗，完成疗程后，由定点医疗机构开具康复证明，方可复学。

5.集体生活场所如何预防肺结核的传播?

集体生活场所如军营、民工宿舍或学生宿舍,由于人员居住密集,一旦出现传染性肺结核患者,就很容易相互传染而造成结核病暴发流行。因此,在未发现肺结核患者之前,应避免房间内居住人员的密度不要过高,此外要注意采取房间通风等措施来预防肺结核。

在发现有传染性的肺结核患者之后,需要采取以下措施:

(1)尽快地使肺结核患者离开集体环境并接受正规的抗结核治疗;

(2)对涉及场所尤其是居住房间进行消毒;

(3)保持通风及阳光充足;

(4)同室居住的人员都属于密切接触者,应注意自身是否有咳嗽、咳痰的症状,尤其是这些症状超过2周时,应及时到医院就诊进行检查。一旦诊断为肺结核,应立即治疗。

6.结核病患者的诊断流程是什么?

(1)可疑症状筛选:约90%活动性肺结核患者和痰涂片阳性肺结核患者有可疑症状(结核中毒症状),即咳嗽、咳痰持续2周以上和咯血;其次是午后或傍晚低热、乏力、盗汗、月经不调或闭经,有肺结核接触史或肺外结核病史。此时需要进行痰抗酸杆菌和胸部影像学检查。

(2)是否为肺结核:X线检查肺部发现有异常阴影者,还需要进一步确定病变性质是结核性还是其他。可经2周左右观察后复查,大部分炎症病变会有所变化,而肺结核则变化不大。

(3)有无活动性:如诊断为肺结核,需要进一步明确有无活动性。活动性肺结核通常是指患者正处于结核分枝杆菌复制活跃、破坏肺组织并发病的阶段,必须给予治疗。活动性病变在胸片上通常表现为边缘模糊不清的斑片状阴影,可有中心溶解或空洞,或出现播散病灶;而胸片表现为钙化、硬结或纤维化,痰检查不排菌,无任何症状,为非活动性肺结核。

(4)是否在排菌:确定患者为活动性肺结核后还要明确是否在排菌,这是确定传染源的唯一方法。如果是新发现的肺结核患者,但痰菌涂片和培养均是阴性,这种患者不排菌,所以就不具有传染性。

(5)是否耐药及明确初、复治:应通过药物敏感性试验来确定是否耐药,以给治疗方案提供参考。病史询问还应明确初、复治患者,两者治疗方案是迥然不同的。

7.肺结核患者能够生育吗？

育龄妇女如果患了肺结核，应暂时避孕，此时怀孕可导致患者病情加重、胎儿发育不良等后果。肺结核患者最好不使用避孕药，而采取其他方式避孕。如果患者已经怀孕，应咨询主治医生，由医生根据具体情况提出建议。通常肺结核治愈半年后，可以正常妊娠。

第二章 水痘
——带状疱疹的"孪生兄弟"

5月初的一天，刘奶奶感到右侧胸背疼痛难忍，撩开衣服发现前胸后背不知何时出现了一串水疱，医院诊断为带状疱疹。10天后，与奶奶同住的4岁小孙子的身上也零星地出现一些小红疹和水疱，确诊为水痘。又过了10天，刘奶奶的儿子，也就是小孙子的爸爸，全身上下突然冒出无数个水疱，周身刺痛难忍，瘙痒难耐，伴有发热头痛，寝食难安，医生判定为成人播散性水痘。刘奶奶祖孙三代20天内先后发病，就是水痘-带状疱疹病毒（VZV）传播的典型案例。

水痘和带状疱疹是一对"孪生兄弟"，它们源于一个共同的病原体——水痘-带状疱疹病毒。通常情况下，当人体初次感染水痘-带状疱疹病毒时，多数人会出现水痘症状，而少部分人则不发病，称为隐性感染。但无论有没有症状，病毒都会悄悄地潜伏在脊髓后根神经节的神经元中。当个体免疫力下降，患糖尿病、肿瘤等慢性疾病或使用免疫抑制剂时，潜伏病毒会被激活，致使神经节发炎、坏死，同时沿着周围神经移动到皮肤，形成带状疱疹，引起严重的神经痛。带状疱疹有传染性，非常容易传染给儿童和未发过水痘的成人。

我国古代关于水痘的鉴别诊治源远流长。南宋《小儿卫生总微论方》首先提出了水痘之病名，其曰："其疮皮薄，如水泡，破即易干者，谓之水痘。"明代徐春甫《古今医统大全》则首次对水痘与天花进行了鉴别。王肯堂的《幼科证治准绳》更进一步指出，小儿痘疮，有正痘（天花）与水痘之不同……其疮皮薄如水泡，破即易干，而出无渐次，白色或淡红，泠泠有水浆者，谓之水痘。在西方，16世纪意大利医生乔瓦尼·菲利普首次描述了水痘的特征；1888年维也纳医生博凯临床观察了水痘和带状疱疹之间的联系，发现易感儿童在接触带状疱疹患者后也发生了水痘，证明水痘和带状疱疹是由同一种病毒引起的两种疾病；1954 年美国的托马斯·哈克尔·韦勒首次分离出水痘病毒；1972 年日本的高桥理明研制出世界首个水痘减毒活疫苗，由此开启了水痘的疫苗预防时代。

一、概述

水痘是由水痘－带状疱疹病毒感染引起的急性出疹性呼吸道传染病，主要通过空气飞沫和直接接触传播，临床上以发热和全身皮肤黏膜分批出现的斑疹、丘疹、疱疹、结痂为特征，因疱疹内含水液、形态椭圆、状如豆粒而得名，亦称"水疱""水疮""水花"。水痘通常为自限性疾病，病后可获得终身免疫，也可在多年后感染复发而出现带状疱疹。重症水痘可引发肺炎、脑炎和肝炎等并发症，严重时可导致死亡。

水痘具有高度传染性，通常多见于儿童尤其是学龄前儿童，是造成幼儿园、小学等集体发病的主要传染病之一。近年来水痘有发病年龄后移的现象，成人水痘发生率呈现上升趋势。成人患水痘往往症状更严重、病程更长，发生并发症的概率也更高。疫苗接种是预防水痘最经济、有效的方法。

二、病原与流行病学

（一）病原

水痘－带状疱疹病毒在体外环境下生存力较弱，不耐酸，不耐热，对乙醚敏感，在痂皮中不能存活，但在疱液中可长期存活。人是该病毒的唯一自然宿主。

人感染水痘－带状疱疹病毒后可导致水痘和带状疱疹两种疾病。人体初次感染该病毒可导致原发性感染，引发水痘，多见于儿童。在疾病痊愈后，该病毒可继续潜伏于人体之中，再次被激活后，则可引发带状疱疹。

（二）流行病学

1. 传染源

水痘患者为最主要的传染源。病毒存在于病变皮肤黏膜组织、疱液、血液和呼吸道分泌物中，患者出疹前即有传染性，传染期从出疹前 48 小时至疱疹完全结痂。此外，带状疱疹患者可经接触传染儿童，使其发生水痘。

2. 传播途径

水痘传染性极强，易感者接触患者后 90% 会发病，俗称"见面传"。水痘主要通过呼吸道飞沫或直接接触水痘疱疹液传播，也可通过间接接触被污染的衣服、用具等传播。处于潜伏期的供血者可通过输血将病毒传播给易感者。孕妇分娩前 6 天患水痘可将病毒传染给胎儿，胎儿在出生后 10~13 天内发病。

3. 易感人群

未得过水痘或未接种过水痘疫苗的儿童和成人都是易感人群，以儿童为主。6 个月以内的婴儿由于获得母体抗体，发病较少。个体患病后可获得持久的免疫力，一般不再发生水痘。

4. 流行特征

水痘全年均可发生，冬春季多见，每年的 4~6 月和 11 月~次年 1 月为发病高峰。近年来，我国水痘的年均发病率有上升的趋势，其在幼儿园、小学等儿童聚集场所更易流行。部队、高校等人群密集单位，时有聚集性病例或暴发疫情。水痘发病在部队报告传染病中处于较高水平，主要是由于新兵和军校新学员集训期，人员来自不同地区，个体水痘免疫水平不均，为水痘的传播、暴发创造了条件。

三、临床表现、诊断及治疗

（一）临床表现

1. 潜伏期

水痘潜伏期为 12~21 天，平均 14 天。

2. 前驱期

可无症状或仅有轻中度发热、头痛、全身不适、乏力、食欲减退、咽痛、咳嗽等类似于感冒的症状，持续 1~2 天后迅速进入出疹期。

3. 出疹期

表现为分批出现的皮疹，起初表现为红色斑疹，数小时后变成红色丘疹，再经数小时发展为疱疹，有明显瘙痒感。皮疹位置表浅，呈椭圆形，直径 3~5 毫米，周围有红晕。水疱液透明，数小时后变浑浊，若继发感染可形成脓疱。1~2 天后疱疹开始结痂，一般不留瘢痕。全部水疱一般 4 天内出齐，到第 6 天基本完全结痂，1~2 周内痂皮脱落。由于皮疹分批次出现，故同一部位可见斑疹、丘疹、疱疹和结痂同时存在，称为"多形性发疹"。水痘皮疹数目可为数个至数百个不等，数目越多，全身症状越重。皮疹呈向心性分布，躯干部最多，其次为头面部，四肢远端较少，手掌、足底更少。

4. 重症水痘

儿童患者全身症状和皮疹均较轻，部分成人和婴幼儿病情较重，病程可长达数周。免疫功能低下者易形成播散性水痘，全身中毒症状重，可出现高热，皮疹多而密集，易融合形成大疱或血疱，还可并发水痘肺炎、水痘脑炎、水痘肝炎、间质性心肌炎和肾炎等，甚至引起死亡。

（二）辅助检查

1. 组织刮片

刮取新鲜疱疹基底物，用瑞氏或吉姆萨染色检查多核巨细胞，用酸性染色检查核内包涵体。

2. 补体结合试验

患者于出疹后1~4天血清中即出现补体结合抗体，2~6周达到高峰。也可用间接荧光抗体法检测。

3. 核酸检测

聚合酶链式反应（PCR）方法检测鼻咽部分泌物的病毒核酸是敏感和快速的早期诊断手段。

4. 病毒分离

在起病3天内取疱疹液做细胞培养，其病毒分离阳性率高。也可取新鲜疱疹内液直接做电镜检查。

（三）诊断

1. 临床诊断

冬春季节发病，既往未患过水痘或接种过水痘疫苗，近2~3周内接触过水痘或带状疱疹患者，并有水痘典型临床表现者即可诊断。

2. 病原诊断

对临床诊断困难者，可通过疱疹组织刮片检查到多核巨细胞，或双份血清抗体效价4倍升高，或聚合酶链式反应检测到病毒DNA等方法来协助诊断。

3. 鉴别诊断

典型水痘根据皮疹特点较易诊断，对皮疹特点不典型者需要注意与脓疱病、带状疱疹、手足口病、丘疹样荨麻疹、疱疹性湿疹（Kaposi 水痘样皮疹）等进行鉴别。

（四）治疗

水痘通常为自限性疾病，10 天左右自愈。目前尚无特效药物治疗，临床上以加强护理和对症处理为主，以防止重症水痘发生。同时积极隔离患者，防止传染。

1. 一般治疗与对症治疗

水痘急性期应卧床休息，注意补充水分和营养。儿童如果发热，建议采用物理降温，忌用糖皮质激素和阿司匹林，防止病毒扩散或诱发瑞氏综合征（亦称雷耶氏综合征，一种少见但非常严重的并发症）。使用温水洗澡，保持皮肤清洁，避免因抓破水疱而继发细菌感染。皮肤瘙痒可用 5% 碳酸氢钠溶液或炉甘石洗剂局部涂擦，瘙痒严重者可口服抗组胺药。疱疹破裂者可在患处涂 1% 龙胆紫或新霉素软膏，以预防继发感染。皮肤出现继发感染或合并肺炎、败血症者，可在局部或全身应用抗生素治疗。

2. 抗病毒治疗

对病情严重或有并发症的水痘患者，应及早使用抗病毒药物进行治疗，首选阿昔洛韦每千克体重 5~10 毫克静脉滴注，每 8 小时一次，疗程 7~10 天；或用阿糖腺苷每千克体重 5~10 毫克静脉滴注或肌肉注射，疗程 7~10 天。

3. 中医中药

中医将水痘分为风热型和毒热型。无发热或发热较轻为风热夹湿者，宜疏风清热渗湿，用银翘散加滑石；发热温度较高、热毒炽盛者，宜清热解毒，用五味消毒饮加减。中医诊疗指南推荐使用小儿豉翘清热颗粒、双黄连口服液、黄栀花口服液。若痘疹溃烂继发皮肤感染，可用青黛散外擦。

四、预防控制措施

水痘预防的重点在于管理传染源，必须早发现、早治疗、早隔离。接种水痘疫苗则是预防和控制水痘发生与流行最有效、最经济的措施。

（一）隔离传染源

水痘患者一经确诊必须第一时间实行隔离，一般隔离治疗至疱疹全部结痂或出疹后7天方可解除隔离。隔离期间由专人（建议既往患过水痘者或近几年已接种2剂水痘疫苗者）送餐，患者不能去公共浴室等任何公共场所。尽量避免易感人群（如未感染过水痘的儿童）接触水痘患者，对接触水痘的易感者应检疫3周。

（二）切断传播途径

经常开窗通风换气，保持室内空气流通，不具备通风条件时，可用紫外灯照射30～60分钟对房间进行消毒。在水痘高发季节避免去人员密集的公共场所，集体单位发生水痘疫情时应停止大型集会，学校可适当停课。勤洗手，勤晒衣被，注意个人卫生。对患者使用的衣服、用具和门把手等，可用84消毒液等含氯消毒剂进行擦拭、浸泡或喷洒消毒，作用30分钟后再用清水擦拭干净。部队、学校等集体单位，应加强发热、咳嗽等症状监测。

（三）保护易感人群

1. 主动免疫

接种水痘疫苗是预防水痘最有效的方法。推荐接种2剂次，首剂接种年龄为12～24月龄，第二剂建议4～6岁时接种。接种2剂次疫苗的人群，保护率可达95%以上，保护力至少可持续10年。水痘疫苗是一种减毒活疫苗，不良反应较少，主要是局部轻微的硬结疼痛、低烧和轻度皮疹。水痘疫苗不含鸡蛋蛋清，因此鸡蛋过敏者也可使用，但既往对水痘疫苗或水痘疫苗成分（如新霉素、明胶）产生严重过敏反应（如全身性过敏反应）者不应接种。此外，急性发热期的患者以及患有以下慢性疾病者不能接种：① 有血液肿瘤和实体肿瘤或正在接受化疗；② 先天性或获得性T淋巴细胞免疫缺陷；③ 正在使用免疫抑制剂药物；④ 长期应用高剂量全身性糖皮质激素治疗。

2. 被动免疫

对于孕妇、婴儿和免疫功能受损者等不适合接种水痘疫苗的人群，可在接触水痘患者72小时内肌肉注射水痘特异性抗体（VariZIG）进行预防。

3. 应急接种

在学校或部队已经发生水痘聚集性疫情时，可对密切接触人群进行水痘疫苗的应急接种。应在暴露3~5天内尽快进行接种，可降低水痘续发率，并减少水痘暴发持续的时间。对于13岁以上没有接种过水痘疫苗，也没有明确出过水痘的大年龄儿童及成人需要注射2次，2次间隔4~8周。

五、知识问答

1. 是否只有儿童才会得水痘？

不是。水痘好发于10岁以下儿童，但成人也可能得水痘，而且成人水痘的全身症状和皮疹都较儿童严重，会出现高热，皮疹多而密集。此外，成人患水痘发生肺炎、脑炎等并发症的可能性也更高，需要及时进行治疗。

2. 何为"先天性水痘"？

孕妇感染水痘后有可能会出现严重的并发症，同时病毒还可通过胎盘感染胎儿。在妊娠早期和中期，孕妇感染水痘可以引起胎儿先天性异常，主要表现为皮肤瘢痕、四肢发育不全、小头畸形等，称为"先天性水痘综合征"。而妊娠晚期感染不会导致胎儿发育异常，但可能引发早产或新生儿水痘感染，这可通过在妊娠前进行水痘疫苗接种来预防。

3. 出水痘会不会留瘢痕？

水痘发生的部位较广泛，可延及头面部，且成批出现，数目较多，故有人担心会不会留下瘢痕，影响美观。这种担心是不必要的。

一般来说水痘会按照自然病程发生、消退，即使水疱较大，破溃后形成糜烂面，也会很快痊愈，愈后不留瘢痕。但若不注意保持皮肤清洁，反复搔抓破溃后引起继发细菌感染，甚至发生坏疽，愈后会有瘢痕。因为单纯水痘的损害部位很浅，未到达真皮组织，如果合并细菌感染则会向下破坏而导致瘢痕形成。

4. 感染水痘后需要在饮食方面注意什么？

患水痘后，宜给予易消化及营养丰富的流质及半流质饮食，宜多摄入凉白开和绿豆汤、银花露、小麦汤、粥、面片、龙须鸡蛋面等。忌食猪肉、羊肉、鸡、鹅、带鱼、香菇、荔枝、桂圆以及生姜、大葱、大蒜、洋葱、韭菜、辣椒、胡椒、芥菜、芫荽等温热和辛辣刺激食物。

5. 已经接种了疫苗还会感染水痘吗?

水痘疫苗是一种减毒活疫苗。接种水痘疫苗可以起到很好的预防效果,而且水痘疫苗所产生的保护作用可以长期存在,所以强烈推荐易感人群接种。但目前没有一种疫苗是百分之百有效的。部分接种过 1 剂水痘疫苗的儿童会发生突破性水痘。所谓"突破性水痘"是指既往接种过水痘疫苗的个体在暴露于野生型病毒后发生的感染。突破性水痘可由原发性或继发性疫苗接种失败引起。"原发性疫苗接种失败"是指接种疫苗未能引起保护性免疫应答,"继发性疫苗接种失败"是指初始疫苗应答后免疫力逐渐丧失(即免疫力逐渐下降)。接种单剂疫苗后可能有多达 1/4 的受种者出现原发性疫苗接种失败,而接种 2 剂疫苗的人群中原发性疫苗接种失败率不到百分之一。

突破性水痘的病例一般为轻型。相较于未接种疫苗的患儿,症状更加轻微缓和,通常无发热或低热,皮疹不典型,可能为斑丘疹而不是水疱,且皮损数 < 50 个(未接种疫苗的儿童感染者皮损中位值为 300 个)。发生突破性感染的儿童仍能将水痘病毒传播给其他儿童。

6. 以前没得过水痘,也没接种过水痘疫苗,接触过水痘患者后再打疫苗防护还来得及吗?

来得及。应在接触过水痘患者后 2~3 天内尽快接种水痘疫苗。不宜接种疫苗者,可肌肉注射水痘免疫球蛋白进行预防。

7. 部队应当采取哪些措施防控水痘疫情流行?

部队集体生活往往容易导致疫情蔓延流行,严重影响部队训练和学习生活。为有效控制部队集训单位水痘散发和暴发,应采取以下措施:

(1)新兵入营后,应严格落实检疫制度,每天进行晨检,尽早发现病例;

(2)集体宿舍经常开窗通风,检疫期间减少集会,对公共场所进行经常性消毒;

(3)在发现水痘疫情后应及时通报信息,对水痘患者立即隔离治疗,对接触人员也应医学观察一个最长潜伏期,防止二代、三代病例发生;

(4)对无接触人员进行保护,有条件的部队进行水痘疫苗应急接种;

(5)新兵、新学员入伍后加强健康教育,及时普及防治知识,早发现、早隔离、早治疗。

第三章　新型冠状病毒感染
——病毒不会消失，只是在进化

新型冠状病毒感染疫情2020年初开始在全球肆虐，曾使我们每个人的生活发生巨大的改变。很多人在措手不及的同时陷入焦虑，感叹道："青春才几年，疫情占三年。"寥寥数字诉说着人们疫情以来的不易与辛酸，因为每一次疫情都意味着不少人的生活会偏离正常轨道：对病毒的恐惧，对收入的担忧，对隔离的烦躁，对未来的焦虑……

有句老话说"大疫不过三年"，意思就是以往再大的瘟疫基本在暴发三年内就"偃旗息鼓"了。这一方面得益于人们在"遭遇战"之后的重视和预防，为疫苗、特效药物的研发应用以及医疗等资源的准备赢得了宝贵的时间，广大医疗卫生人员积累了丰富的疫情防控和诊疗经验，防治能力显著提升；另一方面，疫病从刚开始的高致死率到逐渐变异，演化为常见的较低危害的传染病，同时人体也会强化免疫系统对抗。

随着新的有效疫苗和靶向特效药的研发应用，以及继续坚持个人防护措施并科学应对，新型冠状病毒感染已和流感一样进入常态化防控。面对各种新发传染病，纵使千难万阻，人类终将重新按下"快进键"。

一、概述

新型冠状病毒感染为一种新型冠状病毒（SARS-CoV-2）感染引起的急性呼吸道传染病。WHO命名为"2019冠状病毒病"（COVID-19），以发热、乏力、干咳为主要临床表现，可有肺炎影像学改变，多数患者为中轻症，预后良好，但有少数患者病情危重甚至死亡。新型冠状病毒感染目前纳入《中华人民共和国传染病防治法》规定的乙类传染病，采取乙类传染病管理措施。

二、病原与流行病学

（一）病原

冠状病毒是一个大型病毒家族，在电子显微镜下可观察到病毒颗粒呈圆形或椭圆形，其外膜上有明显的棒状粒子突起，形态看上去像中世纪欧洲帝王的皇冠。冠状病毒主要感染脊椎动物，如人、鼠、猪、猫、犬、狼、牛、禽类，其各型别可分别引起人类的普通感冒、中东呼吸综合征（MERS）和严重急性呼吸综合征（SARS）等呼吸道疾病。

新型冠状病毒（以下简称"新冠病毒"）属于 β 属冠状病毒，属于有较高突变率的 RNA 病毒，重要变异株有以希腊字母命名的阿尔法（Alpha）、贝塔（Beta）、伽马（Gamma）、德尔塔（Delta）和奥密克戎（Omicron）。

冠状病毒对紫外线和热敏感，56 ℃加热 30 分钟可将其灭活，对有机溶剂如乙醚、75% 乙醇、过氧乙酸和氯仿等以及含氯消毒剂敏感，其中 75% 乙醇以及含氯消毒剂较常用于临床及实验室新冠病毒的灭活。氯己定不能有效灭活病毒。

（二）流行病学

1. 传染源

该病传染源主要是新冠病毒感染的患者，以及无症状感染者，在潜伏期即有传染性，发病后 3 天内传染性最强。

2. 传播途径

近距离呼吸道飞沫和密切接触传播是主要的传播途径；在相对封闭的环境中可经气溶胶传播（可能造成较长距离无接触传播）；接触被病毒污染的物品后也可能造成感染。此外，由于在粪便及尿中可分离到新冠病毒，应注意粪便及尿对环境污染造成气溶胶或接触传播。

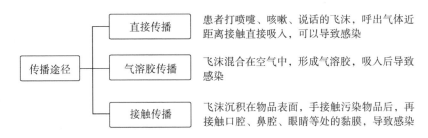

新冠病毒感染的传播途径

3. 易感人群

人群普遍易感。个体感染后或接种新冠病毒疫苗后可获得一定的免疫力。老年人及伴有严重基础疾病患者感染后重症率、病死率高于一般人群，接种疫苗后可降低重症及死亡风险。

4. 流行特征

奥密克戎变异株传播力和免疫逃逸能力显著增强，在 2022 年年初迅速取代德尔塔变异株成为全球绝对优势流行株。截至目前，奥密克戎 5 个亚型（BA.1~BA.5）已经先后演变成系列子代亚分支 709 个以上，且新的奥密克戎亚分支将会持续出现。JN.1 是奥密克戎变异株 BA.2.86 的分支，在 2024 年年初已成为我国本土病例中的优势流行株，以轻型为主。

目前，国内外证据显示奥密克戎变异株对人体肺部致病力明显减弱，临床表现已由肺炎为主演变为以上呼吸道感染为主。我国境内常规使用的核酸检测方法的诊断准确性未受到影响，但一些已研发上市的单克隆抗体药物对其中和作用明显降低。

三、临床表现、诊断及治疗

（一）临床表现

原始毒株及德尔塔变异株潜伏期 1~14 天，多为 3~7 天；奥密克戎变异株平均潜伏期缩短，多为 2~4 天。

（1）主要表现为咽干、咽痛、咳嗽、发热等，发热多为中低热，部分病例亦可表现为高热，热程多不超过 3 天。

（2）部分患者可伴有肌肉酸痛、嗅觉味觉减退或丧失、鼻塞、流涕、腹泻、结膜炎等。

（3）少数患者病情继续发展，持续发热，并出现肺炎相关表现。

（4）重症患者多在发病 5~7 天后出现呼吸困难和 / 或低氧血症。严重者可快速进展为急性呼吸窘迫综合征、脓毒症休克、难以纠正的代谢性酸中毒和出凝血功能障碍及多器官功能衰竭等。极少数患者还可有中枢神经系统受累等表现。

（5）儿童感染后临床表现与成人相似，高热相对多见；部分病例症状可不典型，表现为呕吐、腹泻等消化道症状或仅表现为反应差、呼吸急促；少数可出现声音嘶哑等急性喉炎、喉气管炎表现或伴有喘息、肺部哮鸣音；少数出现热性惊厥，极少数患儿可出现脑炎、脑膜炎等危及生命的神经系统并发症。

（6）大多数患者预后良好，病情危重者多见于老年人、有慢性基础疾病者、晚期妊娠和围产期女性、肥胖人群等。

（二）实验室检查

1.一般检查

发病早期外周血白细胞总数正常或减少，可见淋巴细胞计数减少，部分患者 C 反应蛋白（CRP）和红细胞沉降率升高。

2.病原学及血清学检查

（1）核酸检测：可采用核酸扩增检测方法检测呼吸道标本（鼻咽拭子、咽拭子、痰、气管抽取物）或其他标本（如血液、尿液和粪便）中的新冠病毒核酸。荧光定量 PCR 是目前最常用的新冠病毒核酸检测方法。

（2）抗原检测：采用胶体金法和免疫荧光法检测呼吸道标本中的病毒抗原，检测速度快，其敏感性与感染者病毒载量呈正相关，病毒抗原检测阳性支持诊断，但阴性不能排除患病诊断。

（3）病毒培养分离：从呼吸道标本、粪便标本等可分离、培养获得新冠病毒。

（4）血清学检测：新冠病毒特异性 IgM 抗体、IgG 抗体阳性，但发病 1 周内阳性率均较低。恢复期 IgG 抗体水平为急性期 4 倍或以上升高有回顾性诊断意义。

（三）影像学检查

合并肺炎者早期呈现多发小斑片影及间质改变，以肺外带明显，进而发展为双肺多发磨玻璃影、浸润影，严重者可出现肺实变，胸腔积液少见。

（四）诊断

1.诊断原则

根据流行病学史、临床表现、实验室检查等综合分析，做出诊断。新冠病毒核酸检测阳性为确诊的首要标准。

2.诊断标准

（1）具有新冠病毒感染的相关临床表现；

（2）具有以下一种或一种以上病原学、血清学检查结果：新冠病毒核酸检测阳性；新冠病毒抗原检测阳性；新冠病毒分离、培养阳性；恢复期新冠病毒特异性 IgG 抗体水平为急性期 4 倍或以上升高。

3.临床分型

（1）轻型。以上呼吸道感染为主要表现，如咽干、咽痛、咳嗽、发热等。

（2）中型。持续高热＞3天或/和咳嗽、气促等，但呼吸频率（RR）＜30次/分、静息状态下吸空气时指氧饱和度＞93%。影像学可见特征性新冠病毒感染肺炎表现。

（3）重型。成人符合下列任何一条且不能以新冠病毒感染以外其他原因解释：出现气促，呼吸频率≥30次/分；静息状态下，吸空气时指氧饱和度≤93%；动脉血氧分压（PaO_2）/吸氧浓度（FiO_2）≤300毫米汞柱（1毫米汞柱≈0.133千帕）；临床症状进行性加重，肺部影像学显示24~48小时内病灶明显进展超过50%。

儿童符合下列任何一条：超高热或持续高热超过3天；出现气促（＜2月龄，呼吸频率≥60次/分；2~12月龄，呼吸频率≥50次/分；1~5岁，呼吸频率≥40次/分；＞5岁，呼吸频率≥30次/分），除外发热和哭闹的影响；静息状态下，吸空气时指氧饱和度≤93%；出现鼻翼扇动、三凹征、喘鸣或喘息；出现意识障碍或惊厥；拒食或喂养困难，有脱水征。

（4）危重型。符合以下情况之一者：出现呼吸衰竭，且需要机械通气；出现休克；合并其他器官功能衰竭需ICU监护治疗。

4.鉴别诊断

新冠病毒感染主要与流感病毒、腺病毒、呼吸道合胞病毒等其他已知病毒性肺炎及肺炎支原体感染鉴别。还需要与其他病毒引起的上呼吸道感染相鉴别，以及与非感染性疾病如血管炎、皮肌炎和机化性肺炎等鉴别。当儿童患者出现皮疹、黏膜损害时，需要与川崎病鉴别。

（五）治疗

1.一般治疗

（1）按常规呼吸道传染病要求隔离治疗。保证充分的能量和营养摄入，注意水、电解质平衡。高热者可进行物理降温或使用解热药物。咳嗽、咳痰严重者给予止咳祛痰药物。

（2）对重症高危人群应进行生命体征监测，特别是静息和活动后的指氧饱和度等，同时对基础疾病相关指标进行监测。

（3）根据病情给予规范有效的氧疗措施，包括鼻导管、面罩给氧和经鼻高流量氧疗。

（4）怀疑合并细菌感染时可考虑使用抗生素，但避免盲目或不恰当使用抗生素，尤其是联合使用广谱抗菌药物。

（5）有基础疾病者给予相应治疗。

2. 抗病毒治疗

（1）奈玛特韦片/利托那韦片组合包装（商品名 Paxlovid）：适用人群为发病5天以内的轻、中型且伴有进展为重症高风险因素的成年患者。只有母亲的潜在获益大于对胎儿的潜在风险时，才能在妊娠期间使用。不建议在哺乳期使用。中度肾功能损伤者应将奈玛特韦减半服用，重度肝、肾功能损伤者不应使用。

（2）阿兹夫定片：用于治疗中型的成年患者。不建议在妊娠期和哺乳期使用，中重度肝、肾功能损伤患者慎用。

（3）莫诺拉韦胶囊：适用人群为发病5天以内的轻、中型且伴有重症高风险因素的成年患者。不建议在妊娠期和哺乳期使用。

（4）单克隆抗体：安巴韦单抗/罗米司韦单抗注射液可联合用于治疗轻、中型且伴有重症高风险因素的成人和青少年（12~17岁，体重≥40千克）患者。

（5）静注 COVID-19 人免疫球蛋白：可在病程早期用于有重症高风险因素、病毒载量较高、病情进展较快的患者。

（6）康复者恢复期血浆：可在病程早期用于有重症高风险因素、病毒载量较高、病情进展较快的患者。

（7）其他：国家药品监督管理局批准的其他抗新冠病毒药物。

3. 免疫治疗

（1）糖皮质激素：对于氧合指标进行性恶化、影像学进展迅速、机体炎症反应过度激活状态的重型和危重型病例，酌情短期内（不超过10天）使用糖皮质激素如地塞米松或甲泼尼龙。避免长时间、大剂量使用糖皮质激素，以减少副作用。

（2）白细胞介素6（IL-6）抑制剂：托珠单抗对于重型、危重型且实验室检测 IL-6 水平明显升高者可试用。注意过敏反应，有结核等活动性感染者禁用。

4. 抗凝治疗

用于具有重症高风险因素、病情进展较快的中型病例，以及重型和危重型病例，无禁忌证情况下可给予治疗剂量的低分子肝素或普通肝素。发生血栓栓塞事件时，按照相应指南进行治疗。

5. 俯卧位治疗

具有重症高风险因素、病情进展较快的中型、重型和危重型病例，应当给予规范的俯卧位治疗（180° 翻转患者处于俯卧状态，维持期间定时改变头部方向和四肢体位，必要时行气道内或口腔吸引），建议每天不少于 12 小时。

6. 心理干预

患者常存在紧张焦虑情绪，应当加强心理疏导，必要时辅以药物治疗。

7. 重型、危重型支持治疗

（1）治疗原则是在上述治疗的基础上，积极防治并发症，治疗基础疾病，预防继发感染，及时进行器官功能支持。

（2）具体措施包括：鼻导管或面罩吸氧、经鼻高流量氧疗或无创通气、有创机械通气等呼吸支持；加强气道湿化、气道廓清治疗，尽早开展被动及主动活动以促进痰液引流及肺康复等气道管理；符合体外膜肺氧合（ECMO）指征，且无相关禁忌证的危重型病例，应尽早启动治疗，避免延误时机，导致患者预后不良；循环支持、急性肾损伤和肾替代治疗、营养支持等。

（3）还需要考虑儿童特殊情况的处理，如急性喉炎或喉气管炎、喘息及肺部哮鸣音、脑炎脑病等神经系统并发症、儿童多系统炎症综合征等。

8. 中医治疗

本病属于中医"疫"病范畴，病因为感受"疫戾"之气，可根据病情、证候及气候等情况，进行辨证论治。针对非重点人群的早期新冠病毒感染者，可参照《新冠病毒感染者居家中医药干预指引》《关于在城乡基层充分应用中药汤剂开展新冠病毒感染治疗工作的通知》中推荐的中成药或中药协定方，进行居家治疗。

例如在医学观察期，乏力伴胃肠不适可用藿香正气胶囊（丸、水、口服液）；乏力伴发热可用金花清感颗粒、连花清瘟胶囊（颗粒）、疏风解毒胶囊（颗粒）。在临床治疗期（确诊病例），可用清肺排毒汤、寒湿疫方、宣肺败毒方、宣肺润燥解毒方、化湿败毒方等或金花清感颗粒、连花清瘟胶囊、喜炎平注射液、血必净注射液、热毒宁注射液、痰热清注射液等中成药。如涉及超药典剂量，应当在医师指导下使用。

9. 住院患者的出院标准

病情明显好转，生命体征平稳，体温正常超过 24 小时，肺部影像学显示急性渗出性病变明显改善，可以转为口服药物治疗，没有需要进一步处理的并发症等情况时，可考虑出院。康复后返岗工作的感染者，建议出院后 3 天内不参加聚集活动，2 周内不安排高强度体力活动。

四、预防控制措施

（一）一般预防措施

保持良好的个人及环境卫生，均衡营养、适量运动、充足休息，避免过度疲劳。提高健康素养，养成"一米线"、勤洗手、戴口罩、用公筷等卫生习惯和生活方式，打喷嚏或咳嗽时应掩住口鼻。保持室内通风良好，做好个人防护。

（二）疫苗接种

目前推荐对感染高风险人群、60 岁以上老年人群、具有较严重基础性疾病人群和免疫力低下人群、已感染且未完成基础免疫的人群等重点人群实施针对性新冠病毒疫苗接种。

国内已有多种疫苗可供选择，包括新冠病毒灭活疫苗、重组新冠病毒疫苗、腺病毒载体新冠病毒疫苗、新冠病毒 mRNA 疫苗、流感病毒载体新冠病毒疫苗等，需要注意的是，3~17 岁人群仅可使用国药中生北京公司、北京科兴公司、国药中生武汉公司生产的新冠病毒灭活疫苗和智飞龙科马重组新冠病毒疫苗（CHO 细胞）。已完成基础免疫或已感染新冠病毒的目标人群，在最近一次接种 3~6 个月后或最近一次感染 6 个月后（两种情况均发生的，以时间最近的一次为准），可接种 1 剂含变异株抗原成分的疫苗。

（三）传染源管理

新冠病毒感染者不再实行隔离措施，实施分级分类收治；不再判定密切接触者，不再划定高低风险区。

未合并严重基础疾病的无症状感染者、轻型病例可采取居家自我照护，其他病例应及时到医疗机构就诊。

感染者居家期间，尽可能待在通风较好、相对独立的房间，减少与同住人员近距离接触。感染者非必要不外出，避免前往人群密集的公共场所，不参加聚集性活动；如需外出，应全程佩戴 N95/KN95 口罩。

感染者要做好居室台面、门把手、电灯开关等接触频繁部位及浴室、卫生间等共用区域的清洁和消毒，自觉收集、消毒、包装、封存和投放生活垃圾。社区应针对感染者产生的生活垃圾，采取科学收运管理。

对医疗机构收治的有发热等新冠病毒感染相关症状的患者开展抗原或核酸检测。疫情流行期间，对养老机构、社会福利机构等脆弱人群集中场所的工作人员和被照护人员定期开展抗原或核酸检测。外来人员进入脆弱人群聚集场所等，建议现场开展抗原检测。

（四）医疗机构内感染预防与控制措施

落实门急诊预检分诊制度，做好患者分流。提供手卫生、呼吸道卫生和咳嗽礼仪指导，有呼吸道症状的患者及陪同人员应当佩戴医用外科口罩或医用防护口罩。

加强病房通风，并做好诊室、病房、办公室和值班室等区域物体表面的清洁和消毒。

医务人员按照标准预防原则，根据暴露风险进行适当的个人防护。在工作期间佩戴医用外科口罩或医用防护口罩，并严格执行手卫生。

按照要求处理医疗废物，患者转出或离院后进行终末消毒。

（五）流行期间紧急防控措施

在常态化下，一般不需要采取紧急防控措施。在疫情流行期间，结合病毒变异情况、疫情流行强度、医疗资源负荷和社会运转情况综合评估，可根据人群感染率和医疗资源紧张程度，适时依法采取临时性的防控措施，减少人员聚集，降低人员流动，减轻感染者短时期剧增对社会运行和医疗资源等的冲击，有效统筹疫情防控和经济社会发展。可以选择性采取下列措施：

（1）暂缓非必要的大型活动（会展、赛事、演出、大型会议等）；

（2）暂停大型娱乐场所营业活动；

（3）博物馆、艺术馆等室内公共场所采取限流措施；

（4）严格管理养老机构、社会福利机构、精神病院等脆弱人群集中场所；

（5）企事业单位、工厂等实行错时上下班、弹性工作制或采取居家办公措施；

（6）幼儿园、中小学和高等教育机构采取临时性线上教学；

（7）其他紧急防控措施。

五、知识问答

1. 当前哪些人群需要接种疫苗？如何判断自己是否需要接种疫苗？

结合疫苗研发进展和特定人群患病风险，国家前期针对不同人群制定了差异化的疫苗免疫程序。具体包括，3~17岁人群需要完成2针灭活疫苗或3针重组蛋白疫苗的基础免疫接种；18岁以上人群要在基础免疫的基础上完成第一剂次加强免疫，其中感染高风险人群、60岁以上老年人群、具有较严重基础性疾病人群和免疫力低下人群还需要完成第二剂次加强免疫。

随着疫情形势的变化，现阶段是否需要接种疫苗要根据感染情况、既往接种史以及年龄、身体状况等因素确定。如果在此前疫情中未感染，但尚未完成既定免疫程序，则需要继续完成后续剂次的疫苗接种。如果在此前疫情中已感染，但在感染前尚未完成基础免疫，则需要在感染3个月后再接种1剂疫苗。是否曾感染可以通过新冠病毒核酸或抗原检测结果以及是否存在发热、咳嗽等新冠病毒感染相关症状和流行病学史（与感染者存在无防护接触等）进行综合判定。

研究结果显示，基础免疫后再经历自然感染的人群和已完成既定免疫程序的人群，通过多次抗原刺激，能够产生较好的免疫保护。对于此类人群，短时间内再次接种疫苗的效果有限，暂不需要继续接种疫苗。后续将根据病毒变异情况、疫苗研发进展等确定相关人群是否需要继续接种疫苗。

2. 为什么符合条件的人群要在感染3个月后接种疫苗？

疫苗接种及感染获得的保护性抗体会随时间延长发生衰减。对于感染人群的新冠病毒疫苗接种时间，WHO及美国、英国、德国等主要机构和国家均推荐在感染后3~6个月进行疫苗接种。从全球范围看，感染3个月后进行新冠病毒疫苗接种已是共识，有利于在后续可能发生的疫情中为重症、死亡高风险人群提供更好的保护。

3. 个人日常防疫行为准则有哪些？

（1）提前接种疫苗，科学佩戴口罩，勤洗手，注意咳嗽礼仪，少聚集。

（2）保持规律作息、锻炼身体、多喝水、合理饮食、心态良好等健康生活方式。

（3）居家和工作场所定时开窗通风。做好居室日常卫生。

（4）出差或旅行前，关注目的地疫情流行情况，做好出行计划。

（5）乘坐飞机、高铁、火车、空调大巴等公共交通工具时，应佩戴口罩，随时做好手卫生。

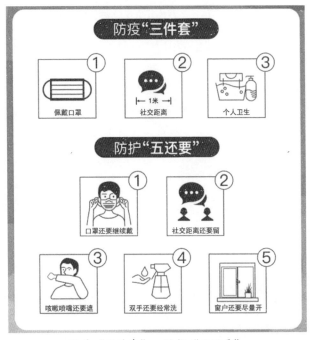

防疫"三件套"、防护"五还要"

4.感染者防疫行为准则有哪些?

（1）感染者居家期间，尽可能待在通风较好、相对独立的房间，减少与同住人员近距离接触，如条件允许使用单独的卫生间。避免与同住人员共用餐具、毛巾、床上用品等日常生活用品。

（2）感染者非必要不外出，避免前往人群密集的公共场所，不参加聚集性活动。如需外出，应全程佩戴 N95/KN95 口罩。

（3）感染者根据相关指南合理使用对症治疗药物，做好自我健康监测，尤其老年人、慢性基础疾病患者、孕妇、儿童和伤残人士等特殊人群要密切关注自身健康状况，必要时及时就诊。

（4）陪护人员尽量固定，首选身体健康、完成全程疫苗接种及加强接种的人员。

（5）做好居室台面、门把手、电灯开关等接触频繁部位及浴室、卫生间等共用区域的清洁和消毒。使用常规家用清洁产品并按说明使用，注意清洁剂和消毒剂的安全存放。

第四章　流感和禽流感

—— 身边隐藏的"不定时炸弹"

1918—1919年，一场世纪瘟疫"西班牙流感"（H1N1亚型流感）横扫世界，虽然叫"西班牙流感"，但其源头并不在西班牙，"零号患者"出现在美国堪萨斯州的芬斯顿军营。该病造成全球5 000万～1亿人死亡，远超第一次世界大战（一战）死亡人数。"西班牙流感"共对世界造成三波冲击，以1918年年底的第二波冲击影响力最为巨大，直接造成一战参战国家100万士兵失去战斗力，其中一半士兵死亡，惨烈程度超过了"凡尔登绞肉机"（1916年德法两国凡尔登战役超过25万人死亡，50多万人受伤）。"西班牙流感"加速了一战的结束，因为参战方再也没有额外的健康士兵投入作战。

与以往流感病毒总是喜好攻击年老体衰的人和儿童不同，1918年流感大流行中，20到40岁的青壮年成了死神追逐的主要对象。关于此有两种假说：

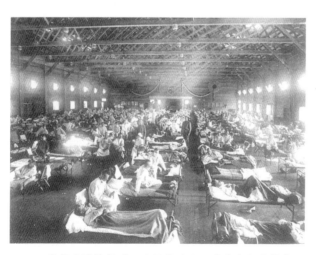

一是老年人经历过多次流感已具备抗体，有一定的抵抗力；二是青壮年的免疫功能较好，但在感染状态下免疫系统过度反应可能会导致炎症风暴，造成人体组织器官受损。

1957年首次发现的被称为"亚洲流感"的H2N2亚型流感病毒在全球迅速传播，一直持续到1958年，造成100万～

1918年美国堪萨斯州一处军营医院，病房内全是感染"西班牙流感"的军人

400万人死亡，为20世纪第二次流感世界大流行。迁徙禽类和野鸟中仍存在这一亚型，提示了其向人类传播的可能。

20世纪第三次流感世界大流行在1968年暴发，H3N2亚型"香港流感"

秋季登陆欧洲，年底入侵美洲，次年肆虐南美和南非，持续到 1970 年，造成全球 75 万人死亡。直至今日，H3N2 亚型流感仍然是人群感染的主要类型。

2009 年，"换装"后的 H1N1 亚型流感病毒在北美暴发后，十多天蔓延至四大洲 23 个国家和地区，WHO 曾将此次疫情上升至最高等级 6 级。之所以说"换装"，是因为此次病毒较既往的 H1N1 亚型而言发生了重组，H1N1 不仅可以感染人，还可以感染猪和禽类。研究表明，猪充当了病毒间基因重组的混合器。该新型 2009-H1N1 流感目前仍在人群中流行。

禽流感最早出现在文献报道中是 1878 年，意大利出现饲养家禽的毁灭性疾病，然后暴发的禽流感从意大利蔓延至了德国、波兰等欧洲各国。1901 年，科学家确定该病由病毒引起，但直到 1955 年才被鉴定为禽类的流感病毒。在漫长的一百多年间，禽流感病毒导致了大量家禽被扑杀，家禽养殖业遭受重大冲击。而更令人恐慌的是，当高致病性禽流感跨越种属屏障传播给人类时，其死亡率可达 50% 以上，成为《中华人民共和国传染病防治法》中规定采取甲类传染病预防、控制措施的乙类传染病，即"乙类甲管"传染病。

流感病毒"喜好"突变和重组的特点，使得其引起全球大流行和突破宿主屏障传播或许不可避免，随时可能引爆下一波更致命的大流行。只有流感疫苗技术发展和全球流感防控体系建立，才能更好地守护生命健康。

一、概述

流行性感冒简称流感，是由流感病毒感染引起的急性呼吸道传染病，起病急，传播迅速，发病率高。大部分患者为自限性，部分患者因出现肺炎等并发症或因基础疾病加重发展成重症病例；少数病例病情进展快，可因急性呼吸窘迫综合征、急性坏死性脑病或多器官功能衰竭等并发症而死亡。重症流感主要发生在老年人、幼儿、肥胖者、孕产妇和有慢性基础疾病者等高危人群中。

禽流感指禽中流行的由流感病毒引起的感染性疾病。根据禽流感病毒的致病性不同，其分为高致病性禽流感、低致病性禽流感和非致病性禽流感三大类。由于种属屏障，禽流感只在偶然的情况下感染人，所致的人感染高致病性禽流感主要由 H5 和 H7 亚型禽流感病毒引起，毒株包括 H5N1、H5N2、H5N8、H5N9、H7N1、H7N3、H7N4、H7N7 等，其主要特征为突然起病和高死亡率，其中病情最重、病死率最高的为 H5N1 感染。H7N9 禽流感在禽类中属低致病性，携带 H7N9 禽流感病毒的禽类没有明显症状，为疾病监测带来了难度，但人感染 H7N9 禽流感后多数患者病情进展迅速，重症肺炎病例常并发急性呼吸窘迫综合征、脓毒症休克、多器官功能障碍综合征。

二、病原与流行病学

（一）病原

流感病毒根据蛋白抗原性的不同，分为甲型、乙型、丙型和丁型，不同型别流感病毒在基因组结构、蛋白组成、宿主范围及致病力等方面有明显差异。甲型流感病毒最为常见，其宿主范围广，可造成世界范围大流行；乙型流感病毒感染宿主单一，多呈人际间小范围及局部流行；丙型流感病毒主要感染人和猪，多为散发；丁型流感病毒主要感染猪、牛等动物，尚未见感染人类报道。

根据病毒表面血凝素（HA）和神经氨酸酶（NA）抗原性的不同，甲型流感病毒又分为若干的亚型，迄今为止发现 HA 有 16 种，NA 有 9 种。其中，人类甲型流感病毒主要有 H1、H2、H3 和 N1、N2 抗原构成的亚型，如 H1N1、H3N2 等，而 H5N1、H7N2、H7N7、H9N2、H7N9 等禽流感病毒也可以感染人类。

流感病毒对乙醇、碘伏、碘酊等常用消毒剂敏感；对紫外线和热敏感，56 ℃ 条件下 30 分钟可灭活。但在 0~4 ℃能存活数周，–70 ℃以下或冻干后能长期存活。

（二）流行病学

1. 传染源

（1）流感：患者和隐性感染者是主要传染源。从潜伏期末到急性期都有传染性，病毒在人呼吸道分泌物中一般持续排毒 3~7 天，儿童、免疫功能受损及危重患者病毒排毒时间可超过 1 周。

（2）人感染高致病性禽流感：病禽及携带病毒的家禽为主要传染源。野禽在高致病性禽流感的自然传播中发挥了重要作用。

（3）H7N9 禽流感：传染源为被病毒感染的禽类，特别是活禽市场中携带病原的鸡、鸭、鹅等家禽。病毒主要存在于感染禽类的体液及排泄物中，患者往往是直接或间接接触过感染活禽。

2. 传播途径

（1）流感：流感病毒主要通过打喷嚏和咳嗽时的飞沫传播，经口腔、鼻腔、眼睛等黏膜直接或间接接触感染。接触被病毒污染的物品也可通过上述途径感染。在特定场所，如人群密集且密闭或通风不良的房间内，也可能通过气溶胶的形式传播。

（2）人感染高致病性禽流感：人类可通过吸入污染气溶胶感染，也可通过直接或间接接触被禽流感病毒感染的病禽及其分泌物、排泄物感染。H7N7和 H7N3 亚型禽流感亦可通过眼结膜、胃肠黏膜或皮肤损伤感染。

（3）H7N9 禽流感：人类通过直接或间接接触感染的家禽或暴露于污染环境而感染。由于存在家庭聚集性案例，不排除有限的人与人密切接触传播的可能性，但缺乏确切证据，尚未证实存在空气传播途径。

3. 易感人群

（1）流感：人群普遍易感，感染后对同一亚型会获得一定的免疫力，但不同亚型无交叉免疫，且免疫力并不持久。

（2）人感染高致病性禽流感：人群对禽流感缺乏免疫力，儿童病例较多。与不明原因病死的家禽、疑似感染家禽密切接触人员为高危人群。

（3）H7N9 禽流感：由于种属屏障，人群并不易感，但却普遍缺乏免疫力。直接从事禽类饲养的人员、老年人及有基础病的人群是本病的高危人群。

4. 流行特征

流感发病以冬春季节为主，流行广泛，世界各地均可发生，亚洲流感的季节性呈高度多样化，既有半年或全年周期性流行，也有全年循环。甲型流感每 2～3 年流行一次，一般每 10～15 年或新的甲型变异株出现会发生一次世界性大流行。世界性大流行常有 2～3 个流行波，常可沿交通线迅速传播。

野禽在禽流感的自然传播中发挥了重要作用，全球有 8 条候鸟迁徙路径，其中 3 条途经我国，一条是西太平洋路线，经过我国东部沿海省份；一条是东亚—大洋洲路线，经过我国中部省份；一条是中亚、印度路线，经过青藏高原等西部地区，每年从我国过境的候鸟种类和数量占迁徙候鸟的 20%～25%。

三、临床表现、诊断及治疗

（一）临床表现

流感常见潜伏期为 1～7 天，多为 2～4 天。

人感染高致病性禽流感潜伏期为 1~7 天，通常为 2~4 天。人感染 H7N9 禽流感潜伏期多为 7 天以内，也可长达 10 天。

1. 流感

（1）单纯型：以发热、头痛、全身肌肉酸痛等全身中毒症状为主，上呼吸道卡他症状相对较轻或不明显。体温 1~2 天达到高峰，可达 39~40℃，3~4 天后逐渐下降，热退后全身症状好转。单纯型最为常见，预后良好。

（2）胃肠型：主要症状为呕吐、腹泻等消化道症状，儿童感染乙型流感时多见。

（3）肺炎型：患者可表现为高热不退、气急、发绀等症状，主要发生于婴幼儿、老年人、孕妇、慢性肺心病患者等人群中。初期与单纯型症状相似，1~2 天后病情加重，双肺呼吸音低、布满湿啰音。部分重症流感患者可合并细菌、真菌等其他病原体感染，严重者可出现急性呼吸窘迫。部分病例症状较轻，仅在影像检查时发现肺炎表现，病程 1~2 周后进入恢复期，临床称为轻型流行性感冒病毒性肺炎或轻型节段性流行性感冒病毒性肺炎。

（4）中毒型：此型一般较为少见。肺部病变不明显，主要表现为高热不退并具有神经系统及全身血管系统损害：临床常伴有明显脑炎或脑膜炎症状，如持续高热、昏迷，成人可出现谵妄，小儿可出现抽搐，并出现脑膜刺激征(如颈项强直、布氏征阳性等)。此型可因发生呼吸、循环衰竭而死亡。

流感和普通感冒的区别

	流　感	普通感冒
致病原	流感病毒	鼻病毒、冠状病毒等
传染性	强	弱
季节性	有明显季节性（我国北方为 10 月至次年 3 月多发）	季节性不明显
发热程度	多高热（39~40℃），可伴寒战	不发热或轻、中度热，无寒战
发热持续时间	3~5 天	1~2 天
全身症状	重，头痛、全身肌肉酸痛、乏力	轻或无
病程	5~10 天	5~7 天
并发症	可合并肺炎、中耳炎、心肌炎、脑膜炎或脑炎	少见

2. 人感染高致病性禽流感

人感染 H5N1 亚型禽流感起病急，高热 39 ℃以上可持续 1~7 天，常伴有头痛、咳嗽及卡他症状和全身不适，部分患者会出现恶心、腹痛、腹泻等消化道症状，个别患者会出现烦躁、谵妄等精神症状。轻症患者预后良好，重症患者发展迅速，多伴有白细胞总数及淋巴细胞减少，肺部出现片状、融合的单侧或双侧肺实变，可出现急性呼吸窘迫综合征、败血症、休克等多种并发症，病死率高达 50% 以上。

人感染 H9N2 或 H7N7 亚型高致病性禽流感，主要表现为结膜炎和上呼吸道卡他症状，症状相对较轻或仅出现一过性流感样症状。

3. 人感染 H7N9 禽流感

人感染 H7N9 禽流感主要临床症状表现为肺炎，早期一般临床症状表现为发热、咳嗽、咳痰，或伴有头痛、肌肉酸痛等，仅少数患者表现为轻症。重症患者体温持续在 39 ℃以上，病情进展迅速，常快速发展为急性呼吸窘迫综合征、脓毒症休克和多器官功能衰竭，治疗效果差，病死率高。

（二）诊断

流感、禽流感均须结合流行病学史、临床表现和病原学检查进行诊断。

1. 检测方法

主要检测方法为在呼吸道标本中分离出病毒，或者病毒核酸检测阳性，或者动态检测双份血清病毒特异性抗体水平呈 4 倍或 4 倍以上升高。

2. 诊断标准

（1）流感：具有生活或工作场所聚集性出现流感病例，或发病前 7 天内无防护密切接触疑似或确诊流感患者的流行病学史，且出现呼吸道症状，经下列任一项实验室检测为阳性可确诊：① 流感病毒特异性核酸检测阳性；② 特异性抗原检测阳性；③ 血清特异性 IgG 抗体恢复期血清为急性期血清的 4 倍或 4 倍以上；④ 病毒分离培养阳性。

如出现下列情形中任何 1 项则判断为重症病例：① 持续高热超过 3 天，且伴有剧烈咳嗽，咳脓痰、血痰，或胸痛；② 呼吸频率快，呼吸困难，口唇发绀；③ 出现反应迟钝、嗜睡、躁动、惊厥等神志改变；④ 严重呕吐、腹泻导致脱水表现；⑤ 合并肺炎；⑥ 原有基础疾病明显加重等。

如出现呼吸衰竭、急性坏死性脑病、脓毒症休克、多器官功能不全等任何一项需要监护治疗的情况则判定为危重病例。

（2）人感染高致病性禽流感及人感染 H7N9 禽流感：根据流行病学接触史（如具有发病前 1 周近距离 1 米内接触过存活或死亡的家禽、野鸟及其分泌物、排泄物，或有禽流感疫区旅居史等，或发病前 1 周内去过活禽市场，或接触过活禽或其分泌物、排泄物，或密切接触过确诊的人感染禽流感患者）、临床表现及实验室检查结果，可作出人感染 H5N1 或 H7N9 禽流感的诊断。在流行病学史不详的情况下，根据临床表现、辅助检查和实验室检测结果，特别是从患者呼吸道分泌物标本中分离出禽流感病毒，或禽流感病毒核酸检测阳性，或动态检测双份血清禽流感病毒特异性抗体阳转或呈 4 倍或以上升高，可作出人感染禽流感的诊断。

无法获得患者临床标本进行实验室确诊，而与其有共同暴露史的其他人已被诊断为人禽流感确诊病例，并且排除其他疾病确定诊断依据者，可判定为临床诊断病例。

3. 鉴别诊断

临床上应注意流感、人感染禽流感的相互鉴别。还需要与以下疾病鉴别：普通感冒、其他呼吸道或肠道病毒感染，支原体肺炎、衣原体肺炎、细菌性肺炎、传染性非典型性肺炎、新型冠状病毒感染等。病原学检查是最重要的鉴别方法。

（三）治疗

1. 支持治疗

流感和人感染禽流感的临床诊断和确诊患者都应尽早隔离治疗，卧床休息，多饮水。

2. 抗病毒治疗

应在 48 小时内尽早使用抗流感病毒药物，有条件的情况下可进行药敏试验筛选合适的抗病毒药物，但需要注意的是 H1N1、H5N1、H7N9 等甲型流感病毒均对离子通道 M_2 阻滞剂如金刚烷胺和金刚乙胺耐药，不建议单独使用。流感病毒对神经氨酸酶抑制剂（奥司他韦、扎那米韦）较敏感。

3. 对症治疗

解热、镇痛、止咳、祛痰及支持治疗，出现继发感染时，根据实验室培养结果合理使用抗菌药物。儿童患者避免使用阿司匹林。此外，人感染禽流感患者应密切观察病情变化，如出现缺氧，应根据程度及时用鼻导管、开放面罩及储氧面罩进行氧疗。

4. 重症治疗

（1）人感染高致病性禽流感：原则上不推荐使用糖皮质激素，当出现短期内肺病变进展迅速，出现氧合指数有迅速下降趋势或合并脓毒血症伴肾上腺皮质功能不全时可考虑使用，用量不宜过大，以免诱发感染。对于发病2周内的重症患者，及时给予恢复期血浆有助于提高救治率。

（2）人感染H7N9禽流感：人感染禽流感重症患者遵循"四抗二平衡"救治策略。"四抗"指"抗病毒""抗休克治疗""抗低氧血症及多脏器衰竭""抗继发感染"。"抗病毒"主要是指早期使用神经氨酸酶抑制剂；"抗休克治疗"的主要手段为循环支持；"抗低氧血症及多脏器衰竭"时"李氏人工肝"为特效救治手段；"抗继发感染"应精准治疗，慎用抗菌药物。"二平衡"指"维持水、电解质平衡""维持微生态平衡"。

四、预防控制措施

（一）防控原则

加强监测，早发现，早诊断，早隔离，目前预防人类流感致病及流行的最有效手段仍是接种疫苗。

由于目前缺少商品化的人用禽流感疫苗，因此人感染禽流感的主要防控原则仍是加强禽类疾病的监测和检测。

（二）主要措施

每年接种流感疫苗是预防流感最有效的措施，保持良好的个人卫生习惯是预防流感等呼吸道传染病的重要手段。

1. 一般预防措施

保持良好的个人卫生习惯，勤洗手，保持生活和办公环境整洁、勤通风，流感流行季节减少前往人群密集场所的次数；保持良好的呼吸道卫生习惯，打喷嚏或咳嗽时，用手或纸巾遮住口鼻，然后洗手；出现流感样症状时，主动自我隔离，在公共场所宜戴口罩。

2. 控制传染源

（1）早期发现疫情，医疗机构及早对流感患者进行呼吸道隔离和早期治疗。呼吸道隔离时间为1周或至主要症状消失。

（2）出现发热、咳嗽、咽痛等流感样症状，及时就医，就诊时应做好个人防护（如戴口罩），避免交叉感染。

（3）家庭成员出现流感患者时，要尽量避免相互接触，尤其是家中有老年人与慢性病患者时。学校、托幼机构等集体单位中出现流感样病例时，患者应居家休息，减少疾病传播。

（4）人感染高致病性禽流感：加强禽类疾病的监测，一旦发现病禽，立即进行病原学检测，受感染动物立即销毁，将疫情地3千米范围内划定为封控区，全部家禽隔离、封锁、扑杀、销毁并对场地全面清扫消毒，5千米范围内易感禽类全部强制接种疫苗。排查饲养人员等密切接触者。

（5）人感染H7N9禽流感：由于H7N9禽流感对于家禽为低致病性，症状轻微，开始常容易被忽略，养鸡场等禽类养殖场定期消毒，加强监测，鸡群按比例抽样进行血清学和病原学监测。一旦发生疫情应采取隔离、封锁、扑杀、销毁措施并对场地进行全面清扫消毒。排查饲养人员等密切接触者。

3.切断传播途径

（1）流感流行期间，尽可能避免室内会议、封闭空间集会等集体性活动。公共场所及室内应加强通风和开展环境消毒。医务人员在工作期间戴口罩、勤洗手，防止交叉感染，流感患者的用具及分泌物需要使用消毒剂消毒。在流感流行季节，老年人与慢性病患者尽量避免去人群聚集场所，避免接触呼吸道感染患者。

（2）人感染禽流感流行季节，避免前往活禽市场，避免接触禽类及其粪便、分泌物，避免接触死禽、病禽。不吃未熟的肉类及蛋类食品。

4.疫苗接种

（1）每年接种流感疫苗是预防流感最有效的手段，可以显著降低接种者罹患流感和发生严重并发症的风险。推荐60岁以上老年人、6月龄至5岁儿童、孕妇、6月龄以下儿童的家庭成员和看护人员、慢性病患者和医务人员等重点人群，每年优先接种流感疫苗。建议在流感高发季节前1~2个月注射。

流感疫苗包括三价和四价两种类型。三价流感疫苗组分含有甲型H3N2亚型、甲型H1N1亚型和乙型毒株的一个系，四价流感疫苗组分含有甲型H3N2亚型、甲型H1N1亚型和乙型Victoria系、Yamagata系。我国批准上市的流感疫苗为三价灭活流感疫苗和四价灭活流感疫苗。需要注意的是，目前尚无批准在 6 月龄以下婴儿中使用的灭活流感疫苗。

（2）我国已对人工饲养的禽类进行 H5 亚型和 / 或 H7 亚型高致病性禽流感免疫（非食用家禽和出口型家禽除外）。在人感染禽流感方面，由于目前缺少商品化的人用禽流感疫苗，主要防控原则仍是加强禽类疾病的监测、免疫和检测。

5. 药物预防

药物预防不能代替疫苗接种。对于密切接触者，以及没有接种疫苗或接种疫苗后尚未获得免疫能力的重症流感高危人群，可以考虑口服抗病毒药物进行药物预防，作为紧急临时预防措施，可使用奥司他韦、扎那米韦等。例如，奥司他韦可用于甲型、乙型流感的预防，成人预防用药推荐剂量为 75 mg，每天 1 次，连用 7 天。

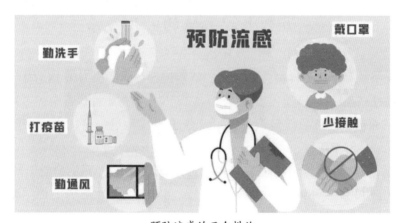

预防流感的五个措施

五、知识问答

1. 流感疫苗接种一次能否一劳永逸？

通常接种流感疫苗 2~4 周后，人体可产生具有保护水平的抗体，保护时间为 6~8 个月，且每年疫苗所含毒株成分因流行优势株不同而有所变化，WHO 每年会发布对当年流感病毒趋势的预测并推荐应接种的病毒株。因此流感疫苗需要每年接种。

2. 接触死禽会得禽流感吗？

不一定。禽类死亡不一定因为禽流感所致，即便是禽流感，是否为可感染人的亚型需要经专业机构检测判定。如接触死亡禽类后有流感样症状，要及时就医，并告知死亡禽类接触史。

3. 患了流感可以运动吗?

流感患者应避免剧烈运动。患流感时，人的抵抗力会下降，心肺负担增加，此时剧烈运动易导致心肌受损，诱发急性心肌炎、心肺功能不全，甚至心源性猝死。此外，部分流感患者可能还会伴有脱水的情况，这时候想通过运动后大量出汗来缓解症状，可能会进一步加重脱水的情况，引起更多不良反应。患流感时应注意休息、合理膳食。

第五章　麻疹
——历史上最无情的"儿童杀手"

麻疹是一种传染性极强的疾病，基本传染数通常认为是 18 左右（数值越大传染性越强，流感基本传染数为 2~3），位居高传染性病毒中的"天花板"，有"见面传"之称。任何没有得过麻疹也没接种过疫苗的人，一旦碰到它，几乎无一能够幸免。

在麻疹疫苗广泛使用之前，麻疹曾经是严重危害儿童生命健康的传染病，每年有 700 万 ～ 800 万儿童死于麻疹，该病被认为是历史上"最恐怖的瘟疫"之一。中国民间有句俗语："孩子出过疹和痘，才算解了阎王扣。"这里的痘指天花，疹就是指麻疹。1529 年，古巴暴发麻疹，导致三分之二在天花流行中幸存下来的本地人死亡；2 年后，麻疹造成洪都拉斯一半人口死亡。麻疹还蹂躏了墨西哥、中美洲和整个印加文明。据国外统计，历史上最有名的大规模流行病中，排名第一的天花从公元前 1 万年到公元 1979 年导致全球 3 亿人口丧生；紧随其后的就是麻疹，从公元前 7 世纪到公元 1963 年，夺走了 2 亿人的生命，绝大多数是儿童；1918 年的"西班牙流感"持续了 3 年，成为史上排名第三的大规模流行病，致死 5 000 万至 1 亿人；第四位才是令人闻风丧胆的"黑死病"（鼠疫），曾在中世纪时期横卷欧洲，使欧洲当时人口锐减三分之一，导致 7 500 万人死亡。

公元 196—220 年，张仲景在《金匮要略》中就有关于麻疹的描述，并认为麻疹是一种传染性很强的疾病。公元 10 世纪，波斯医生拉兹描述了本病，并将其与天花和水痘区别开。1864 年丹麦法罗群岛发生麻疹大流行，医生贝纳进行了 5 个月的调查，肯定了麻疹是人传人并通过呼吸道播散的疾病。1963 年美国成功制备出第一个麻疹疫苗，我国也于 1965 年自行研制了减毒活疫苗并开始普种，此后麻疹的发病率和死亡率大幅度降低。

然而，由于近十年来全球麻疹疫苗接种未能达到最佳覆盖率，麻疹再次死灰复燃。WHO 报告称，2019 年有约 20.75 万人死于麻疹，2022 年前 2 个月全球麻疹病例同比飙升 80%。在国内，据甘孜日报社消息，该地白玉县登龙乡就曾经出现过以家庭为单位的麻疹暴发疫情，一家 10 口人，8 个孩子，其中 4 个因不愿意接种疫苗而患麻疹致死。可见，麻疹疫苗接种率不足或"疫苗犹豫"仍是个问题。

一、概述

麻疹是由麻疹病毒感染引起的急性呼吸道传染病，具有高度传染性。典型的麻疹症状通常包括高热、咳嗽、流鼻涕、流眼泪和口腔麻疹黏膜斑，一般发热 3 天左右后出现全身斑丘疹，有"烧三天、疹三天、退三天"之说，出疹期间体温可达 39 ℃甚至 40 ℃以上。单纯麻疹为自限性疾病，预后良好，病后大多可获得终身免疫，但如果处置不当，可并发肺炎、脑炎、喉炎、心肌炎等严重并发症，重症患者病死率较高。既往麻疹在 1~5 岁的幼儿中高发，由于广泛接种疫苗，平均发病年龄发生后移，目前 8 个月内的婴儿、7 岁以上学龄儿童及 20 岁以上的成人多发，且成人患麻疹后临床中毒症状一般较重。

麻疹目前已成为全球"迫在眉睫"的威胁。WHO 与美国疾病控制和预防中心联合发布的报告中指出，2021 年全球有约 900 万例麻疹病例、约 12.8 万例麻疹死亡病例，22 个国家暴发了较大规模麻疹疫情；当年近 4 000 万儿童未接种麻疹疫苗，创历史新高。

二、病原与流行病学

（一）病原

麻疹病毒只有一个型别（血清型），呈球形或丝形，其唯一自然储存宿主是人。麻疹病毒在外界环境中抵抗力不强，对干燥、日光（紫外线）、高温，以及一般消毒剂（如过氧乙酸）、含氯消毒剂（如 84 消毒液）、甲醛、乳酸和乙醚等都敏感；在阳光下或空气流通环境中半小时就失去活力，但在室温下的封闭环境中能够存活 30 多个小时；耐寒不怕冻，在低温中能长期保存，如 4 ℃可存活 5 个月，-15 ℃能存活 5 年，所以多为冬春季节发病。

（二）流行病学

1. 传染源

麻疹患者是唯一的传染源，在出疹前 5 天（约发病前 2 天）、出疹后 5 天均有传染性。其中，发病初期到出疹前传染性最强，疹退时无传染性。无症状的隐性感染者的传染作用不大。

2. 传播途径

主要通过飞沫和直接接触传播，也可通过衣物、生活用品等间接传播，但比较少见。通俗来说，麻疹病毒组成的侵略"大军"存在于患者的口、鼻、咽及眼部黏膜分泌物中，当患者讲话、咳嗽、打喷嚏时，病毒就趁机"坐"上飞沫小滴，散布到周围空气中。有的随空气钻进正常人的呼吸道，有的随飞沫飘落，进而找机会再"爬到"别人的手上，当别人揉眼睛、挖鼻孔时，病毒就会趁机感染。

3. 易感人群

人群普遍易感。成人多因儿童时患过麻疹或接种过麻疹疫苗获得免疫力。6 个月内婴儿可受母体抗体的保护，但由于麻疹疫苗接种后，麻疹的自然感染率下降，育龄妇女抗体水平降低，对婴儿的保护能力也下降。目前我国采用的麻疹减毒活疫苗，接种后产生的抗体一般维持 10~12 年，所以没得过麻疹、漏接麻疹疫苗及未接种麻疹疫苗加强针，既往免疫失败，接种时间过长、抗体水平下降的人员，都容易被传染性极强的麻疹病毒"盯上"。

4. 流行特征

发病季节以冬春季为多，但全年均可发病。麻疹的流行主要取决于疫苗接种率、气候、人口密度和医疗卫生条件等因素。流动人口或免疫空白点造成城镇易感人群累积，可导致局部麻疹暴发流行。学校、军队等由于人员生活、训练环境相对封闭，一旦出现病例，如不采取积极防控措施，易造成集中发病情况，甚至出现暴发流行。从 2018 年以来，美国和欧洲等地区都相继发生麻疹疫情，我国周边国家如日本、韩国在 2019 年后也有麻疹疫情报道。国内有小范围散发报道。

三、临床表现、诊断及治疗

（一）临床表现

麻疹潜伏期6~18天，平均约10天。曾经接种过麻疹疫苗或在潜伏期接受被动免疫者，可延至3~4周。潜伏期内可有轻度体温上升。

1.典型麻疹

多发生在6个月至5岁未接种过麻疹疫苗的小儿中，临床表现一般分为3个阶段。

（1）前驱期：一般为2~4天，主要表现为高热、眼结膜充血、怕光、流泪、打喷嚏等症状，并伴全身不适。

麻疹黏膜斑（科普利克斑、Koplik斑）是麻疹早期具有特征性的体征，一般在发病2~3天、出疹前1~2天出现。开始时见于与下磨牙相对的颊黏膜上，针尖大小，为直径0.5~1.0毫米的蓝白色或紫色小点或灰白色小点，周围有红晕。初起仅数个，很快增多，且可融合，扩散至整个颊黏膜，以及唇内、牙龈等处，一般维持2~3天，在发疹后的第2天消退，可留有暗红色小点。

（2）出疹期：发病3~4天出疹，皮疹表现为直径2~5毫米的淡红色至暗红色斑疹、斑丘疹，稀疏分明，部分融合成片，疹间可见正常皮肤。皮疹的出现具有明显顺序性，由耳后、发际渐及面颊、前额、颈部再至躯干、四肢，最后到手足心，出疹迅速，2~5天布及全身，7~10天消退。皮疹多数较重，触之皮温高。

出疹时全身中毒症状明显，体温高、全身淋巴结肿大、肝脾肿大、肺部可有啰音，嗜睡或烦躁不安。咳嗽加重，结膜红肿、畏光。

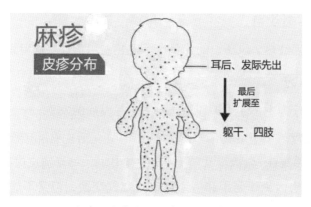

麻疹的皮疹出现具有明显顺序性

（3）恢复期：发热 3~5 天后皮疹开始减退，全身症状减轻，皮疹按出疹的先后顺序消退，留褐色色素斑，1~2 周消失，留有碎屑样脱皮。

2.非典型麻疹

（1）轻型麻疹：潜伏期 3~4 周，发病缓、体温低、皮疹少、咳嗽轻、疹色淡、并发症少。

（2）重型麻疹：多见于全身情况差、免疫力低下或继发严重感染者。可分为中毒性麻疹、休克性麻疹、出血性麻疹、疱疹性麻疹等不同类型。

（3）成人麻疹：成人麻疹出现并发症的风险较高，同时病情不典型呈多样性，易误诊。可存在胃肠道症状，以水样便腹泻为主要表现；可有呼吸道卡他症状和明显眼部症状；科普利克斑明显且持续时间长；多伴有肝脏和心脏损伤。

3.常见并发症

麻疹在病程各期还可继发肺炎、喉炎、心肌炎和脑炎。可并发口腔炎、中耳炎、乳突炎，大多为细菌继发感染。可因慢性腹泻、照顾不当、忌口等引起营养不良及各种维生素缺乏症。原有结核病灶者可扩散恶化，发生粟粒性结核或结核性脑膜炎。患麻疹后也易发生百日咳、水痘等感染。

（二）诊断

根据麻疹疫情、接触史及疫苗接种史等，结合临床上的发热、卡他症状、眼结膜炎症、特征性口腔黏膜斑及典型皮疹进行诊断，必要时进行实验室检查，如咽拭子或尿液标本的麻疹病毒核酸检测、血液标本的麻疹病毒特异性抗体检测等。

（三）鉴别诊断

麻疹应与猩红热、风疹、幼儿急疹等发热、出疹性疾病鉴别。

（四）治疗

以对症治疗为主，注重护理，同时防止并发症的发生。

1.一般治疗

隔离，卧床休息，室内保持适当的温度和湿度，经常通风以保持空气新鲜，有畏光症状时房内光线要柔和。注意室内空气交换，但又不能让患者直接吹风。要保证患者一定的营养（易消化而富有蛋白质和维生素的饮食），补充足量水分。注意保持眼睛和口腔等的卫生，保持皮肤、黏膜清洁，口腔应保持湿润清洁，可用盐水漱口，每天重复几次。一旦发现手心、脚心有疹子出现，说明疹子已经出全，已进入恢复期，密切观察病情，出现并发症时应立即就医。

2. 对症治疗

高热可酌情用小剂量退热药，应避免急骤退热导致虚脱；烦躁可适当给予苯巴比妥等镇静剂；剧咳时用镇咳祛痰药；体弱患者可早期应用丙种球蛋白；继发细菌感染可给予抗菌药物。麻疹患儿对维生素 A 需要量大，WHO 推荐在维生素 A 缺乏区的麻疹患儿应补充维生素 A。

3. 中医中药治疗

根据患者不同病期进行辨证施治。透疹解表，葛根升麻汤加减，芫荽汤口服。出疹期用银翘散加减。

四、预防控制措施

麻疹预防的关键是建立免疫屏障。麻疹病毒只有一个血清型，抗原性稳定，接种疫苗是预防麻疹最有效的措施。麻疹预防的重要措施是隔离患者，对麻疹患者做到早发现、早隔离、早治疗。

（一）控制传染源

对麻疹病例进行居家或医院单间隔离，减少与他人接触，原则上隔离至出疹后 5 天，并发肺部感染者应延长至 10 天。同时应加强对麻疹病例的护理和治疗工作，预防和减少并发症的发生。

密切接触者包括患者的看护人员、家庭成员，以及托儿所、幼儿园、学校里的同班者或处在同一工作、生活、学习环境中的人群。对密切接触者自接触患者之日起 21 天内，进行医学观察，尽量减少与他人接触，一旦出现发热、出疹等症状和体征，要立即报告。对无麻疹疫苗接种史的密切接触者应立即接种麻疹疫苗；有条件者可先注射免疫球蛋白，4 周后接种麻疹疫苗。

（二）切断传播途径

及时对疫源地（包括病家）和周围环境进行消毒处理。托幼机构、学校、影剧院等人群聚集场所要搞好环境卫生，保证空气流通。负责现场流行病学调查、采样和医疗救治的工作人员要加强个人防护，及时接种麻疹疫苗。

（三）主动免疫

儿童在 8 月龄、18~24 月龄各接种 1 剂含麻疹成分疫苗。未感染过麻疹且既往无接种含麻疹成分疫苗史或麻疹疫苗接种史不详的其他人群，推荐接种 1 剂麻疹 - 风疹联合疫苗。发现麻疹疫情后，患者周围密切接触者应按照卫生防疫人员的建议，及时接种麻疹疫苗。

麻疹减毒活疫苗的预防效果可达 90%，虽然 5%~15% 的接种者可发生轻微反应如发热、不适、无力等，少数在发热后还会出疹，但不会继发细菌感染，亦无神经系统合并症。

（四）被动免疫

在接触麻疹后 5 天内立即给予免疫球蛋白每千克体重 0.25 毫升，可预防麻疹发病，若给予每千克体重 0.05 毫升仅能减轻症状；超过 6 天则无法达到上述效果。使用过免疫球蛋白的患者临床过程变化大，潜伏期长且症状、体征不典型，但对接触者仍有潜在传染性。被动免疫只能维持 8 周，之后应采取主动免疫措施。

（五）防范医院内感染

当麻疹发病率降至低水平时，医院传播会成为一个明显的问题。医院暴露是麻疹感染和暴发的重要危险因素，急诊室、门诊候诊区及输液室，以及涉及器官移植的科室，是麻疹传播高风险区域。2021 年某大型三甲医院的器官移植中心就发生过病区内 1 名儿童因重症麻疹致死，同病区多名患者感染麻疹的案例。麻疹的院内防控要做到早发现、早隔离。麻疹属优先经空气传播的疾病。根据 WS/T 511—2016《经空气传播疾病医院感染预防与控制规范》要求，收治麻疹患者的医院必须具备隔离条件，独立设区，病房内通风良好。认真落实消毒措施，并加强医务人员的个人防护。

患者应进行单间隔离，病房注意通风换气，充分利用日光或紫外线照射，医务人员进入病房中应佩戴医用防护口罩、戴手套、穿长袖工作衣裤、隔离衣、工作帽和鞋套等，并做好手卫生。医务人员离开病室应洗手更换外衣后，方可接触易感者。一般患者隔离至出疹后 5 天，接触麻疹的易感者应检疫观察 3 周。患者衣物需要在阳光下暴晒或用 500 毫克 / 升含氯消毒剂浸泡消毒，患者曾住房间应通风并用紫外线灯照射，物表需要用 500 毫克 / 升含氯消毒液擦拭。流行季节做好宣传工作，易感人群尽量少去医院内的公共场所。

目前中青年医务人员是麻疹感染的高危人群，1978—1986 年间出生者，仅接种过 1 剂疫苗，甚至漏种。即使接种过 2 剂疫苗或免疫成功者，经过二三十年，麻疹疫苗的保护力也明显降低，一旦接触了麻疹患者很容易被感染，所以医务人员可开展麻疹疫苗免疫接种，避免被感染后成为传染源。此外，麻疹病毒实验室应为生物安全防护水平二级的实验室，工作人员应做好相应级别的防护措施，定期进行健康体检，接种麻疹疫苗。

五、知识问答

1. 麻疹是怎样传染的？最有效的预防措施是什么？

麻疹传染性很强，主要经呼吸道传播。所有麻疹患者都是传染源，患者从出现症状的前 1~2 天到出皮疹后第 5 天都有传染性，以出现症状初期的传染性最强。在传染期内，患者的呼吸道分泌物或排泄物、眼泪、尿及血等均含有病毒。当患者打喷嚏、咳嗽、说话或哭闹时，麻疹病毒便随飞沫散布到周围空气中，并随着空气流动迅速散播。如果对麻疹无抵抗力的人（易感者）吸入了这种带有病毒的空气，即可被感染。人感染麻疹病毒后，一般经过 10 天左右的潜伏期才开始发病。首先表现为发热、两眼发红、流泪、怕光，发病 3~4 天，红色斑丘疹出齐，这时症状最重。再过 5 天皮疹消退，症状减轻。麻疹患者可并发肺炎、喉炎、心肌炎等严重情况。

个人应养成良好的生活、卫生习惯，接种麻疹疫苗是预防麻疹最有力的措施，也是保护易感人群最有效的方法。

2. 麻疹的其他类型有哪些？

（1）轻症麻疹：多见于在潜伏期内接受过丙种球蛋白或成人血注射者，或体内尚有母亲抗体的小于 8 个月的婴儿。发热温度低，上呼吸道症状较轻，麻疹黏膜斑不明显，皮疹稀疏，病程约 1 周，无并发症。

（2）重症麻疹：发热高达 40 ℃以上，中毒症状重，伴惊厥、昏迷。皮疹融合呈紫蓝色，常有黏膜出血，如鼻出血、呕血、咯血、血尿、血小板减少等，称为"黑麻疹"，可能是弥散性血管内凝血（DIC）的一种形式。若皮疹少，色暗淡，常为循环不良表现。此型患儿死亡率高。

（3）异型麻疹：为接种灭活疫苗后引起。表现为高热、头痛、肌痛，无口腔黏膜斑；皮疹从四肢远端开始延及躯干、面部，呈多形性；常伴水肿及肺炎。麻疹灭活疫苗在国外早已停止使用，国内从未使用，故我国无此类型。

第六章　流行性脑脊髓膜炎

——侵袭人中枢神经的致命疾病

在抗生素和免疫血清治疗问世前，脑膜炎的死亡率高达 70%~90%。中国曾是流行性脑脊髓膜炎（简称流脑）高发国家，记载发生过 5 次全国性流行，其中在 1950—1979 年的 30 年间，我国共报告流脑患者 877 万，死亡 57 万，是新中国历史上杀伤力最大的传染病。2017 年 4 月 28 日《安徽日报》刊登了一篇文章《孩子打疫苗家长先"扫盲"》，其中写道，以流脑为例，1967 年我省报告病例有 25 万之多，约有 1 万多个孩子死于该病。而 2016 年，全省仅报告 3 例病例。短短两行字，揭开了一段尘封但并不久远的历史。

据中国疾病预防控制中心网站披露：1966—1967 年我国出现了空前的人群大流动，导致发生了全国性流脑大流行，造成 300 多万人发病，约 16 万人死亡。在那个全国师生"大串联"的时代，原本一节车厢运载百人，但那时能塞四五百人。行李架上坐着人，椅子底下也有人，甚至连厕所都挤满了人。几百号人就像罐头中的沙丁鱼般挤在一起，行程十几、几十个小时，连空气都变得浑浊。在这样的环境里，一个患者就能传染一群人。流脑因此迅速在全国蔓延，而且在传播过程中，几乎没有遇到任何的阻挡。此后的形势越来越严峻。为了抑制疫情，国内先是取消了免费的交通，改为步行串联，后规定停止长途步行串联。1967 年 3 月 10 日正式取消"大串联"活动，随着人口流动的减少，流脑的蔓延开始大幅下降。但疾病的发展还存在着惯性。国家临时抽调一批专业人才，建立了流脑防治专业机构，开展全国性防疫工作，经大力宣传、全面消毒、限流隔离、药物治疗等措施，感染人数快速下降，终于在 1968 年逐步控制了流脑疫情。

这次极其惨重的疫情之后，我国开始重视流脑疫苗的研发，终于在 1974 年研制出 A 群菌苗，接种后可有效保护 86%~92% 的人群。1984 年起，全国开始大规模推广流脑疫苗，2008 年纳入儿童计划免疫，发病人数从最高峰的一年 304 万例，降到 2017 年的低于 2 000 例。

然而，前事不忘，后事之师，对传染病的警惕性，什么时候都不能放松。既往疫苗主要针对流脑病菌的 A 群或 A+C 血清群，而近年来 C、B、Y、W 等血清群引发的疫情并不少见。在人们疏于防备之时，流脑死亡之门又被撞开了一条缝隙。根据美国疾病控制和预防中心的报道，目前美国该病死亡率仍为 10%~15%。而国内则有学校或部队发生了多起流脑疫情，更有延误送诊造成患者 24 小时内死亡的惨痛教训，也有病例因抢救不及时造成败血症而截肢，致伤致残，令人惋惜。

一、概述

流行性脑脊髓膜炎，是由脑膜炎奈瑟菌引起的急性化脓性脑膜炎。该病通过呼吸道飞沫直接传播，致病菌由鼻咽部侵入血循环，形成败血症，最后局限于脑膜及脊髓膜，形成化脓性脑脊髓膜病变。主要临床表现为发热、头痛、呕吐、皮肤瘀点及颈项强直等脑膜刺激征，脑脊液呈化脓性改变。该病冬春季多发，儿童发病率高，一般呈散发性。但人群免疫力下降、人口流动、流行群或耐药性改变时，可引起暴发或流行。

需要警惕的是，部分人员患流脑后初期症状可能并不明显，有很大概率被误诊，若未及时诊疗，暴发型流脑有可能发病 24 小时内即可导致死亡。

二、病原与流行病学

（一）病原

脑膜炎奈瑟菌，又名脑膜炎双球菌或脑脊髓膜炎双球菌，是一种革兰氏阴性菌，显微镜下常成双排列，因其所导致的脑膜炎而闻名。该菌仅感染人类，可存在于健康个体的鼻咽中，约 10% 成人的鼻咽中都有它的踪迹。根据表面特异性荚膜多糖抗原的不同，该菌分为 13 个群，其中 A、B、C、W、X、Y 6 个群可导致疾病流行。A 群可导致全球性大流行；B 和 C 群可引起地区性流行；C 群毒力较强，可导致暴发型流脑。我国的流行株既往以 A 群为主，近年来呈现 A、B、C、W、X、Y 等血清群多元化流行特点。

脑膜炎奈瑟菌对外界环境的抵抗力弱，可产生自溶酶，在干燥、寒冷、湿热、阳光、紫外线等条件下易发生自溶（菌体肿胀、裂解）而死。此外，该菌对 75% 乙醇、0.1% 新洁尔灭、84 消毒液、漂白粉等消毒剂也很敏感，很快即能被杀死。

（二）流行病学

1. 传染源

流脑患者和带菌者是传染源，且人为脑膜炎奈瑟菌的唯一天然宿主。患者从潜伏期末开始至发病 10 天内具有传染性。带菌者作为重要传染源不容小觑，流行期间存在较多无症状的隐匿性感染者。

2.传播途径

病原菌存在于患者或健康带菌者的鼻咽分泌物中，主要通过唾液或呼吸道分泌物传染，包括咳嗽、打喷嚏等呼吸道飞沫传播，以及亲吻接触传播。病原菌在环境中抵抗力差，通过物品间接接触传播机会少。公共场所和室内通风条件差、空气浑浊是引起流脑传播、暴发的重要原因。

3.易感人群

如果没有疫苗的保护，全年龄人群都易感。一般以隐性感染为主，流行期间人群带菌率高达 50%，但感染后仅约 1% 出现典型临床表现。5 岁以下儿童发病率高，尤其 6 个月至 2 岁的婴幼儿抗体水平最低。个体感染痊愈后可对本群病原菌产生持久免疫力，各群间有交叉免疫但不持久。

4.流行特征

流脑流行有明显的季节性和周期性，冬春季发病率高，一般每年 1 月开始发病，3—4 月是高峰期，全年可见散发性病例。随着疫苗接种，我国流脑发病率持续下降；但随着流行菌群变化，应警惕学校、幼儿园等人员密集单位出现群体性暴发。

三、临床表现、诊断及治疗

（一）临床表现

潜伏期 1~7 天，一般 1~2 天，按照病情可分为普通型、暴发型、轻型和慢性型。

1.普通型

（1）上呼吸道感染期：大多数患者并不产生任何症状，有症状者主要表现为上呼吸道症状，但由于进展快，仅持续 1~2 天，常被忽略。

（2）败血症期：多数患者常直接进展到败血症期，突起畏寒、高热（可达 40 ℃以上）、头痛、呕吐、全身乏力，肌肉酸痛，食欲不振和惊厥，70%~90% 的患者皮肤黏膜出现鲜红色瘀点，快速增多蔓延。

（3）脑膜炎期：败血症患者于 24 小时左右出现脑膜刺激征，此期持续高热，头痛剧烈、呕吐频繁，皮肤感觉过敏，怕光、狂躁及惊厥、昏迷。血压可增高而脉搏减慢。脑膜的炎症刺激表现为剧烈头疼、喷射状呕吐、颈项强直、角弓反张、克尼格征（屈髋伸膝试验）和布鲁津斯基征（抬腿试验）阳性。

（4）恢复期：治疗后患者体温下降，精神状态改善，皮肤瘀点、瘀斑吸收或结痂愈合，患者在1~3周内愈合。

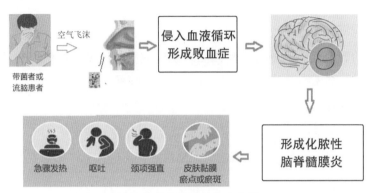

流脑的感染过程及临床表现

2. 暴发型

少数流脑患者起病急骤、病情凶险，不及时治疗常于24小时内死亡，儿童多见。暴发型流脑患者又分为休克型、脑膜脑炎型和混合型。休克型主要表现为高热、头痛、呕吐、瘀点、瘀斑等严重中毒症状；脑膜脑炎型主要表现为脑膜及脑实质损伤；混合型则是先后或同时出现休克型和脑膜脑炎型，病死率极高。

3. 轻型

疫情流行后期多见，低热，轻微头痛及咽痛等上呼吸道症状轻微，可见少数出血点。

4. 慢性型

偶发，患者主要为成人，可持续数周至数月，表现为发热及瘀点等症状间歇性反复发作，血液细菌培养可呈阳性。

5. 并发症

常见并发症包括中耳炎、化脓性关节炎、心内膜炎、心包炎、肺炎、脑积水、硬脑膜下积液、肢端坏死、眼病等，可能遗留有瘫痪、癫痫和精神障碍等后遗症。

（二）辅助检查

1.血常规

白细胞总数明显增加，一般在 2 万左右，高者达 4 万或以上，中性粒细胞占 80%～90%。

2.脑脊液检查

典型的脑膜炎患者脑脊液呈浑浊米汤样或脓样改变，但病程初期和休克型患者脑脊液常无明显改变，应在 12～24 小时后复查。

3.细菌学检查

确诊的重要手段，皮肤瘀点处的组织液和脑脊液沉淀涂片 60%～80% 阳性，或选取瘀斑组织液、血和脑脊液进行细菌培养，但应注意样本需要及时送检、保暖、检查。

4.血清免疫学检查

酶联免疫吸附试验、反向间接凝血试验等抗原检测可用于早期诊断，阳性率可达 90% 以上。

5.核酸检测

具备实验条件的情况下可检测脑膜炎奈瑟菌的核酸。

（三）诊断

1.疑似病例

有流行病学史，即冬春季发病（2—4 月为流行高峰）、1 周内有流脑患者密切接触史，或当地有本病发生或流行；既往未接种过流脑疫苗；临床表现及脑脊液检查符合化脓性脑膜炎表现。

2.临床诊断病例

有流行病学史；临床表现及脑脊液检查符合化脓性脑膜炎表现，伴有皮肤黏膜瘀点、瘀斑；或虽无化脓性脑膜炎表现，但在感染中毒性休克表现的同时伴有迅速增多的皮肤黏膜瘀点、瘀斑。

3.确诊病例

在临床诊断病例的基础上，加上细菌学或流脑特异性血清免疫学检查阳性。

4. 鉴别诊断

（1）其他细菌引起的化脓性脑膜炎：肺炎链球菌感染多见于成人，大多继发于肺炎、中耳炎和颅脑外伤；葡萄球菌性脑膜炎大多发生在葡萄球菌败血症病程中；革兰氏阴性杆菌脑膜炎易发生于颅脑手术后。

（2）病毒性脑炎：流行性乙型脑炎发病季节多在 7—9 月，昏迷、抽搐多见，皮肤一般无瘀点。脑脊液较清亮，高通量测序、免疫学检查病毒特异性 IgM 等有助于鉴别。

流行性脑脊髓膜炎（流脑）与流行性乙型脑炎（乙脑）的鉴别要点

	流脑	乙脑
病原体	脑膜炎双球菌	流行性乙脑病毒
传染途径	呼吸道	虫媒
传染源	患者、带菌者	家禽、人
流行特点	冬春，幼儿	夏秋，儿童
临床特点	颅内高压和脑膜刺激为主	嗜睡、抽搐、昏迷等脑实质损害为主
病理特点	脑脊髓膜炎急性化脓性炎	脑实质变性坏死为主的炎症
脑脊液	浑浊	透明

（四）治疗

对于流脑的治疗，早诊断、早干预非常关键，特别是病情急重的患儿，如治疗不及时则病死率高。治疗包括一般治疗、抗菌治疗、对症治疗和中药治疗。

1. 一般治疗

早期诊断、就地隔离、密切监护是本病的治疗基础。患者应卧床休息，采取流质饮食，保持口、鼻及咽部卫生，做好皮肤护理，防止并发症，进行肢体的功能锻炼等。

2. 抗菌治疗

尽早足量应用可透过血脑屏障的敏感抗菌药物进行治疗，由于既往首选药物磺胺类在全球范围内耐药情况严重，目前常用青霉素和氯霉素，疗程 5~7 天。青霉素和氯霉素过敏的患者可使用第三代头孢菌素，疗程 7 天。应注意多重耐药菌。

3. 对症治疗

对于高热、头痛、呕吐、烦躁或惊厥的患者，应给予相应的对症处理。高热患者进行物理降温或药物降温；对于病情较重的休克患者，应及时给予血管活性药物；怀疑有弥散性血管内凝血（DIC）的患者应及早使用肝素；有明显毒血症症状的患者使用肾上腺皮质激素；发现脑水肿及早进行脱水治疗预防脑疝；同时保持呼吸道畅通，注意心肾功能。

4. 中药治疗

初期可用银翘散，其方药为：连翘、银花、桔梗、薄荷、竹叶、生甘草、荆芥穗、淡豆豉、牛蒡子等；中期可用清瘟败毒饮，其方药为：生石膏、犀角、桔梗、黄芩、知母、赤芍、玄参、连翘、甘草、丹皮、竹叶等；伴有休克或昏迷的患者可用生脉散，其方药为：人参、麦冬、五味子等。

四、预防控制措施

脑膜炎球菌感染的预防方法包括在早期诊断发现指示性病例后采取的抗生素化学预防、针对疑似或确诊病例的有效治疗和隔离措施、感染暴露前人群紧急疫苗接种以及健康人群的个人防护等。

（一）管理传染源

早期发现患者并就地隔离治疗，隔离至症状消失后3天，一般不少于病后7天。对于密切接触者，应医学观察7天。

（二）切断传播途径

搞好环境卫生，保持室内通风。流行期加强宣教，避免聚集，外出佩戴口罩。集中发病的幼儿园、学校等机构应避免聚集性活动。落实晨检制度，监测人员的发病和流动情况，并分区域指定专人对所属人员健康状况进行监督。

（三）接种疫苗

流脑感染后获得的免疫力具有群特异性，接种流脑疫苗可减少感染的机会或减轻流脑症状。易感人群在流行季节到来之前应适时接种流脑疫苗。除常规接种疫苗外，出现病例后，病例的接触者及其周围人群应接种相应血清群的疫苗。接种疫苗后少部分人会出现接种部位的局部反应，包括红、肿、痛等，一般1~2天后会自行消失；少部分人接种后会有发热；个别人接种后会发生较严重的过敏反应，可表现为呼吸困难、气喘、面色苍白、乏力、心跳加快或眩晕，但此种情况非常罕见。发生严重的过敏反应时应马上就医，并与疫苗接种单位联系。

目前国际上使用的脑膜炎球菌疫苗（MenV）主要有多糖疫苗、结合疫苗和联合疫苗三大类。多糖疫苗有 A+C 群脑膜炎球菌多糖疫苗（MPV-AC）、A+B+C 群脑膜炎球菌多糖疫苗（MPV-ABC）、A+C+Y+W135 群脑膜炎球菌多糖疫苗（MPV-4）；结合疫苗有 A 群脑膜炎球菌多糖结合疫苗（MCV-A）、C 群脑膜炎球菌多糖结合疫苗（MCV-C）、A+C 群脑膜炎球菌多糖结合疫苗（MPV-AC）、A+C+Y+W135 群脑膜炎球菌多糖结合疫苗（MCV-4）；联合疫苗有 C 群脑膜炎球菌多糖结合 -b 型流感嗜血杆菌联合疫苗（MenC-Hib）、C+Y 群脑膜炎球菌多糖结合 -b 型流感嗜血杆菌联合疫苗（MenCY-Hib) 和 A+C 群脑膜炎球菌多糖结合 -b 型流感嗜血杆菌联合疫苗（MenAC-Hib）。

根据 2023 年版的《中国脑膜炎球菌疫苗预防接种专家共识》，新流行血清群出现可使原有的疫苗失去免疫保护效力，需要优化疫苗免疫预防策略，使用更高价次的流脑疫苗才能为易感人群提供充分保护。该专家共识认为：2 岁以下婴幼儿及 2 岁以上儿童明确可使用包括四价流脑结合疫苗作为替代疫苗或补种疫苗；对于低龄儿童，多糖结合疫苗免疫原性及持久性均优于多糖疫苗，MPCV-ACYW（ACYW 群脑膜炎球菌糖结合疫苗）是中国 2 岁以下婴幼儿预防 Y 群和 W135 群流脑的选择。

（四）预防服药

尽管接种疫苗有好的保护作用，但从接种疫苗到身体能产生预防流脑的抗体，需要 10~14 天时间。因此对于流脑患者的密切接触者来说，最好是在医务人员的指导下服用敏感的抗生素进行预防。密切接触者指同吃同住人员，包括家庭成员，托儿所、幼儿园、学校里的同班者，以及处在同一小环境中的人群。

（五）保持个人卫生

打喷嚏或咳嗽时应用手绢或纸巾掩盖口鼻；不要随地吐痰，不要随意丢弃吐痰或揩鼻涕使用过的手纸；儿童应尽量避免与有呼吸道症状的患者接触。

勤洗手，使用肥皂或洗手液并用流动水洗手，不用污浊的毛巾擦手；双手接触呼吸道分泌物后（如打喷嚏后）应立即洗手。

不要与他人共用水杯、餐具等。

注意环境的卫生清洁，经常开窗换气，确保室内空气流通；经常清洗空调隔尘网，勤打扫卫生，勤晒衣服和被褥等；根据天气变化注意增减衣物。

在传染病流行季节，尽量不要携带儿童到医院探视传染病患者，并避免前往空气流通不畅、人员密集的公共场所；流行季节在人员拥挤的场所内应戴口罩。

如出现发热、头痛、呕吐等症状，应及时就医，就医过程中科学佩戴口罩，以防传染他人。

五、知识问答

1. 现在流脑已经很少了，还有必要接种疫苗吗？

由于疫苗接种的普及，流脑在我国已经被有效控制，但距完全消除还有很大距离。随着新的流脑菌群在我国出现，不仅要做好疫苗接种，还要做好疫苗的更新换代工作。

2. 我国现在有哪几种流脑疫苗？哪些人需要接种流脑疫苗？

目前我国有 5 种流脑疫苗：A 群多糖疫苗和 A+C 群多糖疫苗为国家免疫规划疫苗，适龄儿童可免费接种；A+C 群结合疫苗、A+C+Y+W135 群多糖疫苗和 A+C+Y+W135 群结合疫苗是非免疫规划疫苗，适龄儿童可选择自费接种。

所有儿童都应该接种流脑疫苗，避免出现威胁生命的严重感染。计划前往流脑疫区或高发区的成人也可接种流脑疫苗。

第七章　流行性腮腺炎
—— 可影响全身器官的"大嘴巴病"

流行性腮腺炎俗称"痄腮""大嘴巴病"。患者一侧或两侧腮帮子肿胀疼痛，像被马蜂蜇过一样，不仅"颜值暴跌"，而且连吃饭都异常困难。流行性腮腺炎不仅来得突然，而且具有很强的传染性，如果男孩子得了还可能并发睾丸附睾炎，伴有严重的睾丸痛和阴囊红肿。

宋朝《朱氏集验方》中记载了赤小豆治愈宋仁宗赵祯"痄腮"的传奇故事。相传于宋仁宗年间春季的一天，赵祯起床后突然感觉两侧腮部发酸、隐隐作痛，用手一摸，有些肿胀，遂唤来御医，为其切脉、察看。御医奏道："陛下此症，名为'痄腮'，乃风湿温毒之邪由口鼻侵入所致，当以普济消毒饮内服、如意金黄散外敷，可保龙体安康。"赵祯依授方医治，不料三天后，病情不仅没有好转反而加重，恶寒发热，两腮肿痛更甚，张口困难。御医慌了手脚，再次诊治并研讨方剂，最终也未能提出最佳的诊疗方案，赵祯大怒，随即张榜下诏求贤医。那时京城名医云集，然而谁也不敢冒此风险。数日后，京城来了一位道士，声称能治好此病，便揭了榜，并取了一些赤小豆研成粉末，然后带进宫以蛋清调成糊状，美其名曰"万应鲜凝膏"。入宫后他将粉末给皇帝敷于患处，每天一次，连敷三天，赵祯的"痄腮"果然奇迹般地痊愈了。御医连忙询问此神奇膏药的组方，道士淡然答道："无他，唯赤小豆也。"这个故事说明，长久以来中医药在防治"痄腮"方面积累了丰富的经验，当然，患病后条件允许时应尽快到正规医疗机构就诊。

一、概述

流行性腮腺炎是由腮腺炎病毒所致的一种急性呼吸道传染病，传染性强，起病急骤，以发热、头痛、腮腺肿胀疼痛为主要临床表现。流行性腮腺炎实际是一种全身性感染，可累及中枢神经系统和多器官，并发症包括睾丸炎、乳腺炎、心肌炎、胰腺炎、脑膜炎、脑炎等。流行性腮腺炎一般预后良好，呈自限性，只有个别患者在并发病毒性脑炎、心肌炎等严重并发症时才有可能危及生命。

近年来我国流行性腮腺炎的流行强度升高，中国 2021 年报告 119 955 例流行性腮腺炎病例。在有疫苗可预防且疫苗效果很好的情况下，病例数依然很高，这可能与 2020 年之前国内多为接种单剂次疫苗，以及"疫苗犹豫"（指延迟或者拒绝接受安全疫苗接种服务）影响了麻腮风疫苗的接种率或及时率有关。

二、病原与流行病学

（一）病原

腮腺炎病毒属于副黏病毒，只有一个血清型，病愈或接种疫苗后可获得持久免疫力。腮腺炎病毒耐寒不耐热，在 –70～–50 ℃可存活 1 年以上，在 2～4 ℃

可保持活性 2 个月，在 37 ℃可保持活性 24 小时，而在 55~60 ℃ 10~20 分钟失去活力。腮腺炎病毒对紫外线及一般消毒剂敏感，强紫外线下仅存活半分钟，接触甲醛溶液、30% 来苏尔、75% 乙醇等 2~5 分钟灭活。

（二）流行病学

1. 传染源

主要是早期患者和隐性感染者。病毒存在于患者唾液中的时间较长，腮肿前 6 天至腮肿后 9 天均可自患者唾液中分离出病毒，因此在这两周左右有传染性，而在腮腺肿大前 1 天和腮腺肿大后 3 天内传染性最强。感染腮腺炎病毒后，有其他器官如脑或睾丸等疾病症状者，在唾液及尿液中也可检出病毒。

2. 传播途径

可通过吸入呼吸道飞沫或接触被腮腺炎病毒污染的物品传播，也可以在妊娠期通过胎盘即母婴方式传播。

3. 易感人群

人群普遍易感，其易感性随年龄的增加而下降。90% 的病例发生于 1~15 岁，尤其 5~9 岁的儿童。成人中 80% 曾患过显性或隐性感染，感染后一般可以获得持久性免疫甚至终身免疫，再次感染者非常罕见。

4. 流行特征

全年均可发病，但以冬春季节发病率最高。儿童和青少年高发，儿童患者无性别差异，青春期后发病男多于女。1967 年美国启动流行性腮腺炎疫苗接种计划之后患者数下降了 99% 以上，但是在 2006 年发生了近 20 年来最大的腮腺炎暴发，以 18~24 岁大学生人群占比最高。腮腺炎暴发主要发生于易感人群聚居场所，如高校、托幼机构、军营、养老院等，医院和社区也有过暴发。导致流行性腮腺炎局部暴发的因素包括封闭的环境和疾病诊断的延误。较高的疫苗接种覆盖率可以限制疫情暴发的规模、持续时间和传播影响。

三、临床表现、诊断及治疗

（一）临床表现

潜伏期 8~30 天，平均 18 天。起病大多较急，无前驱症状。发病时有发热、畏寒、头痛、肌痛、咽痛、食欲不佳、恶心、呕吐、全身不适等症状，数小时后腮腺肿痛，并逐渐明显，体温可达 39 ℃以上。病程 10~14 天。

1. 唾液腺肿胀

腮腺肿痛最具特征性，一般以耳垂为中心，向前、后、下发展，状如梨形，边缘不清；局部皮肤紧张，发亮但不发红，触之坚韧有弹性，有轻触痛，张口、咀嚼（尤其进酸性饮食）时刺激唾液分泌，导致疼痛加剧；通常一侧腮腺肿胀后 1~4 天累及对侧，双侧肿胀者约占 75%。颌下腺或舌下腺也可同时被累及。10%~15% 的患儿仅有颌下腺肿大，舌下腺感染最少见。重症者腮腺周围组织高度水肿，使容貌变形，并可出现吞咽困难。腮腺管开口处早期可有红肿，挤压腮腺始终无脓性分泌物自开口处溢出。咽及软腭可有肿胀，扁桃体向中线移动。腮腺肿胀大多于 3~5 天到达高峰，7~10 天逐渐消退而恢复正常。

2. 发热

腮腺肿大时体温升高多为中度发热，5 天左右降至正常。

3. 并发症

附睾睾丸炎是最常见的并发症，见于 15%~30% 的青春期后的男性患者，症状包括突发高热（39~41 ℃）和严重的睾丸痛，并伴有阴囊红肿，大部分为单侧受累。约有 5% 的青春期后女性患者会发生卵巢炎，症状为下腹痛、发热和呕吐。最常见的神经系统并发症包括脑膜炎、脑炎和耳聋。在疫苗接种普及之前，流行性腮腺炎是引起病毒性脑膜炎和脑炎的主要原因之一，也是儿童获得性感音神经性耳聋最常见的原因。

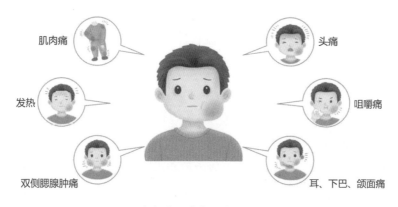

流行性腮腺炎主要症状

（二）辅助检查

1.血清和尿淀粉酶测定

发病早期约90%的患者血、尿淀粉酶都升高，升高的程度一般与腮腺肿胀的程度成正比，有助于医生诊断。

2.免疫学和血清学检测

早期诊断可使用特异性抗体或者单克隆抗体来检测腮腺炎病毒抗原，特异性抗体则一般在病程第2周后才能检出。用补体结合试验和血凝抑制试验检测抗体，恢复期抗体效价比急性期增高4倍及以上，即可诊断。

3.核酸检测

应用聚合酶链式反应（PCR）技术检测腮腺炎病毒的核酸RNA，敏感性和特异性非常强，可显著提高可疑患者的确诊率。可从发病3~8天内的患者的唾液、脑脊液、尿液中取样进行检测。

4.病毒分离

早期从患者的唾液、血、尿、脑脊液等标本中分离出腮腺炎病毒，可以确诊。

（三）诊断

依据《流行性腮腺炎诊断标准》（WS 270 — 2007），根据患者的流行病学史、临床表现及实验室检查结果，综合分析后作出疑似诊断、临床诊断和确定诊断。

1.疑似病例

符合下列条件之一：单侧或双侧腮腺和／或其他唾液腺肿胀、疼痛，张口和咀嚼或进食酸性食物时疼痛加剧；符合流行病学史（发病前14~28天有与流行性腮腺炎患者接触史或当地有流行性腮腺炎流行），同时有发热、头痛等表现，或伴有脑膜脑炎，或伴有睾丸炎，或伴有胰腺炎。

2.临床病例

同时符合疑似诊断两个条件者可以作为临床诊断。

3.确诊病例

疑似病例或临床诊断病例，血清中检测出腮腺炎病毒特异性IgM抗体（1个月内未接种过腮腺炎减毒活疫苗），或者恢复期与急性期血清（间隔2~4周）腮腺炎病毒IgG抗体滴度比呈4倍或4倍以上升高（含抗体阳转），或者从唾液、尿、脑脊液等体液中分离到腮腺炎病毒。

4. 鉴别诊断

流行性腮腺炎须注意与化脓性腮腺炎（多为一侧腮腺肿大，局部红肿及疼痛明显，后期多有波动感，挤压时可见脓液从腮腺管口流出，不伴有睾丸等腺体的炎症）、局部淋巴结炎（下颌、耳前及耳后淋巴结炎大多伴有局部或口腔、咽部炎症，肿大的淋巴结不是以耳垂为中心）、糖尿病、营养不良、慢性肝病或某些药物（如碘化物、保泰松等）引起的腮腺肿大（多为对称性，质地较软，没有触痛感），以及其他病毒性腮腺炎如甲型流感、副流感、单纯疱疹、A型柯萨奇、巨细胞病毒等引起的腮腺炎进行鉴别。血清学和病毒学检测有助于鉴别。

（四）治疗

本病目前尚无特效疗法，但通过积极的对症支持治疗和中医中药治疗可改善症状，除个别有严重并发症者外，大多病例预后良好。本病对机体的严重危害并不只是腮腺本身，而是它的并发症，应高度警惕和防治并发症。对高热、头痛明显的患者，不应迷信土方的局部治疗，应及早到医院诊治。

1. 一般护理

隔离患者，卧床休息直至腮腺肿胀完全消退。

2. 对症治疗

可服用对乙酰氨基酚或非甾体抗炎药（如布洛芬）等止痛药来缓解症状。高热时可物理或者药物降温，头痛或腮腺肿痛明显时可以使用镇痛剂。

3. 抗病毒治疗

早期应用利巴韦林或干扰素，疗程5~7天，可缩短病程，减少并发症。

4. 中医治疗

中医将腮腺炎分为风热型和痰毒型，治疗原则为疏风清热、解毒消肿。

5. 并发症治疗

（1）重症并发脑膜脑炎、严重睾丸炎、心肌炎：可短期使用肾上腺皮质激素。

（2）睾丸炎治疗：成人患者在本病早期应用己烯雌酚，一日3次，有减轻肿痛之效。

（3）脑膜脑炎治疗：可按乙型脑炎疗法处理。高热、头痛、呕吐时给予适量利尿剂脱水。

（4）胰腺炎治疗：禁食、输液、反复注射阿托品或山莨菪碱，早期应用皮质激素。

6.日常生活管理

用热敷或冷敷来减轻腺体胀痛；戴上运动护具，用冷敷布减轻睾丸疼痛；注意口腔清洁，避免需要反复咀嚼的食物，尽量进食流食或软质食物，如土豆泥或燕麦片；避免食用酸性食物，如柑橘类水果或果汁，因为它们会刺激唾液分泌；保证液体摄入量，多喝水。

四、预防控制措施

在腮腺症状出现之前数天唾液中就已存在病毒，而且无症状患者也可排出病毒，因此控制流行性腮腺炎的关键在于早发现、早诊断、早隔离。学校、部队等人群密集场所，应当建立和落实卫生检疫制度，尽量早期发现患者，及时隔离消毒，控制传染源。同时加强易感人群防护，有计划地开展腮腺炎疫苗接种或补种工作，提高腮腺炎疫苗的免疫覆盖率和接种率，可有效控制流行性腮腺炎的流行和蔓延。流行性腮腺炎可通过接种疫苗进行预防，但暴露后疫苗接种和免疫球蛋白不能阻止疾病发生，也无法减轻疾病的严重程度。

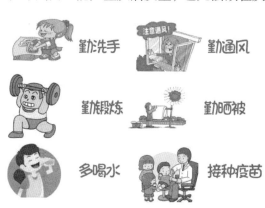

流行性腮腺炎预防措施

（一）管理传染源

早期隔离患者直至腮腺肿胀完全消退为止。在托幼机构、学校、部队等集体性单位应对接触者留验3周，对可疑者应立即暂时隔离。

（二）被动免疫

一般免疫球蛋白、成人血液或胎盘球蛋白均无预防本病的作用。恢复期患者的血液及免疫球蛋白或特异性高价免疫球蛋白可有一定作用，但来源困难，不易推广。

（三）主动免疫

腮腺炎减毒活疫苗免疫效果好，免疫途径有皮内注射、皮下注射，还可采用喷鼻或气雾吸入法。近年应用麻疹－腮腺炎－风疹（麻腮风）三联减毒活疫苗，预防感染的效果可达95%以上，潜伏期的患者接种疫苗也可减轻发病症状。该减毒活疫苗不能用于孕妇、先天或获得性免疫低下者以及对鸡蛋白过敏者，但是无症状的艾滋病病毒感染的儿童可以接种。接种后可出现一过性发热，偶有在接种后1周发生腮腺炎者。建议儿童在18个月时接种第一剂麻腮风三联疫苗，入学前（6岁）接种第二剂。

（四）暴发流行时免疫接种方法

对于在流行性腮腺炎暴发流行（同一时间和地点相关联的病例数≥3例）期间被公共卫生机构认定为感染风险较高者，免疫接种方法如下：

（1）对未完成流行性腮腺炎免疫接种者应进行标准接种：2剂麻腮风三联疫苗，间隔至少28天。学校出现流行性腮腺炎暴发时，可暂时拒绝未完成免疫接种的学生入学，待其完成免疫接种后再准予入学。鉴于从暴露到症状出现之间存在12~25天的潜伏期，所以对于未完成免疫接种者，从流行性腮腺炎暴露后第12天到当次暴发中最后一例患者腮腺症状出现后第26天期间，其应一直待在家里。

（2）对于在暴发前已完成含流行性腮腺炎病毒组份疫苗2次序贯免疫接种者，建议再进行1剂麻腮风三联疫苗接种。

（五）药物预防

采用板蓝根30克或金银花9克煎服，连续6天。

五、知识问答

1. 为什么中小学容易暴发流行性腮腺炎疫情？

首先人群普遍容易感染，尤其是儿童对腮腺炎病毒无天然免疫力。其次流行性腮腺炎属于呼吸道传染病，主要通过呼吸道飞沫传播，所以病毒传播容易。再次拥挤的教室通风比较差，且儿童普遍自身抵抗力低。另外，学校里学生相互玩耍，共用物品多，接触机会多，儿童之间亲密的接触亦可能传染。

以上因素都可能增加儿童被传染的机会。

2. 流行性腮腺炎有哪些后遗症或并发症?

如果流行性腮腺炎患儿治疗不及时或者治疗措施不得当,可能导致化脓性腮腺炎的发生或转化为反复发作的慢性复发性腮腺炎,严重者可侵犯中枢神经系统,引发严重的并发症,如脑膜炎、脑膜脑炎、儿童后天性获得性耳聋。部分成年患者可并发睾丸炎,严重者可导致男性不育,给社会和家庭造成严重负担。孕妇感染了流行性腮腺炎可通过胎盘传染给胎儿,导致胎儿畸形或死亡,流产的发生率也增加。

3. 流行性腮腺炎发病期间应该怎么做?

家长或者老师一旦发现学生出现双侧或一侧耳垂下肿大、疼痛、发热、咽痛等症状,一定要及时督促其去医院就诊,不可让其带病上课,家长和患儿千万不可隐瞒病情,以免耽误病情和传染他人。在流行性腮腺炎发病期间,患儿需要多饮水、适度户外晒晒太阳,居室要定时通风换气、保持空气流通;其生活用品、玩具、文具等采取煮沸或曝晒等方式进行消毒,病情轻者或退热后可适当活动;要科学合理安排患儿的饮食,多吃些富含营养、易于消化的半流食或软食,在急性期不要吃酸、辣、甜味及干硬食品,以免刺激唾液腺分泌,加重肿痛。症状明显好转后可以吃一些促进唾液分泌的食物,以促进腮腺功能的恢复。另外要每天用温盐水漱口,认真刷牙,保持口腔卫生,防止继发细菌感染。

第二篇

消化道传染病

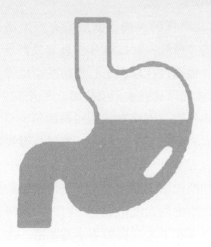

第八章　霍乱

——屠戮过亿的"蓝色死亡"

霍乱是为数不多的几种传染性极强、致死率极高、曾多次在全球大流行的传染性疾病之一。自 1817 年至今，全世界共发生七次霍乱大流行，全部起源于印度，并延伸到亚洲其他地区，最终蔓延至非洲、欧洲和美洲，造成大量人员死亡。因霍乱导致的死亡人数，仅在中国就达到 1 300 万，全球死亡人数保守估计超过 1.4 亿。患者往往出现脱水状况，声音变得嘶哑，肌肉痉挛疼痛，血液失水使皮肤和指甲呈现瘆人的蓝色，很多患者仅仅在发病 5~12 个小时后，就会在哀嚎和痛苦中死去，变成一副可怕的干枯骷髅。当时称这种烈性疾病为"蓝色死亡"、"蓝色恐怖"及"蓝死病"。

Jon Snow（琼恩·雪诺）是热门美剧《权力的游戏》中的一位带领守夜人大战异鬼大军的战士。而在 19 世纪的伦敦，同样也有一位如守夜人一般守护市民安全的 John Snow（约翰·雪诺）。他在 19 世纪的伦敦以一己之力对抗那时的"夜王"——霍乱，他用的不是瓦雷利亚钢制成的剑或者神奇的龙晶，而是全面的调查和严密的逻辑。他孤身一人开启了医学史上"流行病学"这一学科，谱写了一首人类对抗传染病的勇气赞歌。

当时霍乱肆虐欧洲，对于这种谜一样的疾病，欧洲所有医生都束手无策，只能将病源归结于脏乱空气中的"瘴气"。1854 年伦敦暴发严重霍乱，约翰·雪诺是伦敦的一名年轻医生，他通过在地图上对疫情发生地做记号的方式，锁定了疫情的源头，判断疾病来自严重的水污染病菌。雪诺描述："在进行点式图分析中，我发现几乎全部死亡案例均在宽街水泵的短半径中；只有十个死亡案例围绕另一个水泵，而其中的五个病例，其家属告诉我他们经常去宽街水泵取水，另还有三个孩子（病例）均在宽街水泵附近的学校读书。"约翰·雪诺对疾病传播模式有力的判断说服了教会当局，宽街水泵的把手随即被拆下以避免使用。水泵被关闭后，伦敦的疫情病例短时间内骤降，数日内得到了全面遏止。此后，伦敦政府开展了大规模的下水道改造，将污水与饮用水源彻底隔离。雪诺因此被誉为"现代流行病学之父"。

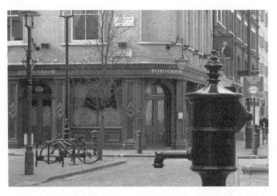

宽街水泵纪念雕塑（仍旧没有把手，上刻文字"拆水泵把手便可阻止大瘟疫"）
和旁边的 John Snow 酒吧

几乎每次霍乱大流行都会殃及我国，尤其是东部沿海地区。最常见的感染原因是饮用了被患者粪便污染过的水。霍乱的卷土重来，与环境恶化、卫生设施落后、居住条件恶劣、营养不良等因素有关。比如秘鲁霍乱肆虐，主要因为它缺少清洁的饮用水。

一、概述

霍乱是由霍乱弧菌（O1 群和 O139 群）引起的急性烈性肠道传染病。典型表现为腹泻和呕吐，病情严重者会出现剧烈泻吐、迅速脱水，导致循环衰竭，诊治不及时易致死亡。霍乱曾经被称为"二号病"，是我国最高级别的两种甲类传染病之一（另一种是鼠疫）。

霍乱目前仍然对全球公共卫生造成严重威胁，是衡量社会不平等和缺乏发展的一个指标，主要发生在贫穷落后地区，特别是西非地区，其次是东南亚地区。全球每年发生 130 万 ~400 万例霍乱病例，21 000~143 000 人死于霍乱。2021 年，非洲霍乱疫情最严重的国家是尼日利亚和刚果（金），而亚洲地区霍乱疫情最严重的国家是孟加拉国和阿富汗。尼日利亚在 2021 年报告了 111 016 例霍乱疑似病例，其中 3 604 例死亡（病死率 3.2%），超过了死于新型冠状病毒感染的人数。孟加拉国由于人口稠密，无法获得充足的安全用水和卫生设施，约有 66 万人面临感染霍乱的严重风险。2022 年夏天，阿富汗政府宣称，当地时间 7 月 10 日，短短一天之内就有 20 人死于霍乱，另有持续递增的感染人数，而且大多数都是抵抗力弱的少年儿童。

二、病原与流行病学

（一）病原

霍乱弧菌属于弧菌属的 36 个种之一，目前已发现有 200 多种血清型，只有 O1 群和 O139 群这两种与霍乱的大规模流行有关。其中，O1 群可区分为古典生物型和埃尔托生物型，引起的疾病曾被称为霍乱和副霍乱，但其在临床表现、流行病学特征和防治措施等方面基本相同。非 O1 群霍乱弧菌一般不致病或仅能引起轻度腹泻，但 1992 年印度、孟加拉国等国家分离的 O139 群具有产生霍乱毒素的能力，可引起典型霍乱样疾病的流行。

霍乱弧菌在未经处理的河水、塘水、井水、海水中可存活 1~3 周，在蔬菜、水果上可存活约 1 周，O139 群在水中的生存力比埃尔托生物型强。霍乱弧菌对低温和碱耐受力强，但对热、酸、干燥、直射阳光都很敏感，经干燥 2 小时或 55 ℃加热 10 分钟或煮沸 1~2 分钟即可死亡，在正常胃酸中只能存活 5 分钟。霍乱弧菌对各种常用消毒剂较敏感，使用常规用量即可达到消毒要求，如 0.2%~0.5% 过氧乙酸溶液可立即将其杀死。

（二）流行病学

1. 传染源

霍乱患者及带菌者为主要传染源。轻型患者和隐性感染者因病情轻不易确诊，常常不能及时隔离和治疗，在疾病传播中起着重要作用。

2. 传播途径

霍乱属于粪 – 口传播的疾病，患者及带菌者的粪便和排泄物污染水源和食物后可引起传播。传播途径中以水的作用最突出，因为霍乱弧菌在水中存活时间较长，甚至可以在水中越冬，所以一次污染有可能使水体较长时间保持传播能力。2008 年我国海南某地发生 51 例霍乱，这可能是由厕所下水道堵塞后粪便外溢所致。

霍乱经食物传播的可能性，常与烹调、制作及食用的方法有很大关系。因生食、半生食、盐腌生食等食用方法不当而受感染者较多，熟食冷吃者也可受感染。因聚餐引起食物型暴发是目前国内有些地区霍乱流行的重要形式。日常生活接触和苍蝇亦起传播作用。近年来发现埃尔托生物型或 O139 群均能通过污染鱼、虾等水产品引起传播。

常见的病因或传播媒介包括以下几类。① 被污染的水：霍乱弧菌可长期在水中休眠，受污染的公共水是大规模霍乱暴发的常见原因。生活在拥挤的环境中而没有足够卫生条件的人，尤其会面临霍乱感染的风险。② 被污染的海鲜：食用来自某些地方的未加工或未煮熟的海鲜，特别是贝类，可能会感染霍乱弧菌。在美国发生的霍乱病例甚至可追溯到墨西哥湾的海鲜。③ 被污染的生的水果和蔬菜：在霍乱流行地区，生的未剥皮的水果和蔬菜是霍乱感染的常见原因。在发展中国家，肥料或未经处理的灌溉水会污染田间的农产品。④ 被污染的谷物：在霍乱广泛存在的地区，煮熟后被污染并在室温下放置数小时的谷物，会成为霍乱弧菌生长的媒介。

3. 易感人群

人群普遍易感，隐性感染者较多，病后可获得一定免疫力，但不持久，可再次感染。O1 群和 O139 群没有交叉保护。霍乱弧菌不能在酸性环境中存活，因此胃酸通常可作为机体抵抗感染的第一道防线。但儿童、老年人和服用抗酸剂者等胃酸水平低的人群缺乏这种保护作用，因此患霍乱的风险更高。

4. 流行特征

霍乱的发生受自然因素和社会因素的影响。安全供水难以维持的情况下，霍乱更有可能暴发。这种情况在难民营、贫困国家以及遭受饥荒、战争或自然灾害破坏的地区都很常见。当发生洪涝、干旱时，水源、食物极易被污染从而引起暴发或流行。而其他因素如经济发展水平、医疗卫生条件、公共卫生设施、饮食卫生习惯以及居民健康素养等，都可直接或间接影响疾病的流行。

在我国，霍乱在夏秋季发病率较高，集中在 7—10 月。流行地区主要在沿海沿江区域，如江苏、浙江、上海、广东、广西等地。霍乱的流行形式主要有两种：一种是暴发，即在一个局部地区或单位，短期内出现大量患者，常常是水型或食物型暴发；另一种是迁延型的散发，即在较长时间内（如数周到数月），只有少数患者散在发生。这两种流行形式常常并存，一般新疫区以暴发多见，老疫区以散发多见。

三、临床表现、诊断及治疗

（一）临床表现

1. 主要症状

霍乱潜伏期最短 3 小时，最长 7 天，多数为 1~3 天。病程较短，为 5~7 天，多数为隐性感染或轻度腹泻，个别可转为慢性带菌。典型临床经过分为 3 期。

（1）泻吐期：腹泻是发病的第一症状，其特点为无发热，无里急后重，多数不伴随腹痛。以突然剧烈腹泻起病，起初有粪质，迅速变为"米泔水"样或无色透明水样，少数重症患者可有洗肉水样便。呕吐一般在腹泻后，呈喷射性、连续性，无恶心，呕吐物初为胃内食物残渣，继之呈"米泔水"样或清水样。持续数小时或1~2天进入脱水期。

（2）脱水期：由于剧烈泻吐，患者迅速呈现脱水和电解质紊乱的征象。轻度脱水仅有皮肤和口舌干燥，眼窝稍陷。重度脱水则出现"霍乱面容"，表现为表情淡漠或呆滞，眼眶下陷，两颊深凹，皮肤干缩，弹性消失，手指皱瘪，唇舌干裂，声音嘶哑甚至失音，小腿腓肠肌和腹直肌呈现强直性痉挛，呈舟状腹。脱水严重者因有效循环血量不足，脉搏细速或不能触及，血压下降，心音低弱，呼吸浅促，尿量减少或无尿，血尿素氮升高，出现明显尿毒症和酸中毒，患者极度无力。此期约持续数小时至3天。

（3）反应恢复期：泻吐停止后，多数患者渐趋好转。约三分之一的患者因循环改善，残存于肠腔的毒素被吸收，又出现发热反应，体温38~39 ℃，持续1~3天自行消退。

2. 病情分型

病情可分为轻、中、重3型。临床分型有利于病情及预后估计，并据此采取规范的补液等治疗措施。除上述3种临床类型外，尚有一种罕见的暴发型或称中毒型霍乱，又称"干性霍乱"，其特点是起病急骤，尚未出现腹泻和呕吐症状，即迅速进入中毒性休克而死亡。

霍乱患者临床表现

表现	轻型	中型	重型
脱水（体重 %）	5% 以下	5%~10%	10% 以上
神志	清	不安或呆滞	烦躁、昏迷
皮肤	稍干，弹性稍差	弹性差，干燥	弹性消失，干皱
口唇	稍干	干燥、发绀	极干，发绀
前囟、眼窝	稍陷	明显下凹	深凹，目不可闭
肌肉痉挛	无	有	多
脉搏	正常	稍细，快	细速或摸不到
血压	正常	12~9.3 kPa	<9.3 kPa 或测不到
尿量	稍减少	少尿	无尿
血浆比重	1.025~1.030	1.030~1.040	>1.040

（二）辅助检查

（1）血常规：患者脱水致使血液浓缩，从而使红细胞压积和血浆比重升高。周围血液除红细胞及血红蛋白相对增高外，白细胞可增至（10~30）×10^9/L，分类中可见中性粒细胞及大单核细胞增多。

（2）粪便常规镜检：可见黏液和少许红、白细胞。取粪便或早期培养物涂片做革兰氏染色镜检，可见革兰氏阴性稍弯曲的弧菌。将新鲜粪便做悬滴或暗视野显微镜检，可见运动活泼呈穿梭状的弧菌，制动试验呈阳性。

（3）病原学检查：病原分离培养常用庆大霉素琼脂平皿或碱性琼脂平板。核酸检测可通过识别霍乱弧菌毒素基因亚单位和毒素协同菌毛基因来区别霍乱菌株和非霍乱弧菌。而血清学检查适用于病后追溯诊断，无助于早期确诊。

（三）诊断

霍乱传染性强，潜伏期短，扩散迅速，及时发现和确诊意义重大。首发病例容易误诊，对可疑患者应及时取粪便或呕吐物送检进行霍乱弧菌检查。首例患者迅速正确的诊断对防止本病的流行具有重要意义。

生活在霍乱流行区、发病前5天内到过霍乱流行区，或发病前5天内有饮用生水或进食海（水）产品或其他不洁食物和饮料等饮食史，与霍乱患者或带菌者有密切接触史或共同暴露史的泻吐患者都应考虑患本病的可能。霍乱诊断需要综合流行病学资料、临床表现及细菌学检查的结果。

1. 疑似标准

（1）凡有典型泻吐症状的非疫区首发病例，在病原学检查未确诊前；

（2）霍乱流行期，曾接触霍乱患者、有腹泻症状而无其他原因可查者。

2. 确诊标准

符合下列之一即可确诊：

（1）凡有腹泻、呕吐等症状，大便培养霍乱弧菌阳性者；

（2）霍乱流行期在疫区有典型霍乱症状而大便培养阴性无其他原因可查者，如有条件可做双份血清凝集素试验，滴度4倍或4倍以上升高可诊断；

（3）疫源检索中，发现粪便培养阳性前5天内有腹泻症状者，可诊断为轻型霍乱。

3. 鉴别诊断

（1）细菌性食物中毒：该病常由副溶血性弧菌、葡萄球菌等感染所致，排便前常伴有腹部剧痛，粪便为黄色水样便，检测患者粪便、呕吐物可检出相应的病原菌。

（2）病毒性肠炎：该病多为轮状病毒感染，患者可伴有上呼吸道感染症状及发热等症状，粪便培养可发现轮状病毒。

（3）急性细菌性痢疾：该病为志贺杆菌感染，患者伴有发热、腹痛，排黏液脓血便，从粪便或肛拭子中检测出志贺杆菌可确诊。

（4）胰性假性霍乱：典型特征为低钾血症，水样腹泻，可引起腹痛、腹膜后肿物、腰背部疼痛等，腹部影像学检查可发现胰腺占位。

（四）治疗

治疗原则：严格隔离，及时补液，辅以抗菌治疗和对症治疗。

1. 严格隔离

按照甲类传染病管理规定对患者进行严格隔离，及时上报疫情。确诊患者和疑似病例应分开隔离。患者经治疗停服抗菌药物后，连续两天粪便（肛拭）培养阴性即可解除隔离。疑似患者解除隔离标准同确诊患者。患者使用的物品及排泄物需要彻底消毒。

2. 及时补液

补液原则为早期、迅速、足量，先盐后糖，先快后慢，纠酸补钙，见尿补钾。对老年人、婴幼儿及心肺功能不全者补液不要过快，边补边观察治疗反应。电解质和水分的补充为霍乱的基础治疗，轻型患者可口服补液，重型患者需要静脉补液，等症状好转后改为口服补液。应保证水、电解质和酸碱平衡，防止低血容量休克的发生。

3. 抗菌治疗

使用抗菌治疗的目的是缩短病程，减少腹泻次数和迅速清除粪便中的病原菌，多为口服用药。常用药物有多西环素、环丙沙星、左氧氟沙星等，注意孕妇、婴幼儿慎用该类药物。

4. 对症治疗

监测生命体征，每天至少2次测量体温、血压、心率、脉搏，观察患者排便次数及排便量。频繁呕吐可给阿托品；剧烈腹泻可酌情使用肾上腺皮质激素；肌肉痉挛可静脉缓注10%葡萄糖酸钙、热敷、按摩。霍乱患者慎用止泻药物，可用氯丙嗪和黄连素，二者有抗肠毒素作用，临床应用可缓解症状。

可使用肠黏膜保护剂，如蒙脱石散，以吸附病原菌和毒素，维持肠细胞的吸收和分泌功能，增强肠黏膜屏障作用，阻止病原微生物的攻击。

5. 其他治疗

出现急性肾衰竭患者及时给予透析治疗，合并急性肺水肿患者及时给予支持治疗，必要时行人工肺辅助治疗。

四、预防控制措施

清洁卫生的水源是预防霍乱的关键。要重视基础卫生设施建设，持续性开展管水、管粪、管饮食、灭蝇，消除流行因素。

（一）控制传染源

及时发现患者和疑似患者，进行隔离治疗，并做好疫源检索，这是控制霍乱流行的重要环节。

1. 建立健全肠道门诊并隔离患者

所有城镇医院均应建立肠道门诊，对腹泻患者进行登记和采便培养是发现霍乱患者和疑似患者的重要方法。做到逢泻必检，逢疑必报。对发现的患者及时隔离治疗，并做好疫源检索和疫情报告，以防传染源扩散。

2. 对密切接触者进行粪检及药物预防

对疫点内所有人员和密切接触者，自开始处理之日起每日验便1次，第一次采便应在服用抗菌药物前进行。停服抗菌药物后连续2天粪便培养未检出霍乱弧菌者解除检疫。第一次粪检后给予服药可减少带菌者，可根据药敏试验情况和药物来源选择一种抗菌药物，如多西环素或诺氟沙星等，连服2天。

3. 做好国境卫生检疫和国内交通检疫

一旦发现患者或疑似患者，应立即进行隔离治疗，并对交通工具进行彻底消毒。

（二）切断传播途径

（1）加强饮用水卫生，确保用水安全。要加快城乡自来水建设。在一时达不到要求的地区，必须保护水源，改善饮用水条件，实行饮水消毒。长期改善水的供应和建立良好的卫生设施是预防霍乱的最好方法。

（2）加强《食品卫生法》的执法力度，做好食品卫生监督管理工作。搞好饮食卫生，尤其要重视对饮食行业（包括餐厅、个体饮食店、路边摊等）、农贸集市、集体食堂等的卫生管理。

（3）对患者、疑似患者和带菌者的吐泻物和污染过的环境、物品、饮用水等进行随时消毒，当染菌者送隔离病房或治愈后应对其所在环境及所用物品等进行终末消毒。

（4）消灭苍蝇、蟑螂等传播媒介。

（5）流行期间可开展以预防肠道传染病为重点的群众性爱国卫生运动，搞好环境卫生，及时清除、处理垃圾和人畜粪便。

（6）结合具体情况，进一步落实其他有关措施，如卫生检疫、控制人员流动等，以逐步消除本病在当地赖以发生和流行的种种因素。

（三）接种疫苗

目前尚无理想的、保护效果较好和保护持续时间较长的霍乱疫苗，因此不提倡使用过去的霍乱疫苗用于霍乱的预防。

（四）个人预防措施

培养良好的个人卫生习惯和饮食习惯。饭前、便后洗手，不互用食具、茶杯等，不喝生水，不吃不洁零食，不吃带皮瓜果，夏季不吃凉拌菜，不生吃水产品等。

勤洗手，特别是在上厕所后和处理食物之前。在冲洗之前，将涂抹肥皂的双手相互搓洗至少 15 秒。如果没有肥皂，可使用含乙醇的洗手液。

饮水消毒及食品管理。只喝安全的水，包括煮沸或消毒的瓶装水，吃完全煮熟和热的食物，疫情防控期间避免食用寿司、生鱼或不熟海鲜。疫情防控期间警惕食用乳制品，包括容易被污染的冰淇淋和未经巴氏杀菌的牛奶。

五、知识问答

1. 什么时候需要怀疑霍乱？

霍乱在我国主要发生在夏秋季节，高峰期在 7—8 月间。当出现典型霍乱的临床表现，如剧烈腹泻、水样（黄水样、清水样、"米泔水"样或血水样）便，伴有呕吐，迅速出现严重脱水、循环衰竭及肌肉（特别是腓肠肌）痉挛以及霍乱流行期间有明确接触史（如同餐、同住或护理等）并发生泻吐症状，而无其他原因可查时，都应高度警惕霍乱。

2. 怀疑自己得了霍乱怎么办？

居民出现腹泻症状，尤其是剧烈的无痛性水样腹泻，怀疑得了霍乱应马上到县级以上综合医院肠道门诊就诊，并做霍乱弧菌的培养检查。与霍乱感染者一起就餐或密切接触的人也应采集粪便或进行肛拭子检查，以确定是否感染。

3. 霍乱患者接触者如何处理？

与霍乱患者共同进餐或密切接触的人必须接受医学观察1周，直至2次粪便培养阴性。医学观察期间如有腹泻症状必须立即报告当地疾病预防控制中心。霍乱传染性很强，一旦确认感染霍乱，无论是轻型还是带菌者，均应隔离治疗。另外患者和带菌者要配合疾病预防控制中心工作人员做好流行病学调查、密切接触者的采样、家里疫点的消毒等工作。

4. 如何预防霍乱？

预防霍乱的方法简单有效，主要是"把好一张口"，预防病从口入，做到"五要""五不要"。"五要"是：饭前便后要洗手，各种食品要煮熟，隔餐食物要热透，生熟食品要分开，出现症状要就诊。"五不要"是：生水未煮不要喝，无牌餐饮不光顾，腐烂食品不要吃，暴饮暴食不可取，未消毒（霍乱污染）物品不要碰。在发生霍乱地区，应停止集体活动（如宴请聚餐等），防止疾病的流行。

第九章　细菌性痢疾
——"里急后重"的夏季腹痛腹泻

《三国演义》第八十五回中，章武二年夏六月，东吴陆逊大破蜀兵于猇亭彝陵之地；刘备奔回白帝城，赵云引兵据守。忽马良至，见大军已败，懊悔不及，将孔明之言，奏知刘备。刘备叹曰："朕早听丞相之言，不致今日之败！今有何面目复回成都见群臣乎！"遂传旨在白帝城驻扎，将馆驿改为永安宫。刘备在永安宫染病不起，渐渐沉重，至章武三年夏四月，其病愈深，叹曰："朕不久于人世矣！"遂遣使往成都请丞相诸葛亮、尚书令李严等，星夜来永安宫听受遗命，言毕即驾崩，享年63岁。刘备患何病而死？《三国演义》的刘备在遗诏中写得很清楚："朕初得疾，但下痢耳；后转生杂病，殆不自济。"原来刘备初起是患痢疾，后又继发其他疾病而亡。

痢疾是一种古老的传染病。东汉著名医学家张仲景在《伤寒杂病论》中，把痢疾与泄泻通称为"下利"（古代"利"同"痢"），《诸病源候论》称其为"痢病"。中医认为，痢疾以腹部疼痛、大便次数增多而量少、里急后重、黏液及脓血样大便为特征。

现代医学把痢疾分为由痢疾杆菌引起的细菌性痢疾和由单细胞原虫溶组织阿米巴引起的阿米巴痢疾。细菌性痢疾发病率高，起病急，流行广泛，为常见的肠道传染病。特别是中毒型菌痢病情十分凶险，患者体温高达40 ℃以上，伴全身严重症状，可迅速发生循环和呼吸衰竭，进入休克。如果没有得到适当治疗而延误，或者机体防御机能减退、营养不良，合并有其他慢性消化道疾病，可以持久不愈，并转为慢性痢疾，即中医所说的"久痢"。痢疾常见并发症有渗出性大关节炎、周围神经炎、结膜炎、腮腺炎、中耳炎、尿路感染、心肌炎等。慢性长期腹泻还会影响营养吸收，而引起维生素缺乏症、贫血、营养不良等。刘备"下痢转杂"，可能就是慢性痢疾的多种并发症。

一、概述

细菌性痢疾简称菌痢，是由痢疾杆菌引起的以发热、腹痛、腹泻、黏液脓血便和便后里急后重感（拉完还想拉）等结肠黏膜炎症为主要表现的肠道传染病。本病起病急，严重者可引发感染性休克和/或中毒性脑病，少数患者病情迁延不愈，发展成为慢性菌痢，可以反复发作。菌痢在我国被列为乙类法定传染病管理。

菌痢被认为是危害大且较难控制的肠道传染病。一是因为痢疾杆菌的型别多，不同痢疾杆菌之间无交叉免疫，而且人体患病后，产生的保护力短暂、不稳定，故造成重复感染或再感染而反复多次发病。二是因为痢疾杆菌易产生耐药性。三是因为人们往往认为拉肚子是小病，所以不及时就医，导致急性痢疾转为慢性。慢性患者不仅自己痛苦，而且是传播痢疾的"流动的传染源"。

二、病原与流行病学

（一）病原

痢疾杆菌是人类菌痢的病原菌，1898年由日本学者志贺首次从痢疾患者的大便中分离获得，因此被命名为志贺菌属。该菌可分为 4 个群：痢疾志贺菌（A 群）、福氏志贺菌（B 群）、鲍氏志贺菌（C 群）和宋内志贺菌（D 群），共计 40 余个血清型，是一个成员繁多的细菌家族。痢疾杆菌的感染剂量低，只需 10~100 个菌就可致病。

痢疾杆菌在外界环境中生存力较强，适宜在 20~40 ℃的温度下生存，37 ℃时生长繁殖最快。水源、土壤、蔬菜、瓜果、各种食品及生活用品上都有它的踪迹，例如其在粪便中可存活 11 天，水中 5~9 天，瓜果、蔬菜及污染物上 1~2 周，低温潮湿处可生存数周。痢疾杆菌具有一定的抗酸性，能通过胃酸屏障进入肠道，侵袭结肠黏膜上皮细胞引起炎症反应，并产生肠毒素和志贺毒素。但该菌对理化因素的抵抗力较弱，对阳光敏感，照射 30 分钟死亡；60 ℃加热 10 分钟或 100 ℃即刻杀灭。该菌对各种化学消毒剂均很敏感，新洁尔灭、漂白粉、过氧乙酸、来苏水均可将其杀灭。

（二）流行病学

1. 传染源

菌痢的传染源是痢疾患者和痢疾杆菌的带菌者。仅有轻微症状、无症状或慢性腹泻的带菌者可通过接触把菌痢传染给别人，如果从事炊事、供水等工作，污染了食物和水源，就可能引起菌痢的暴发流行。

2. 传播途径

主要通过粪-口途径传播，也可经接触传播。痢疾杆菌随患者或带菌者的粪便排出，每克粪便中含菌量可达 1 亿个，再通过污染的手、水、食物、苍蝇等途径进行传播。

痢疾杆菌经手污染生活用品的频率较高，在该病的接触传播中起主要作用。手接触带菌物品如患者用过的碗筷、便盆、衣物，被污染的公共用品等，如果饭前不洗手，就容易把细菌送进自己的肚子。尤其是在卫生习惯较差的儿童中，手的作用更加突出，故菌痢也称为"脏手病"。如果患者的粪便污染了水源，或食用带菌的蔬菜、水果、冰棍、汽水等，特别是可以凉拌、生吃的食品，容易引起菌痢流行。

苍蝇是重要的传播因素。一只苍蝇的体表可以粘有百万个细菌，食用被苍蝇爬过的食品就可能引起菌痢。

通过接触传播的菌痢，多表现为散发；集体食堂食物污染可引起菌痢暴发；而水源污染则易引起大规模暴发流行。例如，某部队训练基地人员因食用外购凉皮，3 天内出现 32 名菌痢患者，发病率 6.81%；浙江一小学因水源污染导致 178 人发病，发病率高达 17%。还有因游泳导致菌痢感染的报道，原因是水质受到粪便污染，游泳者无意中咽下口中的水而受感染发病。

3. 人群易感性

一般人群对痢疾杆菌都易感。儿童发病率最高，其次为中青年。学龄前儿童患病多与其不良卫生习惯有关，中青年患病与其抵抗力降低、接触感染机会多有关。患者感染后虽有一定免疫力但持续时间短暂且不稳定，加上痢疾型别很多，不同型之间无交叉免疫，因此可造成重复感染。

4. 流行特征

菌痢全年都有发生，但以夏秋季节高发。发病率一般从 4、5 月开始逐步上升，7—9 月达到高峰，可能与夏秋季降雨量多、苍蝇密度高及进食生冷瓜果食品的机会多有关。

全球每年痢疾感染人次超过 1.6 亿，主要发生在发展中国家，尤其是经济状况、卫生条件和卫生习惯差的地区易发生流行。痢疾杆菌感染是全球腹泻死亡的第二大原因，是 5 岁以下儿童腹泻死亡的第三大原因。在我国，菌痢的发病率仍显著高于发达国家，但近年来总体呈下降趋势，2021 年全国报告细菌性和阿米巴性痢疾病例合计 50 403 例，死亡 3 例。

三、临床表现、诊断及治疗

（一）临床表现

菌痢的潜伏期为数小时至 7 天，一般为 1~4 天，根据症状不同可分为急性菌痢和慢性菌痢。有些急性菌痢发病凶险，称为中毒性菌痢。

1. 急性菌痢

主要有全身中毒症状与消化道症状。根据症状轻重可以分为四型：

（1）普通型（典型）：起病急，有中度毒血症表现，畏寒，发热达 39 ℃以上，伴头痛、乏力、恶心、呕吐、食欲减退，并出现腹痛、腹泻，里急后重。常先为稀水样便，1~2 天后转为黏液脓血便，每天排便 10 余次至数十次，便量少，失水不显著，有时为脓血便。常伴肠鸣音亢进和左下腹压痛。一般病程为 10~14 天，多数可自行恢复，少数转为慢性。

（2）轻型（非典型）：有轻微全身毒血症状，可无发热或仅低热，腹痛及左下腹压痛均不明显。表现为急性腹泻，每天排便 10 次以内，稀便有黏液但无脓血，里急后重较轻或无，1 周左右可自愈，少数转为慢性。

（3）重型：多见于年老、体弱、营养不良患者。有明显全身中毒症状及肠道症状，病情进展快，急起发热、恶心、呕吐，剧烈腹痛及腹部（尤为左下腹）压痛，里急后重明显，每天腹泻可达 30 次以上，为稀水脓血便，偶尔排出片状假膜，甚至大便失禁。后期可出现严重腹胀及中毒性肠麻痹，常伴呕吐，严重失水可引起外周循环衰竭。部分以中毒性休克为突出表现者，则体温不升，常有酸中毒和水、电解质平衡失调，少数患者可出现心、肾功能不全，易发生休克。

（4）中毒性菌痢：以 2~7 岁儿童为多见，成人偶有发生。起病急骤，全身中毒症状严重，突起畏寒、高热达 40 ℃以上，病势凶险，患者精神萎靡、面色青灰、四肢厥冷、呼吸微弱，反复惊厥、抽搐、嗜睡甚至昏迷，迅速发生循环和呼吸衰竭。临床以严重毒血症状、休克和 / 或中毒性脑病为主，而局部肠道症状反应极轻。开始时可无腹痛及腹泻症状，但发病 24 小时内可出现痢疾样粪便。

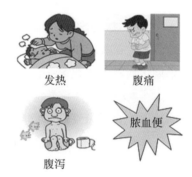

发热　　　腹痛

腹泻　　　脓血便

急性菌痢的典型症状

中毒性菌痢按临床表现可分为休克型（以感染性休克为主要表现）、脑型（也称为呼吸衰竭型，以中枢神经系统症状为主要临床表现）、混合型（兼有上两型的表现，病情最为凶险，病死率高达 90% 左右）。这是由于痢疾杆菌内毒素的作用，并且可能与某些儿童的特异性体质有关。

2. 慢性菌痢

病程超过 2 个月未愈者为慢性菌痢，患者可长期间歇排菌，为重要的传染源。原因可能为：患者营养不良或免疫力低下；急性期没有治疗或治疗不及时、不彻底；感染耐药菌株。主要病理变化为结肠溃疡性病变，溃疡边缘可有息肉形成，溃疡愈合后留有瘢痕，导致肠道狭窄。

慢性菌痢根据临床表现可以分为三型：

（1）慢性隐匿型：患者有急性菌痢史，但无明显临床症状，粪便培养可检出志贺菌，结肠镜检可发现黏膜炎症或溃疡等病变。

（2）慢性迁延型：患者急性菌痢发作后，长期迁延不愈，时轻时重，腹胀或长期腹泻，出现黏液脓血便，可导致营养不良、贫血、乏力等。

（3）急性发作型：有慢性菌痢史，急性期后症状已不明显，间隔一段时间由于受凉、饮食不当等诱因症状再现，但发热等全身毒血症状不明显。

（二）辅助检查

（1）血常规：急性菌痢患者通常白细胞总数增加，以中性粒细胞为主；慢性菌痢常有红细胞、血红蛋白减少等贫血血象。

（2）粪便常规：腹泻，为黏稠的脓血便、黏液便、稀便或水样便。镜检可见大量白细胞或脓细胞（每高倍镜视野平均细胞数 ≥ 15 个），少量红细胞和巨噬细胞。

（3）病原学检查：粪便培养痢疾杆菌阳性即可确诊。为提高细菌培养阳性率，应在使用抗菌药物前采样，标本必须新鲜且取粪便脓血部分及时送检，早期多次送检可提高细菌培养阳性率。

（4）特异性核酸检测：采用核酸检测可直接检测出痢疾杆菌的特异性基因片段，有灵敏度高、特异性强、快速简便等优点，有助于早期诊断。

（5）肠镜检查：急性菌痢患者通过肠镜检查可见肠黏膜弥漫性充血、水肿、有大量渗出液，有浅表溃疡。慢性菌痢患者肠黏膜呈颗粒状，可见溃疡或息肉，可取病变部位分泌物做细菌培养。

（三）诊断

通常根据流行病学史、症状体征及实验室检查结果进行初步诊断，确诊依赖于病原学检查。

（1）疑似病例：具有腹泻，脓血便、黏液便、水样便或稀便，伴有里急后重感，尚未确定由其他原因引起的腹泻者。

（2）临床诊断病例：有不洁饮食或与菌痢患者接触史，出现腹泻、腹痛、里急后重、发热、脓血便等任何一种临床症状，且粪便常规检查符合诊断条件，并排除由其他原因引起的腹泻者。

（3）确诊病例：符合临床诊断病例条件，且病原学检查阳性者。

（四）鉴别诊断

菌痢应与多种腹泻性疾病相鉴别。

（1）中毒性菌痢应与夏秋季急性中枢神经系统感染或其他病因所致的感

染性休克相鉴别。中毒性菌痢的休克型应与其他细菌引起的感染性休克相鉴别；脑型应与夏秋季多发的流行性乙型脑炎鉴别。

（2）急性菌痢须与急性阿米巴痢疾、细菌性胃肠型食物中毒、其他病原菌引起的急性肠道感染以及急性肠套叠、急性坏死性出血性小肠炎等疾病相鉴别。

（3）慢性菌痢须与结肠癌、直肠癌、慢性非特异性溃疡性结肠炎以及慢性血吸虫病等相鉴别，确诊依赖于特异性病原学检查、病理检查和结肠镜。

（五）治疗

1. 急性菌痢

以敏感抗生素治疗为主，辅以饮食支持和对症治疗。

（1）一般治疗：消化道隔离至临床症状消失且粪便培养连续 2 次阴性。毒血症状重者必须卧床休息，给予流质或半流质饮食，忌食生冷、油腻和刺激性食物。

（2）抗菌治疗：随着抗菌药物的普及，近年来痢疾杆菌的耐药率逐年增加，甚至出现多重耐药现象，故应根据当地流行菌株的药敏试验或患者大便培养的药敏结果来选择敏感抗生素。抗生素治疗疗程一般为 3~5 天。首选为喹诺酮类药物，如环丙沙星或诺氟沙星，但儿童、孕妇及哺乳期妇女如非必要不宜使用；也可使用 WHO 推荐的其他二线用药，如头孢曲松、匹美西林和阿奇霉素等。

（3）对症治疗：发热超过 38.5 ℃的，可以用冰袋降温或者用一些退热药物。腹痛剧烈时可用热水袋放在肚子上做热敷，也可给予阿托品。只要有水和电解质丢失，无论有无脱水表现，均应口服补液盐，严重脱水或者有反复呕吐不能由口摄入时，可采取静脉补液。对毒血症状严重者，可给予小剂量糖皮质激素。

（4）保护消化道黏膜：蒙脱石散可以覆盖消化道黏膜，并通过与黏液糖蛋白相互结合，修复、提高肠黏膜的防御功能。该药还可固定、抑制消化道内的病毒、病菌及其产生的毒素，并一起排出体外。

2. 中毒性菌痢

病情凶险，应采取综合急救措施，力争早期治疗。除有效的抗菌治疗外，采取控制高热与惊厥、防治脑水肿、治疗呼吸衰竭和循环衰竭等综合措施抢救治疗。

3. 慢性菌痢

由于慢性菌痢病因复杂，可采用全身治疗与局部治疗相结合的原则。

（1）一般治疗：注意生活规律，鼓励正常进食，要求饮食高热量、高蛋白、低乳糖、低渗透压，忌食生冷、油腻及刺激性食物，适量补充维生素 A 及叶酸。

（2）抗菌治疗：根据药敏试验或选用过去未曾用过的有效药物，通常联用 2 种不同类型的抗菌药物，疗程须适当延长，必要时可给予多个疗程治疗。使用抗菌药物后，对菌群失调引起的慢性腹泻可给予微生态制剂治疗。

（3）对症治疗：口服肠黏膜保护剂蒙脱石散及微生态调节剂培菲康（双歧杆菌三联活菌制剂）。对有肠道功能紊乱者可采用镇静或解痉药物。

四、预防控制措施

菌痢的防控原则是以切断传播途径为主，同时加强对传染源管理的综合性防治措施。

（一）控制传染源

（1）隔离患者：急性菌痢患者应按消化道传染病隔离和彻底治疗，直至临床症状消失，停药后粪便培养连续 2 次阴性。基层医院不具备细菌培养条件者，经正规治疗，待症状消失、大便正常 1 周后可解除隔离。慢性患者和带菌者应定期进行访视管理，并给予彻底的抗菌治疗，待粪便培养连续 2 次（每次间隔 1 周）均为阴性，方可解除访视管理。

（2）治疗患者：不仅治疗急性和慢性患者，对带菌者也应积极治疗。

（3）消毒杀菌：患者用过的餐具进行煮沸消毒，一般煮 15 分钟以上；被褥和衣服要在阳光下暴晒；粪便可在容器内加入粪便量 1/5 的漂白粉或 2 倍量的 10% 漂白粉乳液，搅拌均匀后放置 1~2 小时才可倒入粪池中。

（4）定期体检：对炊管、餐饮服务、托幼机构等重点行业的从业人员要定期体检，一旦发现患者和带菌者，要立即安排其离岗并彻底治疗。新参加工作和临时参加工作的重点行业人员必须进行健康检查，取得健康证明后方可上岗。

（二）切断传播途径

菌痢属消化道传染病，防止"病从口入"是关键。

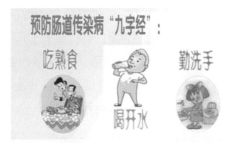

预防肠道传染病"九字经"

（1）吃熟食、喝开水。不喝生水，不吃凉拌菜，生吃瓜果要洗净，剩菜剩饭要热透，变质食物坚决不食用。预防肠道传染病的"九字经"即为"吃熟食、喝开水、勤洗手"。

（2）勤洗手。饭前便后要洗手；外出归来要洗手；使用或触摸公共物品（公用电话、电脑、图书、公交车把手、电梯按钮等）后要洗手；接触患者、护理患者更要洗手。

（3）搞好环境卫生，管理水源、粪便和饮食，消灭苍蝇。

（三）健康生活方式，增强抗病能力

夏季炎热，气温高，出汗多，人易于疲乏，所以一定要保证良好的睡眠、充足的饮水。暴饮暴食或者大量吃冷饮都会损伤胃肠道功能。提倡健康饮食，反对暴饮暴食，使机体和消化道始终保持良好的状态，有利于抵御疾病。

（四）疫苗接种

我国目前的痢疾疫苗全称为口服福氏、宋内痢疾双价活疫苗，可使人体获得对这两种型别痢疾杆菌的免疫力，保护率可达80%左右，但对其他型别菌痢的流行可能无保护作用，并且免疫期只维持6~12个月，以后可发生二次感染。普通人群无须常规接种，但对疫区居民和新入疫区的工作人员建议口服活菌苗预防。

五、知识问答

1.菌痢有哪些传播途径？

① 食物型传播：痢疾杆菌在蔬菜瓜果中可生存1~2周，所以食用生冷食物及不洁瓜果可引起菌痢发生，手上带菌的厨师和用被痢疾杆菌污染的食品做凉菜常引起菌痢暴发；② 水型传播：若患者与带菌者的粪便处理不当，被

痢疾杆菌污染的水未经消毒饮用，可引起菌痢暴发流行；③ 日常生活接触型传播：主要由手触摸被污染的日常物品如桌椅、门把手、玩具等，然后被污染带菌的手马上抓食品吃或吸吮手指而传播；④苍蝇传播：苍蝇有粪、食兼食的习性，极易造成食物污染，是菌痢传播的重要媒介。

2. 得了菌痢后可以治愈吗？通常如何治疗？

急性菌痢如果得到敏感抗菌药物治疗，可以很快痊愈，预后良好；慢性菌痢常迁延不愈；中毒性菌痢则来势凶猛，须积极救治。

急性菌痢除对症治疗外，敏感抗菌药的选择非常重要，首选抗菌药物为喹诺酮类药物，如环丙沙星或诺氟沙星；慢性菌痢治疗要根据药敏试验或选用过去未曾用过的抗菌药物，疗程须适当延长，并根据患者情况调整肠道功能；中毒性菌痢给予抗菌治疗，并针对危象及时采用综合措施抢救治疗。

3. 如何预防菌痢？

菌痢是消化道传染病，养成良好个人卫生习惯，切实避免"病从口入"是关键。平时做到勤洗手、不喝生水、不吃生冷和不洁食物，消灭苍蝇。食物在冰箱中储藏时间不宜过长，剩菜剩饭必须放入锅中完全加热以杀死其中的细菌。对炊管、餐饮服务人员要定期体检，一旦发现患病人员和带菌者，要立即安排其离岗并彻底治疗。

第十章　伤寒与副伤寒
—— 小心身边的"伤寒玛丽"

我们经常被教育"饭前便后要洗手"，防止把细菌带入口中、吃到肚子里，即"菌从手来，病从口入"。这些基本卫生常识不是人类天生就有的，而是经过了许多次惨重教训后才得出的。

这是一个发生在美国20世纪早期关于伤寒传染病的故事，主人公是美国历史上最出名的"零号感染者""最恐怖的毒王"——伤寒玛丽，也是在美国发现的第一例无症状感染者，其前后感染了数百人，并造成50人死亡。

玛丽是当时纽约及长岛地区非常有名的外籍厨师，厨艺高超，尤其是她手工制作的水蜜桃冰淇淋更是让人垂涎不已。无数富商和社会各界名流，都争相推荐介绍玛丽的厨艺。可是玛丽发现自己非常倒霉，每到一个地方工作一段时间后，那里就会暴发伤寒疫情，没有办法的她只能选择逃离那里，换个地方重新开始工作，因为伤寒在当时是一种非常恐怖的传染病，致死率最高可以达到10%以上。

1906年夏天，纽约银行家华伦带着全家去长岛消夏，雇佣玛丽做厨师。不久，他们家11个人就有6个人相继染上伤寒。卫生专家索柏被聘请来调查此事，他发现玛丽此前换了多次工作，原因都是其工作地点暴发了伤寒疫情。这种情况对于玛丽自己来讲，一直被认为是运气不佳，可索柏却不那么认为，毕竟世上很难有这么巧合的事情。索柏通过对纽约当时所有身患伤寒的人进行检索和调查，发现包括华伦一家在内的20多个伤寒患者都吃过玛丽制作的手工版水蜜桃冰淇淋。索柏凭借多年来敏锐的直觉，认为玛丽很有可能就是一个无症状的伤寒病菌携带者，甚至很有可能就是那个"零号感染者"。

当时的人们，对于"健康带菌者"，也就是"无症状带菌者"这个概念完全不了解，人们根本不相信一个健康的人会携带伤寒杆菌。玛丽身体强壮，看起来非常健康，她认为自己不但从未得过伤寒，甚至都很少生病，自然与伤寒没有关系。美国卫生部门只能强行将玛丽带去检查，专门出动了5名警察和1辆救护车，这才把玛丽抬到了医院。经过一系列化验，医生很快在玛丽的粪便中发现大量活性伤寒杆菌，同时也惊奇地发现，玛丽的胆囊中竟然充满了活性伤寒杆菌。据玛丽自己交代，她从小到大都有一个极不卫生的习惯，就是在上完厕所后从来不洗手。她经常是从厕所出来后，就直接回到厨房继续做饭，甚至在制作沙拉等菜品时，也会直接使用没有洗过的手进行搅拌。这也正是玛丽走到哪里，哪里就会暴发伤寒疫情的原因。随后玛丽就被当地卫生部门强制送到纽约附近的北兄弟岛上进行隔离。

1910年2月，当地卫生部门与玛丽达成和解，解除对她的隔离，条件是玛丽同意不再做厨师。然而5年后，纽约一家妇产医院暴发了伤寒，25人被感染，2人死亡。经验丰富的索柏又被请出来参加调查，他在接到任务后，心中有一种不好的预感，但是当他看了这家医院的所有关系人名单后，并没有找到玛丽的名字。不过，认真的索柏并没有单纯依靠名单，而是开始无死角的实地走访调查，很快就在这家医院的厨房中找到了已经改名为"布朗夫人"的玛丽。看到玛丽的那一刹那，索柏就明白了一切。玛丽最终被判处终生隔离在北兄弟岛上。医生对隔离中的玛丽使用了可以治疗伤寒的所有药物，但伤寒杆菌仍一直顽强地存在于她的体内，直至她在1938年离世。

"伤寒玛丽"这一事件也使得人们第一次认识到"健康带菌者"作为传染源的重要性。

一、概述

伤寒是由伤寒杆菌入侵消化道引起的急性肠道传染病，主要表现为发热、脉搏缓慢、玫瑰皮疹、白细胞减少、肝脾肿大、神经和消化系统中毒症状，严重时可出现肠出血和肠穿孔等并发症。副伤寒有甲、乙、丙型3种，分别由副伤寒甲、乙、丙型杆菌引起，其主要症状、诊断、治疗和预防与伤寒大致相同，但副伤寒的临床表现相对较轻、病程较短、病死率较低。

人类历史上曾发生过多次伤寒与副伤寒的世界性大流行。1899年布尔战争期间，士兵中死于伤寒的人数是因战伤而死亡的5倍。到了第一次世界大战时，由于伤寒疫苗已被广泛使用，因此死于伤寒的士兵只有大约100人。尽管20世纪以来全球范围内伤寒和副伤寒的发病率有明显下降，但在亚洲、非洲饮水条件较差的地区该病仍属于严重的公共卫生问题，依然是主要肠道传染病之一，严重危害人民身体健康。

二、病原与流行病学

（一）病原

伤寒沙门菌，又称伤寒杆菌，属沙门菌属，革兰氏染色阴性，呈短杆状。伤寒沙门菌于普通培养基中即可生长，但于含胆汁的培养基中则生长较好。伤寒沙门菌不产生外毒素，细菌体裂解释放的内毒素在发病机制中起着重要的作用。

伤寒沙门菌在水中可生存2~3周，在粪便中能存活1~2个月，在牛奶中不仅可以生存，还能够进行繁殖。伤寒沙门菌能耐低温，在冰冻环境中可持续存活数月，但对光、热、干燥及消毒剂较为敏感，日照数小时、60 ℃加热30分钟、煮沸可将其杀灭，在3% 石炭酸中5分钟可被杀死，消毒饮水余氯达0.2~0.4毫克/升时迅速死亡。

（二）流行病学

1. 传染源

患者及带菌者是该病传染源。患者全病程均有传染性，以病程第2~4周传染性最大，排菌量最多。由于慢性带菌者在恢复期排菌可超过3个月，极少数患者还可以成为长期或终身的无症状带菌者，因此成为该病持续流行的重要传染源。

2. 传播途径

传播途径主要为粪-口传播。病菌随患者或带菌者的粪便排出，如污染水和食物可造成暴发流行，如经手及苍蝇、蟑螂等间接污染水和食物则多为散发。副伤寒以食物传播较为常见，因为副伤寒杆菌可在食物中存活较长时间。

3. 易感人群

人群普遍易感，感染后可获得持久性免疫力，痊愈后再次患病者极少。但伤寒与副伤寒之间无交叉免疫。

4. 流行特征

本病终年可见，发病高峰在夏秋季。患者以儿童和青壮年居多，近年来儿童及幼儿发病有相对增多的趋势。我国成人的副伤寒以甲型为主，儿童则易患副伤寒乙型。

伤寒与副伤寒遍布于世界各地，地区发病呈不均衡性，热带及亚热带地区较多，在不重视饮食卫生的地区易发生流行。发达国家主要以国际旅游感染为主，而发展中国家常因水源污染引起暴发流行。我国过去为伤寒多发区，以水型为主，食物型暴发亦有发生。伤寒的发病率在我国呈下降趋势，2021年全国共报告伤寒和副伤寒病例 7 244 例，无死亡病例。

三、主要临床表现、诊断及治疗

（一）临床表现

伤寒的潜伏期长短与感染量以及患者机体的免疫状态有关，波动在 3～60 天，通常为 7～14 天。而副伤寒的潜伏期相对较短，其中甲、乙型副伤寒通常为 6～10 天，丙型副伤寒多为 1～3 天。伤寒患者可合并肠出血、肠穿孔、肺炎、心肌炎，还可并发溶血性尿毒症综合征、心包炎、脾或肝脓肿、骨髓炎、肾盂肾炎、肾脓肿、脑膜炎等，若治疗抢救不及时，将威胁患者生命。

1. 典型伤寒

典型伤寒的自然病程大约经历 5 周，可分为以下 4 期。

（1）初期：相当于病程第 1 周，起病缓慢，体温呈阶梯形上升，3～7 天内可达 39～40 ℃，发热前有畏寒而少寒战。常伴有全身不适、食欲不振、咽痛与咳嗽等，部分患者出现便秘或腹泻，病情逐渐加重。

（2）极期：相当于病程第2~3周，开始出现伤寒特有的临床症状，有助于临床诊断。

① 高热持续不退：多呈稽留热型，体温高热一般持续10~14天，免疫功能低下者可长达1~2个月。近年来，由于早期不规律使用抗生素或激素，使得弛张热及不规则热型增多。

② 神经系统中毒症状：患者表情淡漠、反应迟钝、耳鸣、听力减退，严重者可有谵妄、抓空、昏迷，儿童可出现抽搐。合并虚性脑膜炎时，可出现脑膜刺激征。

③ 玫瑰疹：病程第1周末，约半数患者在胸腹部皮肤会出现淡红色丘疹（玫瑰疹），也可见于背部或四肢，直径2~4毫米，压之褪色，散在分布，量少，一般仅数个至十几个，分批出现，多在2~4天内消退。也常见水晶形汗疹（或称白痱），多发生于出汗较多者。

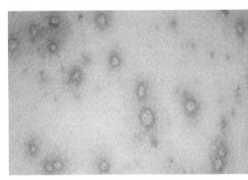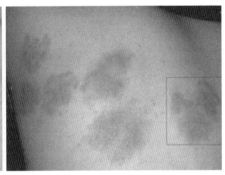

伤寒玫瑰疹

④ 相对缓脉：本病的临床特征之一，有20%~73%的患者体温高而脉率相对缓慢，部分患者尚可出现重脉（在桡动脉触诊时，1个波动周期出现2次搏动的现象）。但并发中毒性心肌炎时，相对缓脉不明显。

⑤ 肝脾肿大：半数以上患者于起病1周前后脾脏肿大，质软；部分患者肝脏亦肿大，且可伴谷丙转氨酶（ALT）升高，个别患者出现黄疸。

⑥ 消化系统症状：食欲不振较前更为明显，出现腹胀、腹部不适、右下腹压痛等，多数患者有便秘，少数以腹泻为主，多为水样便。

（3）缓解期：病程第3~4周体温开始波动并下降，各种症状逐渐减轻，食欲逐渐好转，脾肿大开始回缩。但本期内仍处于小肠溃疡期，有发生肠出血及肠穿孔的危险，需要特别提高警惕。

（4）恢复期：从病程第 5 周开始，体温恢复正常，症状体征消失，食欲逐渐好转，但体质虚弱，通常在 1 个月左右康复。

2. 非典型伤寒

出于目前使用抗菌药物等原因，除典型伤寒外，临床还可见到轻型、暴发型、迁延型、逍遥型及顿挫型等其他类型的伤寒。

（1）轻型：患者一般症状较轻，体温多在 38 ℃左右，病程短，1~2 周即可痊愈。

（2）暴发型：起病急，中毒症状重，患者可出现超高热或体温不升，血压降低，出现中毒性心肌炎、肠麻痹、休克与出血倾向等。

（3）迁延型：起病与典型伤寒相似，但由于人体免疫功能低下，发热持续不退，可达 5 周以上。

（4）逍遥型：起病时毒血症症状较轻微，患者可照常工作。部分患者会因突然出现肠出血或肠穿孔就医而被发现。

（5）顿挫型：起病较急，开始症状典型，但病程极短，1 周左右发热等症状可迅速消退而痊愈。

3. 伤寒的再燃与复发

（1）再燃：指伤寒患者进入缓解期，体温波动下降，但尚未达到正常时热度再次升高，持续 5~7 天后退热，无固定症状。

（2）复发：患者进入恢复期退热 1~3 周后，发热等临床表现又重新出现，但症状较初发更轻，病程较短（1~3 周）。

4. 副伤寒

副伤寒的临床表现与伤寒大致相同，但起病常有腹痛、腹泻、呕吐等急性胃肠炎症状，2~3 天后减轻，随后体温升高，出现伤寒样症状。体温波动较大，稽留热少见，热程相对较短，甲型副伤寒持续约 3 周，乙型副伤寒持续约 2 周。皮疹出现较早，较伤寒皮疹颜色深、量多，可遍及全身。此外，副伤寒很少出现肠穿孔、肠出血等并发症，病死率较低，但复发率比较高。

（二）辅助检查

1. 血常规

检查可见白细胞总数正常或偏低，中性粒细胞减少，病程期和复发时嗜酸性粒细胞减少或消失，其计数值对诊断和评估病情有重要参考意义。

2.细菌学检查

从患者的血、骨髓、粪便或尿液的任何一份样本中分离得到伤寒杆菌或副伤寒杆菌即可确诊。此外，玫瑰疹的刮取物或活检切片也可获阳性培养。

3.血清学检查

伤寒血清凝集试验（肥达反应）也广泛应用于伤寒和副伤寒的实验室检查。"O"抗体凝集效价≥1∶80、"H"抗体凝集效价≥1∶160、恢复期效价增高4倍以上者可诊断为伤寒，但因该试验的影响因素较多，故仅作为辅助诊断。

（三）诊断

应综合流行病学资料、临床表现和实验室检查结果作出判断。

1.病例定义

（1）带菌者：无任何临床表现，但可从粪便中分离得到伤寒沙门菌或副伤寒沙门菌。

（2）疑似病例：不明原因持续发热患者具有流行病学史（病前30天内曾到过伤寒、副伤寒流行区，或有伤寒、副伤寒患者密切接触史，或有喝生水等不良卫生习惯），或者具有特征性临床症状（如表情呆滞、相对缓脉、皮肤玫瑰疹、肝脾肿大）。

（3）临床诊断病例：疑似病例嗜酸性粒细胞减少或消失、白细胞总数正常或偏低，或者疑似病例肥达反应阳性。

（4）确诊病例：疑似病例恢复期血清特异性抗体效价高于急性期4倍以上，或者从临床样本中分离得到伤寒沙门菌或副伤寒沙门菌。

2.鉴别诊断

在未出现特征性临床症状的病程第1周，伤寒和副伤寒需要与病毒性上呼吸道感染、细菌性痢疾和疟疾等急性发热性疾病相鉴别；病程1~2周后须与一些持续发热性疾病如斑疹伤寒、结核病、革兰氏阴性杆菌败血症等相鉴别。

伤寒的鉴别诊断

疾病	与伤寒的共同点	与伤寒的不同点
斑疹伤寒	发热、皮疹	病原为立克次体，虱咬传播，脉搏快，外斐反应阳性
结核病	热程长	病原为结核分枝杆菌，可有盗汗、脉搏快，结核菌素试验阳性
败血症	持续高热、表情淡漠、皮疹、白细胞减少	皮疹为瘀点，临床上可有弥散性血管内凝血、休克等表现，血培养可鉴别
其他沙门氏菌感染	发热、腹泻	血清特异性抗体不同，血培养/粪便培养分离出病原菌不同
恶性组织细胞病	热程长，可有白细胞减少、肝脾肿大	血常规多为全细胞减少，骨髓涂片和淋巴结活检有助于鉴别

（四）治疗

伤寒和副伤寒的治疗方法相同。患者一旦确诊，应当按消化道传染病隔离住院治疗。

1. 对症支持治疗

发热期患者必须卧床休息，应给予高热量、高营养、易消化的饮食，少量多餐。退热后可轻度活动，逐渐进食稀饭、软饭，忌食坚硬多渣食物，以免诱发肠出血和肠穿孔，退热2周后可恢复正常饮食。鼓励患者多补充水分，以利毒素排泄。因病重无法进食的患者可用5%葡萄糖生理盐水静脉滴注。应注意预防肠出血、肠穿孔等并发症，一旦发生需要及时进行相应的手术治疗。

2. 抗菌治疗

抗菌治疗是本病重要且有效的治疗方式。由于不同患者个体差异大，应在医生指导下结合个人情况选择最合适的抗菌药物，首选药物为第三代喹诺酮类药物如氧氟沙星、环丙沙星等，而头孢菌素类药物或氨苄西林常用于耐药菌株伤寒的治疗以及儿童、孕妇伤寒的治疗。

大多数患者经治疗后可完全康复。大约2%~5%的病例未经彻底治疗或症状很轻而"未药自愈"，但病原菌没有彻底从体内清除，会长期藏在人的胆囊内，使其成为慢性带菌者。这些慢性带菌者长期从大便中排出细菌而成为传染源。因此，感染伤寒和副伤寒后要进行彻底的治疗，抗菌药物一直要使用到粪便培养 2 次阴性后才能停用。

四、预防控制措施

（一）控制传染源

发现患者或带菌者应立即隔离治疗，临床症状消失后，每隔 5~7 天送粪便进行伤寒沙门氏菌的培养，连续两次阴性才可解除隔离，或者隔离到患者临床症状消失后的 15 天。其间，对患者或带菌者排出的粪便、呕吐物及分泌物等应先加入相当于排泄物 1/5 量的漂白粉或 1/2 量的生石灰，或 2 倍量的 10%~20% 的漂白粉乳状液、氯胺进行消毒，方可倒入厕所；患者或带菌者用过的器具、宿舍及周围环境必须进行终末消毒。

对带菌者应早期发现，严格登记，认真处理。对托儿所、食堂、饮食行业、自来水厂、牛奶厂等工作人员以及伤寒恢复期患者均应做定期检查（血清凝集试验、粪便培养等），如发现带菌者，应立即调离工作岗位，并给予彻底治疗。

对密切接触者应进行检疫，对发热疑似患者应及早隔离观察，医学观察 15 天。

（二）切断传播途径

这是预防和降低伤寒与副伤寒发病率的关键性措施。应制定相关制度（如个人卫生、环境卫生、厕所卫生、粪便和垃圾的卫生管理、食品加工和原料存贮卫生、水源卫生等）并严格落实，经常开展群众性爱国卫生运动，做好卫生宣传工作，搞好"三管一灭"（粪便管理、水源管理、饮食卫生管理和消灭苍蝇）。加强集体场所环境的监测，特别是对水源进行定期监测，如怀疑水源受到污染，应立即按每升水 8~10 克加入漂白粉消毒。

（三）个人防护

对个人而言，要培养良好的卫生习惯，坚持饭前便后洗手，不饮生水、不吃不洁食物、不生吃海产品等；平时加强健康常识学习，提高自身防病知识和技能；加强身体锻炼，注意营养均衡，增强自身抵抗力。

（四）疫苗接种

在流行季节或流行期间，可组织群众进行疫苗接种预防。目前国内应用的伤寒、副伤寒甲、乙三联菌苗对伤寒的保护率达 70%~85%，近年来还有用伤寒杆菌 Ty21a 变异株制成的口服活菌苗，保护率可达 96%。可根据个人情况选用。

五、知识问答

1. 伤寒、副伤寒有什么特点？

伤寒、副伤寒的传染源为患者及带菌者。全病程均有传染性，以病程第 2~4 周传染性最大。少数患者可成为长期或终身带菌者，是近年来我国伤寒持续散发的主要原因。

病菌随患者或带菌者的粪便排出后污染水和食物，或经手及苍蝇、蟑螂等间接污染水和食物而传播。水源污染是本病传播的重要途径，常造成本病流行。

人感染伤寒后的主要临床表现为持续性发热、相对缓脉、神经和消化系统中毒症状、脾肿大、玫瑰疹和白细胞减少等，严重者可出现肠出血、肠穿孔等并发症。副伤寒症状与伤寒相似，但一般较伤寒更轻。

2. 如何预防伤寒、副伤寒？

预防措施主要是把好"病从口入"关，要切实搞好"三管一灭"（管水、管粪、管饮食、灭苍蝇），坚持"勤洗手、喝开水、吃熟食"九字方针。

（1）加强消化道传染病防治知识的宣传教育，提高广大群众卫生知识知晓率，增强自我保护意识与能力。

（2）搞好环境卫生。清理粪便、垃圾、污水，消灭苍蝇孳生地，保护水源不受污染。

（3）加强饮食卫生安全管理。集体食堂要严格执行各项卫生管理制度，食品原料采购、加工、储存、销售符合卫生标准，从业人员定期体检，持证上岗。

（4）注意个人卫生。做到饭前便后洗手，不饮生水，不吃腐败、变质食品，生吃蔬菜、水果要洗净，剩饭、剩菜、海产品等要烧熟煮透，不到无证摊贩或卫生条件差的地方就餐。

（5）食堂和寝室要保持通风，定期进行清毒。

（6）有明显不适或持续性发热者，应到正规医疗机构就诊，做到早发现、早隔离、早治疗。

3.家人得了伤寒、副伤寒该怎么办?

如果家里出现了伤寒、副伤寒患者,建议做到以下几点:

(1)确诊的伤寒、副伤寒患者要及时到医院接受隔离及正规治疗,待症状消失且粪便培养2次阴性后,才能出院。住院期间不要外出活动,家人及朋友、亲属减少探视,以免传染。

(2)在家隔离的患者最好单独住或分床住,不要到处乱跑,尽量减少和健康人的接触。患者用的餐具、便桶、洗涤卫生用品等和健康人的分开,并采用煮沸或消毒灵、漂白粉等含氯消毒剂浸泡、洗擦等方式随时进行消毒,防止交叉传染。

(3)家庭成员、陪护人员及其他密切接触者可使用环丙沙星或氨苄西林等药物预防服药3~5天,儿童应在医生指导下进行预防服药。

第十一章 甲型肝炎和戊型肝炎
—— 攻击肝脏的"肠道恶魔"

美国南北战争的资料中第一次记载了军队中的黄疸流行,称其为"军营黄疸",斯马特医生记录了美国联邦军中发生的7万多例黄疸病例,这些病例的临床表现和流行情况均符合现在的甲型肝炎(简称甲肝)的特点。

1988年我国上海突然遭遇了一场甲肝大流行。1月19日上海通报确诊甲肝134人,此后患者人数呈指数级攀升,月底时每天新增的甲肝患者上升到约1万例。越来越多的患者涌向医院,几乎上海所有的医院都人满为患,这些患者大多数都有着相同症状:发热、呕吐、浑身无力,还有少数人脸色发黄。当时的医生回忆起这段日子,依旧心有余悸,"有的人排队排到一半晕过去了,没有力气排队,看到他们晕过去我们就把他抬进来,真的很可怕,真是排山倒海"。从1月19日至3月18日的2个月内,上海甲肝累计发病数为29万多例,实际感染人数大致为发病数的4倍多,意味着当时上海至少有120万人被甲肝感染。一时间社会上谈"甲肝色变",各种各样小道消息四处流传。而急剧上涨的感染人数,又给医疗资源带来了巨大的压力。甚至当时上海人外出,都会遭受不同程度的歧视,各地旅店不愿意接待上海客人,上海的产品被丢到垃圾堆。以至于当时专家不得不出来解释:"不是每个上海人都带有甲肝病毒。"从上海甲肝流行到 2020 年初武汉暴发新冠疫情，都出现了疫情中的地域歧视，历史总是惊人的相似！

造成上海甲肝流行的源头竟然是小小的毛蚶（一种小型贝类），流行病学调查发现当时 85% 的患者都吃过毛蚶。上海人大多爱吃毛蚶，春节期间毛蚶更是餐桌上常见的一道菜品。毛蚶样本送检测出有甲肝病毒，且感染比例非常高。大量病毒聚集在毛蚶体内，并可在其体内存活 3 个月之久。当时上海人吃毛蚶的方法很简单，用开水烫一下就吃，实际上这时候毛蚶体内的甲肝病毒没有被完全杀死，病毒也就以这样的方式进入人的体内。再加上当时卫生条件有限，上海部分地区人口密集，居民大多共用水龙头，交叉感染的概率大大增加，这也导致了病毒在人群之中快速传播。

一、概述

甲肝和戊型肝炎（简称戊肝）都是以肝脏病变为主的全身性急性传染病。它们虽然由不同的病原（甲肝病毒、戊肝病毒）引起，但传播途径相同，都是经由消化道传播；临床表现也相似，表现为乏力，以及食欲不振、厌油、恶心、呕吐等消化道症状，肝肿大及肝功能异常，部分患者还有黄疸。甲肝和戊肝的主要表现为急性肝炎，无症状感染者也较为常见。甲肝和戊肝都可治愈，一般不发展为慢性肝炎。

甲肝目前属偶发疾病，在世界各地均有流行，卫生条件差的发展中国家发病率较高。戊肝在我国呈高度地方性流行，每年报告的戊肝病例为 2 万 ~3 万例，近年来散发病例及总体发病率有上升趋势，冬春季是发病小高峰。

二、病原与流行病学

（一）病原

甲肝的病原是甲肝病毒，只有一个血清型，因此世界各地的甲肝血清诊断试剂和甲肝疫苗是通用的。甲肝病毒对外界的抵抗力较强，在低温下可以存活多年，在土壤、水等环境中可长期存活，达数月之久，在食物内也可存活数天，因此容易通过水和食物传播。甲肝病毒耐酸、耐碱、耐乙醚、耐热，60 ℃ 4 小时不能完全灭活，须 100 ℃ 5 分钟才可灭活，故常用煮沸法进行消毒；对紫外线敏感，照射 1~5 分钟可灭活。对含氯及环氧乙烷等消毒剂敏感，饮用水受到污染或疑似污染时，余氯浓度应保持在每升 1 毫克以上。

戊肝的病原是戊肝病毒。戊肝病毒可分为正戊型肝炎病毒和鱼戊型肝炎病毒，不仅感染人，还可以感染动物，如猪、羊、鼠等，因此戊肝又被定义为人兽共患病。戊肝病毒对外界抵抗力不强，加热灭活病毒比较容易，但是在外环境中特别是碱性环境中比较稳定。

（二）流行病学

1. 传染源

急性患者和亚临床感染者为甲肝和戊肝的主要传染源。一般在发病前 1 周和发病后 1~2 周传染性最强。病毒随粪便排出最多，也存在于胆汁、血液、唾液中。猪、羊、鼠等动物也是戊肝的重要传染源。

2. 传播途径

甲肝和戊肝都以粪-口传播为主。粪-口传播是指带有病毒的粪便污染水、食物、手、玩具等，然后经口摄入进入消化道而引起感染。

一般来讲，与患者密切接触，通过污染的手或玩具等摄入病毒，可引起散发；如果病毒污染水源和食物就会引起不同程度的暴发。例如，1988 年上海甲肝暴发流行就是由食用被甲肝病毒污染的毛蚶引起的，20 世纪 80 年代新疆近 12 万人感染戊肝则主要是由水源污染引起的。

3. 易感人群

甲肝：没有患过甲肝和未接种过甲肝疫苗的人普遍易感，感染后可获得持久免疫力。

戊肝：人群普遍易感。患过戊肝的人，虽有免疫力，但不持久。

甲肝和戊肝之间没有交叉免疫，得过甲肝的人依然有可能感染戊肝。与其他不同种类肝炎之间也无交叉免疫。

4. 流行特征

我国是甲肝和戊肝发病率都较高的国家之一。冬春季节常是甲肝、戊肝发病的高峰期，近年来由于甲肝疫苗的使用，甲肝发病率逐年下降。戊肝以散发病例为主，偶有食源性小暴发。

三、临床表现、诊断及治疗

（一）临床表现

甲肝潜伏期为 15~45 天，平均为 30 天。戊肝潜伏期为 14~70 天，平均为 40 天。

甲肝和戊肝都是急性感染，临床表现相似。无明显症状的称亚临床感染，有症状的为急性肝炎，有黄疸的为急性黄疸型肝炎，没有黄疸的则为急性无黄疸型肝炎。少数患者可表现为急性淤胆型肝炎，偶可引起急性肝衰竭，即重型肝炎。

1. 急性黄疸型肝炎

（1）黄疸前期：从发病到黄疸出现前称为黄疸前期。起病急，常有畏寒、发热、头痛，随后出现乏力、食欲减退、厌油、恶心、呕吐、上腹部不适等，检查有肝脏肿大、肝区压痛及叩击痛。此期持续数日至 2 周，平均 3～4 天。

（2）黄疸期：大约发病后 1 周，发热消退，出现黄疸。黄疸的表现是：尿黄，巩膜（眼球白色部分）黄，皮肤黄，皮肤瘙痒，大便颜色变浅或呈陶土色。1～2 周内黄疸达到高峰，肝脾肿大，实验室检查血清黄疸指标和转氨酶明显升高。此期持续 2～6 周。

（3）恢复期：黄疸消退，症状消失，肝功能恢复正常，持续 2 周～4 个月。

2. 急性无黄疸型肝炎

病情较轻，发热或不发热，不出现黄疸，主要表现为乏力、食欲差、厌油、恶心等消化道症状。血清转氨酶升高。

3. 预后

甲肝和戊肝的整个病程一般在 1～6 个月，预后良好，但也有少数免疫受抑制的戊肝患者病情超过 6 个月，成为慢性肝炎。相比较而言，戊肝症状比甲肝重，甲肝少有发展至重型肝炎的，而有少数戊肝患者可进展至肝衰竭，特别是孕期妇女感染戊肝后，有一定病死率。感染甲肝后患者可获得终身免疫，感染戊肝后患者虽有免疫产生，但不稳定、不持久，有可能再次感染。

（二）辅助检查

1. 肝功能检查

急性肝炎患者丙氨酸氨基转移酶（ALT）与天冬氨酸氨基转移酶（AST）均显著升高，AST/ALT 比值常小于 1，黄疸型胆红素（TBIL）升高。

2. 抗体检测

抗体检测包括甲肝抗体（抗-HAV）检测和戊肝抗体（抗-HEV）检测。一般使用酶联免疫吸附法（ELISA）进行检测。抗体 IgM 阳性可明确诊断，连续 2 次血清抗体 IgG 4 倍及以上增高也可以提示近期感染。

3. 血清/粪便中核酸检测

如果患者肝炎症状明显需要确认病原体，或者症状不明显需要确诊时，可以进行血清/粪便中甲肝病毒（HAV）或戊肝病毒（HEV）核酸检测，检测结果为阳性可确诊。

（三）诊断

急性肝炎在黄疸出现后诊断一般没有困难，在黄疸出现前易被误诊为胃炎或上呼吸道感染。无黄疸型肝炎由于不出现黄疸，也容易被忽视。

有急性肝炎临床表现，并具备下列任何一项均可确诊为甲肝：① 抗-HAV IgM 阳性且抗-HAV IgG 急性期阴性；② 粪便中检出 HAV 颗粒或抗原或 HAV RNA 核酸。

有肝炎相关临床症状或肝功能指标异常时，可通过血清学抗原抗体和核酸扩增技术诊断戊肝。免疫力正常人群有增高的肝脏酶学指标，有下列指标之一者可诊断为急性戊肝：① HEV 核酸阳性；② HEV 核酸阳性，以及抗 HEV 的 IgM 抗体阳性；③ HEV 核酸阳性，以及抗 HEV 的 IgG 抗体阳性，这种情况主要出现于 HEV 再感染时，此时抗 HEV 的 IgM 阴性；④ HEV 核酸阳性，以及抗 HEV 的 IgG、IgM 抗体均阳性；⑤ HEV 核酸阳性，以及抗 HEV 的 IgG 增高；⑥ HEV 抗原阳性。

免疫力低下的人群，若 HEV 核酸阳性或 HEV 抗原阳性大于 3 个月（自发 HEV 清除仅发生在感染后 3 个月以内），可诊断为慢性戊肝。单一抗 HEV IgG 阳性提示既往感染。

（四）治疗

目前尚无针对甲肝或戊肝病毒的特效药物，治疗原则以对症支持疗法为主。一般不进行抗病毒治疗，可对症给予保肝治疗。

1. 休息

急性肝炎早期应住院或就地隔离治疗休息。非黄疸型肝炎、无明显症状的患者不强调卧床。恢复期可适当活动。

2. 饮食

急性肝炎食欲不振者，应给予易消化的清淡、低脂、富含维生素及中等量蛋白质的食物。有明显食欲下降或呕吐者，可静脉滴注 10% 葡萄糖。恢复期要避免过食和饮酒。

3. 药物治疗

目前治疗急性肝炎的中西药物的疗效无明显差别，可根据药源，因地制宜选用适当的西药或中西药进行治疗。用药种类不宜太多，时间不宜太长，用药要简化，不主张常规使用肾上腺皮质激素治疗急性肝炎。

4. 重型肝炎

应加强护理，密切观察病情变化，采取阻断肝细胞坏死、促进肝细胞再生、预防和治疗各种并发症等综合性措施及支持疗法，以阻断病情恶化。

四、预防控制措施

甲肝与戊肝都是消化道传染病，以切断传播途径为主，同时管理好传染源，能有效控制疾病传播。鉴于甲肝疫苗问世后，免疫接种效果很好，现已将甲肝预防策略调整为"以保护易感人群为主"，也就是疫苗接种，同时做好切断传播途径的综合性预防措施。

（一）切断传播途径

搞好环境卫生和个人卫生，加强粪便、水源管理，做好食品卫生、食具清洁消毒等工作，提倡分餐制度和使用公筷公勺，及时进行疫源地和饮水消毒，防止"病从口入"，关键是做好肠道传染病防控的"三管一灭"（管理好饮食卫生、饮水卫生、粪便卫生和消灭苍蝇）。加强贝类加工和养殖场的管理，如供应大量贝类水产品时，应留样以便查验。

除了养成饭前便后洗手，不喝生水，不吃不洁瓜果等良好的个人卫生习惯和饮食习惯外，还建议不要生食或半生食毛蚶、泥蚶、魁蚶等水产品。毛蚶等水产品能将生长水域中的甲肝病毒、戊肝病毒以及伤寒、痢疾等病原体浓缩数十倍乃至数百倍并在体内富集。为了保持鲜嫩，上海、浙江沿海地区的居民喜欢用开水烫食毛蚶，这种简单的处理不能有效杀灭病毒和细菌，容易导致腹泻和肝炎流行。

（二）控制传染源

对甲肝或戊肝患者，要早发现、早隔离、早治疗。急性期患者应进行消化道隔离，甲肝、戊肝患者均常规隔离至起病后 3 周。对患者粪便、排泄物要严格消毒，如加足量漂白粉或漂白粉乳剂，搅匀后作用 2 小时。

（三）接种疫苗

1. 甲肝疫苗

目前国内使用的甲肝疫苗有甲肝纯化减毒活疫苗和灭活疫苗两种。减毒活疫苗针剂具有价格低廉的特点，保护期可达 5 年以上，但存在疫苗稳定性差的缺点。灭活疫苗抗体滴度高，保护期可持续 20 年以上，由于病毒被充分灭活，此种疫苗不存在毒力恢复的危险，安全性有充分保障，国外均使用灭活疫苗。

接种对象为甲肝病毒抗体 IgG 阴性者。在接种程序上，减毒活疫苗接种一针，灭活疫苗接种两针（0、6 个月），于上臂三角肌处皮下注射，一次 0.1 毫升。

2. 戊肝疫苗

2012 年我国自行研制的戊肝疫苗上市，该疫苗是通过基因工程技术在大肠杆菌中表达戊肝病毒的蛋白成分，再经纯化后制成，称为重组疫苗。接种对象是 16 岁及以上易感人群。临床试验研究结果表明，和未接种戊肝疫苗的人群相比，接种戊肝疫苗的人群保护率接近 90%。该疫苗在预防戊肝暴发方面显示了良好效力，但不提供杀菌免疫，亚临床感染仍然可能发生。该疫苗对孕妇似乎是安全的，但在慢性肝病患者和免疫抑制患者的长期保护效果和安全性方面仍有待进一步确定。

（四）被动免疫

对近期与甲肝患者密切接触的易感者，可用人免疫球蛋白进行被动免疫预防注射，时间越早越好，免疫期为 2~3 个月。

五、知识问答

1. 甲肝病毒是怎样进入人体的？外出进食可能感染甲肝病毒吗？

甲肝急性期患者粪便里有大量病毒，一旦这些病毒污染了水、蔬菜、瓜果，河里的贝类、虾、蟹或日常家庭用具，没有感染过甲肝病毒的人饮用被甲肝病毒污染的水、吃生的被污染的蔬菜或手接触被污染的用具，病毒就经口进入人体，形成感染。

经常外出就餐的人患甲肝的机会明显多于家庭进餐者。秋季的生冷食物以及河、海贝类产品，最好少吃或不吃，因为若加热不足，甲肝病毒很难被杀死。

2. 甲肝有长期病毒携带者吗?

甲肝没有长期病毒携带者，一般也不变成慢性肝炎，只要注意休息和调整饮食，90%以上的患者都可以在3~6个月内恢复，迁延1年的情况极少见。只要发现得早，病死率低于0.1%。发病急性期及潜伏期后期的粪便、血液都带有甲肝病毒，甚至尿中也有少量病毒存在，这些排泄物一定要妥善处理，避免使他人感染病毒。已感染过甲肝的人，不仅没有携带病毒，而且由于机体产生了抗体，以后也不会再患甲肝。

3. 是否患了甲肝一定没有危险?

甲肝一般属自限性疾病，若无并发症，症状多能在1~3个月内消失，半年内肝脏组织复原。但若发生重型甲肝，或病后不注意防止诱因使病情由轻转重，此时存在一定病死率。在甲肝大流行期间，孕妇、老年人和营养不良者有发生重型甲肝的可能。

对在急性期发热、恶心、呕吐、乏力、尿黄等症状较重的患者，尤其在黄疸出现后上述症状仍不缓解且进行性加重者，有一定危险性，需要住院观察治疗。

4. 戊肝有什么特征?

病毒性肝炎是由多种病毒引起的一种以肝脏炎症为主的全身性急性传染病。根据肝炎病毒型别的不同，病毒性肝炎可分为甲型、乙型、丙型、丁型和戊型五种。戊肝传染源和传播途径同甲肝，经粪－口途径传播，主要侵犯青壮年，男性发病率高于女性，幼年儿童感染后多不发病。而孕妇感染戊肝后易重症化，尤其在妊娠晚期。戊肝流行常有明显的季节性，多在秋冬两季，与洪水和雨季有关，可呈地方性流行。起病类似甲肝，与甲肝、乙肝相比其黄疸前期症状重、时间长，以全身疲乏无力和消化道症状为主。

第十二章 手足口病
——肠道病毒引起的多处疱疹

当春夏季升温或者持续高温的时候,空气湿闷,手足口病的病原体——"肠道病毒"开始肆虐,被感染的儿童手脚、屁股、胳膊、膝盖上长出很多粉红色的疹子。小疹子还会在儿童的嘴巴里生长,包括舌头、牙龈、嘴唇和脸颊的内侧。虽然大部分情况下手足口病的症状都较轻,跟普通感冒差不多,呈自限性,但是仍有很小的比例会发展为重症,甚至可能危及生命。

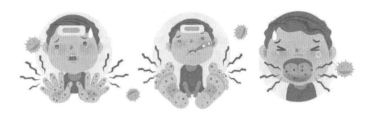

手足口病是一种常见于低龄儿童的传染性疾病,以发烧和手脚、口腔起疱疹为主要症状

2010年湖南省曾发生了大规模手足口病疫情,手足口病重症、死亡病例急剧增加,仅仅4月份,湖南省就报告手足口病18 375例,死亡35例。在该月前往湖南省儿童医院门诊就诊的手足口病患者人数接近9 000人,留观患者6 100多人。此次疫情的重症患者大多是县级以下的农村留守儿童,由于地处偏僻、交通不便,加上留守儿童的看护人通常为年迈的爷爷奶奶,就诊意识多不强,导致错过了最佳治疗时间。

因此,一旦孩子疑似感染手足口病,出现持续高热、神经系统症状等重症的表现,一定要马上送到医院,及时进行专业治疗,以免贻误病情。

一、概述

手足口病是由多种肠道病毒引起的急性发热出疹性传染病,通过消化道、呼吸道和密切接触等途径传播,5岁以下幼儿多发。大多数患者症状轻微,以手、足、口腔等部位的皮疹、疱疹和全身发热为主要特征,预后良好;少数患者可并发无菌性脑膜炎、脑炎、急性弛缓性麻痹、呼吸道感染和心肌炎等;个别重症患儿病情进展快,偶有后遗症,甚至可发生死亡。

手足口病是我国常见的多发传染病。自 2008 年 5 月起，我国将手足口病纳入法定报告丙类传染病，至 2021 年该病累计已造成超 2 465 万例的感染。2010—2021 年，全国报告手足口病远多于病毒性肝炎、肺结核、流感等常见传染病。

二、病原与流行病学

（一）病原

引发手足口病的肠道病毒有 20 多种（型），包括柯萨奇病毒 A 组 4~7、9、10、16 型和 B 组 1~3、5 型，埃可病毒的部分血清型和肠道病毒 71 型（EV 71）等，其中以柯萨奇病毒 A16 型（Cox A16）和肠道病毒 71 型最为常见，重症及死亡病例多由后者所致。肠道病毒各型之间无交叉免疫力。

一般而言，肠道病毒适合在湿、热的环境下生存，在污水或含有机物的水中可长期存活。人的胃酸、胆汁不易将其杀死，病毒的耐酸性决定了其可通过粪 - 口途径传播。病毒在 4 ℃可存活 1 年，在 -20 ℃可长期保存，在 50 ℃可被迅速灭活；对乙醚、乙醇、来苏尔等消毒剂及去污剂和弱酸有抵抗力，75% 乙醇和 5% 来苏尔亦不能将其灭活，对紫外线及干燥敏感，各种氧化剂（高锰酸钾、过氧化氢、含氯消毒剂如漂白粉等）、甲醛、碘酒都能使病毒灭活。

（二）流行病学

1. 传染源

患儿和隐性感染者为主要传染源。手足口病的隐性感染率高，成人感染后几乎无临床症状，但具有一定的传染性，病毒可以通过感染者的排泄物、鼻咽分泌物、唾液和疱疹液等传播。

2. 传播途径

密切接触是手足口病重要的传播方式。由于患者和病毒携带者的粪便、呼吸道分泌物及患者的黏膜疱疹液中含有大量病毒，所以接触被病毒污染的手、洗漱用品、贴身用物、玩具、食具以及床上用品等都可引起感染，即粪 - 口途径。吸入空气飞沫、饮用被病毒污染的水和食用污染的食物亦可感染。

3. 易感人群

一般人群对引起手足口病的肠道病毒普遍易感，5 岁以下儿童尤为易感，这主要是由于5岁以下的学龄前儿童免疫力比较低下，而且不注意饮食卫生和手卫生。随着年龄的增长，儿童的免疫力逐渐增强，感染肠道病毒后，多数表现为隐性感染，显性发病较少。

4.流行特征

手足口病分布广泛，无明显地区性。在热带和亚热带地区一年四季均可见发病，在温带地区以夏秋两季为多见。我国近年来的疫情报告资料显示，每年7月北方地区手足口病发病数达到最高；而在南方地区，手足口病发病有两个高峰：每年5月和9—10月。

三、临床表现、诊断及治疗

（一）临床表现

潜伏期多为2~10天，平均3~5天。根据疾病的发生发展过程，手足口病分为5期。

第1期：出疹期。主要表现为发热和手、足、口、臀等部位出疹，可伴有咳嗽、流涕、食欲不振等症状。部分病例仅表现为皮疹或疱疹性咽峡炎，个别病例可无皮疹。典型皮疹表现为斑丘疹、丘疹、疱疹。皮疹周围有炎性红晕，疱疹内液体较少，不疼不痒，皮疹恢复时不结痂、不留疤。不典型皮疹通常小、厚、硬、少，有时可见瘀点、瘀斑。此期属于手足口病普通型，绝大多数患者在此期痊愈。

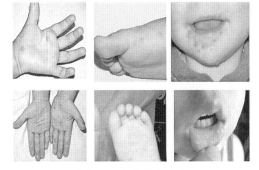

手足口病主要临床症状

第2期：神经系统受累期。少数病例可出现中枢神经系统损害，多发生在病程1~5天内，表现为精神差、嗜睡、吸吮无力、易惊、头痛、呕吐、烦躁、肢体抖动、肌无力、颈项强直等。此期属于手足口病重症病例的重型，大多数患者可痊愈。

第3期：心肺功能衰竭前期。多发生在病程5天内，表现为心率和呼吸增快、出冷汗、四肢末梢发凉、皮肤发花、血压升高。此期属于手足口病重症病例的危重型，及时识别并正确治疗，是降低病死率的关键。

第4期：心肺功能衰竭期。可在第3期的基础上迅速进入该期，临床表现为心动过速（个别患儿心动过缓）、呼吸急促、口唇发绀、咳粉红色泡沫痰或血性液体、血压降低或休克。此期属于手足口病重症的危重型，病死率较高。

第5期：恢复期。体温逐渐恢复正常，神经系统受累症状和心肺功能逐渐恢复，少数可遗留神经系统后遗症。

（二）辅助检查

1.血常规、C反应蛋白

多数病例白细胞计数正常，部分病例白细胞计数、中性粒细胞比例及C反应蛋白可升高。

2.血生化

部分病例丙氨酸氨基转移酶、天门冬氨酸氨基转移酶、肌酸激酶同工酶轻度升高，病情危重者肌钙蛋白、血糖、乳酸升高。

3.脑脊液

神经系统受累时，脑脊液符合病毒性脑膜炎和/或脑炎改变，表现为外观清亮、压力增高、白细胞计数增多，以单核细胞为主(早期以多核细胞升高为主)，蛋白正常或轻度增多，糖和氯化物正常。

4.血气分析

呼吸系统受累时或重症病例可有动脉血氧分压降低、血氧饱和度下降、二氧化碳分压升高、酸中毒等。

5.病原学、血清学检查

临床样本(咽拭子、粪便或肛拭子、血液等标本)肠道病毒特异性核酸检测阳性或分离到肠道病毒，急性期血清相关病毒IgM抗体阳性，恢复期血清IgG抗体比急性期有4倍及以上升高。

（三）诊断

1.临床诊断病例

急性起病，发热，手掌或脚掌部出现斑丘疹和疱疹，臀部或膝盖也可出现皮疹。皮疹周围有炎性红晕，疱内液体较少；口腔黏膜出现散在的疱疹，疼痛明显。部分患儿可伴有咳嗽、流涕、食欲不振、恶心、呕吐和头疼等症状。

2.重症病例

（1）有手足口病临床表现的患者，同时伴有肌阵挛或脑炎、急性迟缓性麻痹、心肺衰竭、肺水肿等。

（2）手足口病流行地区的婴幼儿虽无手足口病典型表现，但有发热伴肌阵挛或脑炎、急性迟缓性麻痹、心肺衰竭、肺水肿等。

3.实验室诊断病例

符合下列条件之一，即为实验室诊断病例。

（1）病毒分离：自咽拭子或咽喉洗液、粪便或肛拭子、脑脊液或疱疹液，以及脑、肺、脾、淋巴结等组织标本中分离到肠道病毒。

（2）血清学检验：患者血清中特异性 IgM 抗体阳性，或恢复期血清 IgG 抗体有 4 倍或以上的升高。

（3）核酸检测：自患者血清、脑脊液、咽拭子或咽喉洗液、粪便或肛拭子、脑脊液或疱疹液，以及脑、肺、脾、淋巴结等组织标本中检测到病原体核酸。

（四）鉴别诊断

手足口病的鉴别诊断

	病因 （病原体）	高发季节	病程	主要病变部位	特征性症状
手足口病	肠道病毒感染	全年均可见发病，夏秋季高发	病程一般为1~2周，如果有其他的并发症，病程延长不等	● 以手、足、口腔、臀等部位的散在皮疹或疱疹为主要特征	● 大多数患者症状轻微，可发热或者不伴有发热，主要病变部位出现散在皮疹或疱疹 ● 可伴疲倦、食欲下降、身体不适、腹痛等症状
水痘	水痘－带状疱疹病毒初次感染	冬春季多发	病程一般为1~2周	● 一般遍及全身，最密集的部位是前后胸、腹背部 ● 头面部、头皮上、脚底、手指和手掌上也可出现	● 在发热的同时或第2天出现米粒大小的红色痘疹，在几小时后变成明亮如水珠的疱疹
疱疹性口炎	单纯疱疹病毒感染	四季均可发病	病程一般为1~2周	● 口腔黏膜出现疱疹及溃疡 ● 手、足部没有疱疹	● 一般无皮疹，偶尔在下腹部可出现疱疹；可伴发热
疱疹性咽峡炎	柯萨奇病毒感染	春秋季高发	病程一般为4~6天，重者可至2周	● 病变在口腔后部，如扁桃体、软腭、悬雍垂 ● 很少累及颊黏膜、舌、牙龈等部位	● 发热、咽痛，口腔黏膜出现散在灰白色疱疹，疱疹破溃形成溃疡

（五）治疗

目前尚无特效治疗手段，治疗方法通常为对症治疗，发病期间应注意隔离，避免交叉感染。同时还需要做好皮肤和口腔的清洁护理，注意休息，饮食宜清淡，富含营养。本病如无并发症，预后一般良好，多在 1 周内痊愈。

1. 一般治疗

做好口腔护理；衣服、被褥要清洁，衣着要舒适、柔软，经常更换；剪短婴幼儿的指甲，必要时包裹婴幼儿双手，防止抓破皮疹；臀部有皮疹的婴幼儿，应随时清理其大小便，保持臀部清洁干燥；可服用清热解毒中草药，补充维生素 B、C 等。

2. 病因治疗

目前尚无特效抗肠道病毒药物。研究显示，早期使用干扰素 α 喷雾或雾化、利巴韦林静脉滴注可有一定疗效，若使用利巴韦林应注意其不良反应和生殖毒性。不应使用阿昔洛韦、更昔洛韦、单磷酸阿糖腺苷等抗 DNA 病毒药物治疗。

3. 合并症治疗

（1）重症病例：可出现脑水肿、肺水肿及心功能衰竭，应控制液体入量，给予生理需要量，建议匀速给予，注意维持血压稳定。

（2）降颅压：常用甘露醇，每 4~8 小时 1 次，20~30 分钟快速静脉注射。

（3）血管活性药物：第 3 期患儿血流动力学改变为高动力高阻力型，以使用扩血管药物为主。

（4）丙种球蛋白：第 2 期不建议常规使用丙种球蛋白。有脑脊髓炎和持续高热等表现者以及危重病例可酌情使用，连用 2 天。

（5）糖皮质激素：有脑脊髓炎和持续高热等表现者以及危重病例酌情使用。

（6）机械通气：出现低氧血症、呼吸困难等呼吸衰竭征象者，宜及早进行机械通气治疗。

4. 恢复期治疗

针对患儿恢复期症状进行康复治疗和护理，促进各脏器功能尤其是神经系统功能的早日恢复。

四、预防控制措施

手足口病传播途径多，婴幼儿和儿童普遍易感。做好儿童个人、家庭和托幼机构的卫生是预防本病感染的关键。

（一）个人预防措施

（1）饭前便后、外出后要用肥皂或洗手液等给儿童洗手，不要让儿童喝生水、吃生冷食物，避免接触患病儿童。

（2）看护人接触儿童前、替幼童更换尿布、处理粪便后均要洗手，并妥善处理污物。

（3）婴幼儿使用的奶瓶、奶嘴使用前后应充分清洗消毒。

（4）手足口病流行期间不宜带儿童到人群聚集、空气流通差的公共场所，注意保持家庭环境卫生，居室要经常通风，勤晒衣被。

（5）儿童出现相关症状要及时到医疗机构就诊。居家治疗的儿童，不要接触其他儿童，父母要及时对患儿的衣物进行晾晒或消毒，对患儿粪便及时进行消毒处理；轻症患儿不必住院，宜居家治疗、休息，以减少交叉感染。

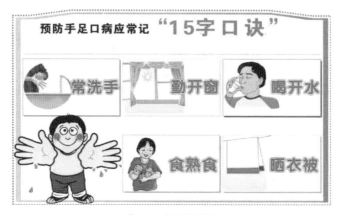

手足口病预防措施

（二）托幼机构及小学等集体单位的预防控制措施

（1）本病流行季节，教室和宿舍等场所要保持良好通风。

（2）每日对玩具、个人卫生用具、餐具等物品进行清洗消毒。

（3）进行清扫或消毒工作（尤其清扫厕所）时，工作人员应戴手套；清洗工作结束后应立即洗手。

（4）每日对门把手、楼梯扶手、桌面等物体表面进行擦拭消毒。

（5）教育指导儿童养成正确洗手的习惯。

（6）每日进行晨检，发现可疑患儿时，要对患儿采取及时送诊、居家休息等措施；对患儿所用的物品要立即进行消毒处理。

（7）患儿增多时，要及时向卫生和教育部门报告。根据疫情控制需要，当地教育和卫生部门可决定采取托幼机构或小学放假措施。

（三）医疗机构的预防控制措施

（1）疾病流行期间，医院应实行预检分诊，并专辟诊室（台）接诊疑似手足口病患者，引导发热出疹患儿到专门诊室（台）就诊，候诊及就诊等区域应增加清洁消毒频次，室内清扫时应采用湿式清洁方式。

（2）医务人员在诊疗、护理每一位患者后，均应认真洗手或对双手进行消毒。

（3）诊疗、护理患者过程中所使用的非一次性的仪器、物品等要擦拭消毒。

（4）同一间病房内不应收治其他非肠道病毒感染的患儿。重症患儿应单独隔离治疗。

（5）对住院患儿使用过的病床及桌椅等设施和物品必须消毒后才能继续使用。

（6）患儿的呼吸道分泌物和粪便及其污染的物品要进行消毒处理。

（7）医疗机构发现手足口病患者增多或肠道病毒感染相关死亡病例时，要立即向当地卫生行政部门和疾控机构报告。

（四）接种疫苗

EV71型灭活疫苗可用于6月龄～5岁儿童预防EV71感染所致的手足口病，基础免疫程序为2剂次，间隔1个月，在12月龄前完成接种。

五、知识问答

1. 手足口病得过一次还会再得吗？

手足口病得过一次以后还有可能再得，因为引起手足口病的病毒主要为肠道病毒及柯萨奇病毒，有很多种类型，而每次患病只是感染其中一种，治愈以后只对这一种病毒产生免疫力，对于其他病毒并没有免疫力。因此，手足口病感染一次之后还可能会再得。预防手足口病的最好的方法是勤洗手，而且在疾病流行的季节要远离密集场所，不去人多的地方。此外，患手足口病以后是否会再次感染与儿童自身的抵抗力有很大关系，个体需要增加营养，加强锻炼，提升自身的免疫力，这样才能够防止再次感染。

2. 手足口病饮食上要注意什么？

儿童患手足口病，在饮食上要注意以下几点：第一，手足口病属于病毒感染，所以患儿的饮食要注意减轻胃肠道的负担，尽量少吃高热量的甜食和高油脂的食物，适当多吃容易消化的食物。第二，由于手足口病导致患儿的口咽部有疱疹，所以非常容易出现咽痛的情况，因此在饮食方面要注意以流食或者半流食为主，使得进食时痛苦小一些。第三，儿童在患手足口病的时候，少吃辛辣刺激性的食物，也不要吃鱼、虾、蟹等容易过敏的食物。

3. 重症手足口病早期有哪些主要症状？

轻症手足口病可以在家自行治疗，但如果合并肺炎、脑炎、心肌损伤、循环衰竭、肺水肿这些重症表现时，需要尽早到医院就诊。重症手足口病早期表现有：呼吸系统会出现肺部痰鸣音或者湿啰音，也就是肺水肿性改变；神经系统主要表现为精神差、嗜睡、易惊、肢体抖动、无力或者瘫痪等症状；循环系统主要表现为血压升高或者降低，手脚发凉，容易出现高血糖反应。

4. 手足口病发病时有哪些特点？如何与湿疹区别？

手足口病多发生于 5 岁以下的儿童（3 岁以下更为多见）。当患儿出现发热，手心、足心、口腔黏膜和肛周等部位有小水泡（半颗米粒大小）样的疱疹和咽喉（峡）炎时，要及时到医院就诊。该病疹子的特点是"四不像"（不像蚊虫咬、不像药物疹、不像口唇牙龈疱疹、不像水痘）和"四不"（不痛、不痒、不结痂、不结疤，但需要注意的是口腔部位的疱疹会有明显疼痛感）。

湿疹也会在手脚、面部出现，但湿疹的红疹会痒，严重者发展为大片水疱，有糜烂、渗出或化脓、结痂，与手足口病的特点并不相同。

第十三章　其他感染性腹泻
—— 用"排除法定义"的拉肚子

"拉肚子"是日常生活中最常见的疾病之一，历史上有很多跟"拉肚子"有关的历史典故。《宋史》第三百八十五卷记载了南宋皇帝宋孝宗跟礼部侍郎施师点的一段对话。宋孝宗说："朕前饮冰水过多，忽暴下，幸即平复。"意思是我吃冷饮吃得太多，搞得前几天拉肚子，幸亏现在不拉了。礼部侍郎说："您一举一动都关系到江山社稷和百姓生活，千万不能再凭自己喜好乱吃东西了。"宋孝宗"深然之"，对他的话深表赞同，从此拒绝冷饮。还有唐宋八大家之一的苏轼，曾因为"拉肚子"足不出户，被世人认为已经过世了；一代名将廉颇，因为在一顿饭的时间内上了三次厕所，而被认为不堪重用。

医学上，我们将"拉肚子"称为腹泻。其中，消化吸收不良、对某些食物过敏、受凉引起的肠炎，这些被称为非感染性腹泻。除霍乱、细菌性痢疾和阿米巴痢疾、伤寒和副伤寒以外的，由其他病原生物及其产物引起的腹泻性疾病，则统称为其他感染性腹泻，包括夏季常见的引起儿童腹泻的轮状病毒感染和冬季来势汹汹的诺如病毒感染，都属于其他感染性腹泻。

一、概述

感染性腹泻是由病毒、细菌、真菌、寄生虫等多种病原体感染引起的腹泻。而腹泻通常定义为每天（24 小时）排未成形大便次数 ≥ 3 次，或每天排出未成形粪便的总量超过 250 克。粪便的性状可为稀便、水样便、黏液便、脓血便或血样便，同时可伴有腹痛、恶心、呕吐、腹胀、食欲不振、发热及全身不适等。病情严重者，可以因大量丢失水、电解质而引起脱水、电解质紊乱甚至休克。我国将霍乱定为甲类传染病，将细菌性和阿米巴性痢疾、伤寒和副伤寒定为乙类传染病，除上述以外的感染性腹泻定为丙类传染病，即本节所述的"其他感染性腹泻"。

感染性腹泻呈高流行性和高发病率，尤其是发展中国家因腹泻病所致的医疗负担和经济负担严重，仍然是值得关注的全球性公共卫生问题。据 WHO 估计，全球每天有数千万人患腹泻病，每年发生腹泻病达 17 亿例次，其中有 220 万例患者因严重腹泻而死亡。

二、病原与流行病学

（一）病原

引起感染性腹泻的病原体包括细菌、病毒、寄生虫与真菌四大类，有数十种之多。比如，细菌性腹泻的病原体主要有沙门菌、致病性大肠杆菌、小肠结肠炎耶尔森菌、空肠弯曲菌等，而单单沙门菌就至少有 57 个血清型。病毒性腹泻的病原体主要有人轮状病毒、诺如病毒、肠道腺病毒等，有些病毒污染水源常常引起该病暴发流行。能引起腹泻的寄生虫有50余种，如隐孢子虫，它的卵囊具有感染性，只要10~20个活卵囊就可导致感染引起腹泻。白色念珠菌是真菌性肠炎的主要病原体，它是人体正常的菌群之一，正常人的皮肤、口腔、肠道、肛门、阴道中均可分离出白色念珠菌，其感染多发生于营养不良及长期应用抗生素的患儿，属机会致病菌。

每一种病原菌对外界的抵抗力都不相同，因此杀灭的方法也不相同。肠道腺病毒耐冷不耐热，4℃可存活70天，36℃仅存活7天，而到了56℃，2~5分钟就被灭活。诺如病毒耐冷又耐热，冷冻数年仍可存活，60℃30分钟还不能灭活。但几乎所有的病原体经过煮沸均可被杀灭。煮沸、干燥、各种消毒剂虽然都可灭活小肠结肠炎耶尔森菌，但它产生的耐热肠毒素121℃30分钟仍不被破坏，因此及时杀灭细菌，不让它大量繁殖及产生耐热肠毒素而毒害机体，是预防小肠结肠炎耶尔森菌肠炎的重要方法。

其他感染性腹泻病原体分类及主要病原体特点

主要病原体	对外界抵抗力	致病特点
沙门菌（致病的至少有57个血清型）	抵抗力强，在食物中能生存数月；22~30℃繁殖迅速；可在冻土过冬。对热敏感，55℃1小时，60℃15~30分钟可灭活	沙门菌肠炎，食物中毒
肠致泻性大肠杆菌（肠致病性大肠杆菌、肠侵袭性大肠杆菌、肠产毒性大肠杆菌、肠出血性大肠杆菌、肠黏附性大肠杆菌）	同一般大肠杆菌。对酸敏感，易被胃酸杀灭，但肠出血性大肠杆菌特别耐酸	水样或蛋花样便，痢疾样腹泻，霍乱水样腹泻，出血性肠炎，儿童持续性腹泻
小肠结肠炎耶尔森菌	该细菌具有"嗜冷"耐寒特性，−30~42℃可存活，低温下（0~4℃）能繁殖，最适生长温度为22℃。煮沸、干燥、各种消毒剂可灭活该菌产生耐热肠毒素，121℃30分钟不被破坏；对酸碱稳定，pH1~11不失活	人兽共患病。引起小肠结肠炎，可伴有皮疹和其他自身免疫性疾病

主要病原体	对外界抵抗力	致病特点
空肠弯曲菌	耐酸碱；4℃淡水存活3～4周，在水、牛奶中存活较久，在鸡粪中保持活力4天，人粪中保持活力7天以上，-20℃存活数月；42℃生长最佳。60℃5分钟、干燥、直射阳光和化学消毒剂可灭活	人兽共患病。肠炎，痢疾样大便
人轮状病毒（A组、B组）	在外环境中比较稳定，在粪便中可存活数日或数周。耐酸、耐碱，56℃1小时可灭活。用胰酶处理可增强其感染性	A组引起婴幼儿腹泻B组引起成人腹泻
诺如病毒	抵抗力较强，耐酸碱、耐乙醚、耐热，冷冻数年仍可存活，60℃30分钟不能灭活，煮沸2分钟可灭活	腹泻，稀水便或水样便
肠道腺病毒	耐酸碱，在室温下可保持最强感染力，4℃70天、36℃7天感染力不变。56℃2～5分钟灭活，对甲醛敏感，紫外线照射30分钟失活	肠炎，水样腹泻
隐孢子虫（其卵囊具有感染性）	卵囊在水和土壤中可存活数月，在4℃水中甚至可存活1年之久，能抵抗饮用水常用氯消毒剂（液氯、亚氯酸盐、氯酸盐）。对臭氧敏感，对二氧化氯较敏感，煮沸灭活	人兽共患疾病。致病剂量为10～20个活卵囊。引起腹泻，正常人多为自限性，免疫低下者严重腹泻甚至致命
蓝氏贾第鞭毛虫（其孢囊具有感染性）	孢囊25℃水中可保持感染性2周，4℃水中11周。能抵抗饮用水常用氯消毒剂。对臭氧敏感，煮沸灭活	人兽共患病。致病剂量为10～25个活孢囊。引起急、慢性腹泻伴吸收不良综合征，称为贾第虫病

（二）流行病学

1. 传染源

患者和病原携带者是主要传染源。

本组疾病中相当一部分病原体属人畜共患病病原体，因此染病动物或带菌动物也是传染源。在动物传染源中，鸡、鸭、牛、羊、猪、猫、狗、鼠、鸟等较为常见。例如，沙门菌感染，人感染后带菌时间很短，患病动物和带菌动物是主要传染源；隐孢子虫病，感染的人和动物都是传染源；诺如病毒肠炎和肠道腺病毒感染，人感染者为主要传染源。

2. 传播途径

粪－口方式是主要传播途径。病原体随呕吐物及排泄物污染水源、食物、环境，再经口摄入传播；也可通过与感染者或感染动物直接接触传播；或通过带菌的鼠、苍蝇、蟑螂等污染用具传播；还有些病原体（轮状病毒、诺如病毒）可通过尘埃、空气传播。以上各种传播因素可以混合传播。

诺如病毒进入河流海洋等水域，污染海鲜、贝类，生食污染的牡蛎、生蚝、贻贝、蛤、蛏等贝类就可能导致感染。此外，呕吐物或粪便干燥后，诺如病毒还可通过尘埃、空气传播。例如，日本东京某大都会酒店举办一场宴会，宴会后有 347 人感染诺如病毒，患病者以赴宴者居多，但住店客人和酒店的工作人员也有感染，而且以住在 3 楼及 25 楼的住客居多。经过调查排除了食物和饮水感染，最后发现是一名出席宴会者为诺如病毒感染者，这名患者曾在宴会场地所在的楼层呕吐，又在酒店 3 楼及 25 楼逗留，其他人可能通过吸入悬浮在空气中的病毒而染病。

德国曾经暴发流行性肠出血性大肠杆菌感染，原因是芽菜种子被肠出血性大肠杆菌污染，人们生食由这种种子生发的芽苗菜导致。

轮状病毒是婴幼儿秋季腹泻的重要病原体，患病儿童的母亲粪便带病毒率可高达 70%，这个结果提示轮状病毒可以通过直接接触传播。直接接触也是很多感染性腹泻的重要传播途径。

美国是直饮自来水的国家，自来水经过过滤和氯消毒后就可直接饮用。隐孢子虫的卵囊在水中可存活 1 年之久，能抵抗饮用水常用的氯消毒剂，因此市政供水系统易被隐孢子虫污染，这导致美国在 10 年间发生了 20 次隐孢子虫病暴发流行。

小肠结肠炎耶尔森菌有"嗜冷"特性，可在低温环境下生存繁殖。在现代生活中，有些人把冰箱当作食物"保险箱"，成为该菌的一个重要传播方式。

3. 易感人群

人群普遍易感，免疫缺陷者更易感染。有的病原体型别不同，易感者也有区别，如人轮状病毒，A 组主要感染婴幼儿，B 组主要感染成人。

机体感染病原体后都会产生免疫力，但因感染性腹泻病原体种类多，型与型以及亚型之间仅有部分或完全没有交叉免疫，有的免疫力不持久，故而可以多次反复感染。

4. 流行特征

感染性腹泻一直以高发病率和流行广泛为特点，全球高发，发展中国家更甚。即使是发达国家，仍有较高的发病率。感染性腹泻以散发为主，但地区性暴发时有发生。封闭和半封闭社区，包括学校、住宅区、游轮等地是感染暴发的重要场所。

三、临床表现、诊断及治疗

（一）临床表现

潜伏期可为数小时至十余天甚至更长。例如：诺如病毒感染的潜伏期相对较短，通常12~48小时；轮状病毒感染的潜伏期多在48小时以内；肠道腺病毒肠炎潜伏期为3~10天，平均7天；肠出血性大肠杆菌感染潜伏期为1~14天，常见为4~8天；小肠结肠炎耶尔森菌感染潜伏期为3~10天；沙门菌感染的潜伏期在12~72小时之间，最短2小时，长者可达4周；免疫功能正常者的隐孢子虫病潜伏期一般为7~10天。

1. 主要症状

急性起病，主要症状为发热、腹痛、腹泻、恶心、呕吐。腹泻为主要症状。腹泻可呈稀便、水样便、黏液便或脓血便。根据临床表现，感染性腹泻可分为两大类：炎症性腹泻和分泌性腹泻。

炎症性腹泻是因为病原体侵袭肠上皮细胞，引起炎症而致的腹泻。临床特点是：常伴有发热，大便呈黏液便或黏液血便。

分泌性腹泻是病原体或其产生的毒素作用于肠上皮细胞，引起肠液分泌增多和/或吸收障碍而导致的腹泻。临床特点是：多不伴有发热，粪便性状为稀便或水样便。

2. 病程

病程从数小时到数周不等，多数为2~4天。例如，诺如病毒性肠炎病程为6小时~6天，大部分在24小时内症状就减轻；肠道腺病毒肠炎病程为8~9天，少数可延续至3~4周；沙门菌肠炎病程为1~3天；隐孢子虫感染病程为数日到数周不等。在免疫正常人群中，本组疾病多数表现为自限性，预后良好；少数严重病例可因严重脱水、电解质紊乱和其他并发症死亡。

（二）辅助检查

1.粪便检查

（1）粪便细菌培养仍然是"金标准"。发热和/或脓血便患者应进行粪便标本培养及药敏试验，这有助于在经验治疗后调整治疗方案。

（2）粪便常规肉眼外观，如大便标本中肉眼可见黏液和血便，提示有炎症。显微镜下检查：见红、白细胞可提示炎症性腹泻；暗视野下见"鱼群样运动"提示弧菌；如腹泻带血，尤其粪便中不含白细胞，提示可能为出血性大肠杆菌或阿米巴、艰难梭菌感染（后两种病原体可破坏粪便中的白细胞）。

（3）诺如和轮状等病毒性腹泻可用酶联免疫法检测抗原或聚合酶链式反应检测病毒核酸。

（4）怀疑寄生虫感染可选择粪便涂片找虫卵或卵囊。

2.病原检测

除前述粪便外，还可从呕吐物、血等标本中检出其他感染性腹泻病原体，或特异性抗原、特异性核酸片段检测阳性。

3.其他

炎症性腹泻患者外周血白细胞总数和中性粒细胞可增高。合并溶血尿毒综合征时有贫血及血小板减少，还可见血尿、血红蛋白尿、管型尿。反复的腹泻很容易导致电解质紊乱，主要有低钾血症、低钠血症和代谢性碱中毒。

（三）诊断

1.诊断原则

临床诊断应综合流行病学资料、临床表现和粪便常规检查等进行。病原确诊则应以粪便、呕吐物、血等标本检出病原体，或特异性抗原、特异性核酸片段检测阳性为依据。

2.流行病学史

感染性腹泻全年均可发病，但具有明显季节高峰，发病高峰季节常随地区和病原体的类型而异；细菌性腹泻一般夏秋季节多发，而病毒感染性腹泻、小肠结肠炎耶尔森菌腹泻等则在秋冬季节发病较多。发病者常有不洁饮食(水)和/或与腹泻患者、病原携带者、腹泻动物、带菌动物接触史，或有流行地区居住或旅行史；需要排除致泻的过敏原、化学药品暴露史及症状性、器官功能失调等非感染性腹泻病史。食（水）源性感染常为集体发病并有共进可疑食物（水）史；某些沙门菌（如鼠伤寒沙门菌）、肠致病性大肠杆菌、A组轮状病毒和柯萨奇病毒感染可在婴儿群体中引起暴发流行。

儿童急性感染性腹泻的病因多为病毒感染，以轮状病毒、诺如病毒最为常见，细菌病原体包括大肠杆菌属、弯曲菌属、沙门菌属以及志贺菌属等。我国小儿腹泻病调查结果显示，每年有2个发病季节高峰，一个高峰为6月至8月，主要病原体为致泻性大肠杆菌和痢疾杆菌，另一个高峰为10月至12月，主要病原体为轮状病毒。

3. 鉴别诊断

与霍乱、伤寒与副伤寒、细菌性痢疾、阿米巴痢疾鉴别，参考病原体检测结果。与非感染性腹泻鉴别，过敏性腹泻有接触过敏原史，既往有类似发作；药物性腹泻有服用致泻药物史；酶缺乏性腹泻有遗传病家族史。还有各种内外科疾病引起的症状性腹泻以及器官功能失调性腹泻等，可通过详细询问病史，结合相应的检查结果进行鉴别。

（四）治疗

治疗原则：休息、饮食、对症治疗，应用合适的抗菌药物及补液。液体及电解质的及时、足量补充是治疗的关键。

1. 饮食治疗

未发生脱水的患者多可通过摄入钠、钾等电解质的饮料和含盐的淀粉熟食，补充能量和电解质。感染性腹泻一般不需要禁食，如有严重呕吐则需要禁食，口服补液疗法或静脉补液开始4小时内应恢复进食，少吃多餐，尽可能增加热量摄入。避免进食罐装果汁等高渗性液体，以免加重腹泻。

2. 补液治疗

轻度脱水患者及无临床脱水证据的腹泻患者可正常饮水，同时适当予以口服补液治疗。水样便及已发生临床脱水的患者应积极进行补液治疗，尤其在霍乱流行地区。口服补液盐应间断、少量、多次，不宜短时间内大量饮用，口服剂量应是累计丢失量加上继续丢失量之和的1.5~2.0倍。对成人急性感染性腹泻患者，应尽可能鼓励其接受口服补液疗法。脱水休克者的补液应遵循"先快后慢、先盐后糖、先晶体后胶体、见尿补钾"的原则。

3. 止泻治疗

（1）肠黏膜保护剂和吸附剂：如蒙脱石散、果胶和活性炭等，有吸附肠道毒素和保护肠黏膜的作用。

（2）益生菌：肠道微生态失衡可能是成人急性感染性腹泻的诱发因素，也可以是后果。益生菌的常见不良反应包括胃肠胀气和轻度腹部不适，严重不良反应罕见。免疫功能缺陷及短肠综合征为禁忌证。益生菌的活菌制剂，应尽可能避免与抗菌药物同时使用。

（3）抑制肠道分泌药物：次水杨酸铋为抑制肠道分泌的药物，能减轻腹泻患者的腹泻、恶心、腹痛等症状。脑啡肽酶抑制剂延长消化道内源性脑啡肽的生理活性，减少水和电解质的过度分泌。

（4）肠动力抑制剂：包括洛哌丁胺、苯乙哌啶等。

4. 病原治疗

（1）抗菌药物应用原则：急性水样便患者，排除霍乱后，多为病毒性或产肠毒素性细菌感染，不应常规使用抗菌药物；轻、中度腹泻一般不用抗菌药物。以下情况考虑使用抗菌药物：① 发热伴有黏液脓血便的急性腹泻；② 持续的志贺菌、沙门菌、弯曲菌感染或原虫感染；③ 感染发生在老年人、免疫功能低下者、败血症患者或有假体者；④ 中、重度腹泻的旅行者。

（2）抗菌药物的选择：应用抗菌药物前应首先行粪便细菌培养和药敏试验，若无结果，则行经验性抗菌治疗。喹诺酮类药物为首选抗菌药物，复方磺胺甲噁唑为次选。鉴于细菌对喹诺酮类耐药情况越来越严重，对于严重感染者以及免疫功能低下者，在获得细菌培养结果并对大环内酯类敏感的患者中，可以考虑使用阿奇霉素。若48小时后病情未见好转，则考虑更换其他抗菌药物。利福昔明是一种广谱、不被肠道吸收的抗菌药物，亦可选用。

（3）艰难梭菌感染的治疗：甲硝唑是轻、中型艰难梭菌感染治疗的首选药物。对于重型艰难梭菌感染，或甲硝唑治疗5～7天失败的患者应改为万古霉素治疗。

（4）病毒性腹泻的治疗：一般不用抗病毒药物和抗菌药物。硝唑尼特对病毒性腹泻有一定治疗作用。

（5）急性寄生虫感染性腹泻的治疗：贾第虫病可使用替硝唑或甲硝唑，隐孢子虫病使用螺旋霉素。

5. 中医治疗

中医药治疗急性腹泻在我国应用广泛，如盐酸小檗碱（盐酸黄连素）对改善临床症状和缓解病情有一定效果。

四、预防控制措施

切断传播途径，减少肠道病原体的粪－口传播，同时加强传染源管理。

（一）加强传染源管理

对患者进行消化道隔离至症状完全消失。对污染物、污染的环境进行消毒。

（二）切断传播途径

感染性腹泻流行的三大重要因素是：饭前不洗手，直接用手抓食物吃；剩饭菜不加热或加热不透；食物不加防护设施，苍蝇、蟑螂叮爬。

针对以上三大重要因素，提出"五要、五不要"预防感染性腹泻：饭前便后要洗手，生水未煮不要喝；买回海产要煮熟，无牌餐饮不光顾；隔餐食物要热透，腐烂食物不要吃；生熟食品要分开，暴饮暴食不可取；出现症状要就诊，污染物品不要碰。

（三）保护易感人群

对有疫苗的腹泻类型如轮状病毒感染，进行疫苗接种；对没有疫苗的腹泻类型，疫情防控期间经评估后可以预防性使用抗菌药物。

五、知识问答

1. 其他感染性腹泻的个人预防方法主要有哪些？

（1）注意饮用水卫生。饮用水煮沸可杀灭致病微生物。

（2）讲究食品卫生。食物要生熟分开，避免交叉污染。吃剩的食物应及时储存在冰箱内，但储存时间不宜过长。食用前要加热，以热透为准。尽量少食用易带致病菌的食物，如螺丝、贝壳、螃蟹等水产品，食用时要煮透蒸熟。生吃、半生吃、酒呛、醋泡或盐腌后直接食用的方法都不可取，凉拌菜不妨加点醋和蒜。

（3）要注意手的卫生。饭前、便后手要洗净。

（4）要保持环境清洁，灭蝇、灭蟑螂。

（5）要尽量减少与腹泻患者的接触，特别是不要共用餐饮用具。

2.其他感染性腹泻如何治疗?

首先应按消化道传染病予以隔离;轻症者适当休息,多饮水,吃清淡流食或软食即可;较重者应卧床休息,如发热、腹痛,可以对症治疗;剧烈呕吐或腹泻频繁者应静脉补液。以下情况还须进行病原体治疗:伴有明显中毒症状不能用脱水解释者;老年人、婴儿、营养不良者,原有慢性疾病或病情严重者,应尽早使用抗菌药物治疗。

第三篇

血源及性传播疾病

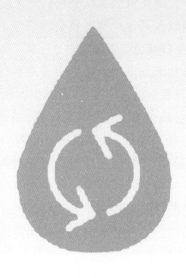

第十四章　艾滋病

——破坏人体免疫系统的"世纪癌症"

艾滋病被发现的时间是 1981 年的春天，当时美国洛杉矶的一家医院收治了一名症状奇特的患者。患者咽喉部有严重的霉菌感染，且炎症不像通常那样向呼吸道蔓延，而是向食道发展，导致食道几乎完全堵塞。患者逐渐消瘦，体重显著减轻，所有的药物均无效果，最后以死亡告终。

不久，又有 4 个人以同样症状来医院诊治，结果也都被死神夺去了生命。面对这种从未见过的怪病，各种药物又都毫无效果，这可难坏了医生。他们百思不得其解——这究竟是一种什么病？为什么这 5 个人得的是同一种病？平时很有效的药物，在他们身上为什么不起作用？带着这些疑问，医生们通过研究发现这 5 个人都是同性恋者，而且都患了卡氏肺囊虫肺炎。

同年 7 月，当地医院又发现 26 人患卡波西肉瘤，这是一种此前极其罕见的复合恶性肿瘤。新的病例不断增加，医生们的研究也深入了一步，终于发现这些卡氏肺囊虫肺炎患者、卡波西肉瘤患者都有一个共同的特点——细胞免疫缺陷。1982 年 9 月，美国疾病控制与预防中心将上述细胞免疫缺陷综合征定名为"获得性免疫缺陷综合征"，即艾滋病，这种疾病终末期的临床表现包括卡波西肉瘤、卡氏肺囊虫肺炎以及其他严重的机会性感染（机会性感染指人体免疫功能正常时不致病，而在自身免疫力低下时才感染）。1983 年，法国的巴斯德研究所首先在上述患者血液及淋巴结样本中分离得到了艾滋病病毒，随后证明艾滋病是由该病毒感染所致。

中国大陆于 1985 年发现首例艾滋病患者。那年 6 月 4 日，一位 34 岁、旅居美国 15 年的阿根廷籍男子来华旅行。途中，他突然出现发热、咳嗽症状，于是前往北京一家医院就诊。就诊当天，患者出现严重的呼吸困难，口唇及四肢发绀，病情急转直下，虽然主管医生积极治疗，患者还是因呼吸衰竭抢救无效死亡。经过鉴定，这名来自阿根廷的来华青年为艾滋病患者，尸检显示他合并感染了卡氏肺囊虫肺炎，最终因急性呼吸衰竭而死。同年，我国又发现 4 人感染艾滋病病毒，艾滋病从此撞开了中国的大门。

艾滋病病毒的"狡猾"之处在于，它本身并不直接致病，而是破坏人体的免疫系统，在感染期间人体可以有长达数年的无症状感染期。它像一个"慢性杀手"，悄无声息地摧毁人体的免疫防线，逐渐使人体失去抵抗能力，引起各种机会性感染和恶性肿瘤的发生，最终导致死亡。所以艾滋病被称为"世纪之疫""超级癌症"，成为21世纪对人类健康威胁最大的传染病之一。

美籍华裔教授何大一提出了联合多种抗病毒药物的"鸡尾酒"疗法，让人类在艾滋病病毒面前有了喘息的机会，可将艾滋病变为一种可以治疗但难以彻底治愈的慢性疾病。但迄今为止，艾滋病尚无法根治，也就是说没有任何一种药物或方法可以清除人体内的艾滋病病毒或者让其永远处于休眠状态，人一旦感染病毒就会终身携带。目前最理想的状态是将感染终身控制在艾滋病的无症状期，不进入发病期，这样能够使患者的寿命回到正常人的预期寿命，约75岁。医学是不断进步的，也许在不久的将来，人类会找到治愈艾滋病的方法。

一、概述

艾滋病又称获得性免疫缺陷综合征（AIDS），是由人类免疫缺陷病毒（HIV，亦称艾滋病病毒）感染引起的以 T 淋巴细胞免疫功能缺陷为主的一种严重的慢性传染病。艾滋病病毒主要通过性接触、血液及母婴传播，感染后可攻击包括 $CD4^+T$ 淋巴细胞等免疫细胞，主要表现为 $CD4^+T$ 淋巴细胞数量不断减少，导致人体不同程度的免疫功能受损乃至缺陷，患者逐渐失去对有害病菌及肿瘤的防御能力，一些本无致病能力的病原微生物也可在人体内大量繁殖，导致机体发病。患者因免疫力下降而患上特殊的肠炎、肺炎、脑炎及其他严重机会性感染或恶性肿瘤等多种疾病，最终导致死亡。

艾滋病是当今全球最棘手的医学难题之一，也是严重威胁人类健康的公共卫生问题，影响经济发展和社会稳定。2021年，全球估计有艾滋病病毒感染者 3 840 万人，新感染 270 万人，全年死亡 65 万人。根据 WHO 统计，已有约 4 010 万人死于艾滋病。我国通过对血液制品的严查以及对毒品的打击，经血液传播的艾滋病病例已经很少，而性传播因为隐秘性较强，已成为目前主要的传播方式。近年来，我国每年新报告艾滋病病毒感染和艾滋病患者超过 10 万例，其中经性途径感染的超过 90%，男男性行为人群感染呈上升趋势。更令人担忧的是，青年学生正成为艾滋病病毒感染的高发人群。

二、病原与流行病学

（一）病原

艾滋病病毒属于逆转录病毒科、慢病毒属，是 RNA 病毒，能在人血液中生存。艾滋病病毒分为 1 型和 2 型，均起源于非洲，但同源性仅 45%，在全球的分布和流行特征也不相同。1 型艾滋病病毒为世界范围内主要流行株，2 型艾滋病病毒主要集中在非洲西部区域，但近年来我国多地有报道 2 型艾滋病病毒输入性病例。

艾滋病病毒在外界环境中的生存能力弱，对物理因素和化学因素的抵抗力低。对热敏感，56 ℃处理 30 分钟、100 ℃煮沸可将艾滋病病毒完全灭活。巴氏消毒及多数化学消毒剂的常用浓度均可灭活艾滋病病毒，如 75% 乙醇、0.2% 次氯酸钠、1% 戊二醛、20% 乙醛及丙酮、乙醚、漂白粉等。但艾滋病病毒对 0.1% 甲醛、紫外线及 γ 射线不敏感，不能用其灭活。

（二）流行病学

1. 传染源

艾滋病病毒感染者和艾滋病患者是本病的唯一传染源。艾滋病病毒主要存在于传染源的血液、精液、阴道分泌物、胸腹水、脑脊液、羊水和乳汁等体液中。

2. 传播途径

（1）经性接触：与已感染的伴侣发生无保护的性行为，包括同性、异性和双性性接触。

（2）经血液及血制品传播：包括共用针具静脉注射毒品，不安全、不规范的介入医疗操作，文身等。

（3）经母婴传播：又称垂直传播，在怀孕、分娩和母乳喂养过程中，感染艾滋病病毒的母亲可能会将病毒传播给胎儿及婴儿，包括宫内感染。

需要指出的是，握手、拥抱、礼节性亲吻、同吃同饮、共用厕所和浴室、共用办公室、共乘公共交通工具、共用娱乐设施等日常生活接触，以及蚊虫叮咬，都不会传播艾滋病病毒。

3. 易感人群

人群普遍易感。高危人群包括：男男性行为者、静脉注射毒品者、与艾滋病病毒感染者或艾滋病患者有性接触者、多性伴侣者、性工作者。

4. 流行特征

全世界各地区均有流行，但90%的艾滋病病毒感染者在发展中国家，有三分之二的感染者在非洲地区。

近年来，我国艾滋病感染人群呈现多样化，感染地区呈现差异化。50岁及以上中老年人和学生的艾滋病病毒感染率增长幅度比较快，其中50岁及以上人群艾滋病病毒传播以异性性传播为主，学生群体以男男同性性传播为主。目前，性传播成为我国艾滋病的主要传播途径，疫情已由高危人群向一般人群扩散。艾滋病病毒感染者人数在全国各地存在很大差异，四川、云南、广西、广东及河南是我国艾滋病病毒感染者数量最多的5个省份，而高校也已成为艾滋病"重灾区"。

三、临床表现、诊断及治疗

（一）临床表现

从初始感染艾滋病病毒至终末期是一个较为漫长、复杂的过程。在病程的不同阶段，与艾滋病病毒相关的临床表现也多种多样。根据感染后的临床表现，艾滋病病毒感染的全过程可分三个时期：急性期、无症状期和艾滋病期。

1. 急性期

通常发生在初次感染艾滋病病毒后的6个月内。临床主要表现为发热，可伴有咽痛、盗汗、恶心、呕吐、腹泻、皮疹、关节痛、淋巴结肿大及神经系统症状。多数患者临床症状轻微，持续1~3周后缓解。

2. 无症状期

可从急性期进入此期，或无明显的急性期症状而直接进入此期。此期持续时间一般为4~8年。但也有快速进展和长期不进展者。此期的长短与感染病毒的数量、型别、途径，以及机体免疫状况、生活习惯等多种因素有关。由于艾滋病病毒在感染者体内不断复制，免疫系统受损，CD4$^+$T淋巴细胞计数逐渐下降，可出现淋巴结肿大等症状或体征。

3. 艾滋病期

此期为感染艾滋病病毒后的最终阶段。患者CD4$^+$T淋巴细胞计数明显下降，血浆病毒载量明显升高。此期主要临床表现为艾滋病病毒感染相关症状及体征，以及各种机会性感染和相关肿瘤。

（1）艾滋病病毒感染相关症状及体征：主要表现为持续 1 个月以上的发热、盗汗和腹泻，体重减轻 10% 以上。部分患者表现为神经精神症状，如记忆力减退、精神淡漠、性格改变、头痛、癫痫及痴呆等。另外还可出现持续性全身性淋巴结肿大，其特点为：① 除腹股沟以外有两个或两个以上部位的淋巴结肿大；② 淋巴结直径 ≥ 1 厘米，无压痛，无粘连；③ 持续 3 个月以上。

（2）常见的机会性感染和相关肿瘤：常见的机会性感染有卡氏肺囊虫肺炎、肺结核、非结核分枝杆菌感染、巨细胞病毒感染、单纯疱疹和水痘 – 带状疱疹病毒感染、弓形虫脑病、真菌感染（念珠菌、新生隐球菌和马尔尼菲篮状菌等）；常见的相关肿瘤有非霍奇金淋巴瘤和卡波西肉瘤，也有一些非艾滋病病毒定义的肿瘤如肝癌、肺癌、肛周肿瘤。

（二）辅助检查

（1）HIV–1/2 抗体检测：当该检测结果为阳性时，可以确诊。

（2）CD4+ T 淋巴细胞检测：本项检查主要用于了解患者机体免疫状态及病程进展、确定疾病分期、判断治疗效果（如之前接受过艾滋病抗病毒治疗）。

（3）艾滋病病毒核酸检测：机体感染艾滋病病毒后，病毒会在血液中迅速增加。因此，通过检查艾滋病病毒核酸可以评估患者体内的病毒载量，进而评估病情的严重程度、判断治疗效果。

（4）艾滋病病毒基因型耐药检测：本项检测对医生选择适合患者的治疗方案具有参考意义。

（5）影像学检查：可用于对感染患者的并发症如卡氏肺囊虫肺炎进行诊断。

（三）诊断

1. 急性期诊断标准

患者近期内有流行病学史和临床表现，结合实验室艾滋病病毒抗体由阴性转为阳性即可诊断，或仅实验室检查艾滋病病毒抗体由阴性转为阳性即可诊断。80% 左右的艾滋病病毒感染者感染后 6 周初筛试验可检出抗体，几乎 100% 的感染者 12 周后可检出抗体，只有极少数患者在感染 6 个月后才检出。

2.无症状期诊断标准

有流行病学史，结合艾滋病病毒抗体阳性即可诊断，或仅实验室检查艾滋病病毒抗体阳性即可诊断。

3.艾滋病期诊断标准

艾滋病病毒感染加以下各项中任何一项，即可诊断：原因不明的持续不规则发热在38℃以上，超过1个月；慢性腹泻次数多于3次/天，超过1个月；6个月之内体重下降10%以上；反复发作的口腔白念珠菌感染；反复发作的单纯疱疹病毒感染或水痘－带状疱疹病毒感染；卡氏肺囊虫肺炎；反复发生的细菌性肺炎；活动性结核或非结核分枝杆菌感染；深部真菌感染；中枢神经系统占位性病变；中青年人出现痴呆；活动性巨细胞病毒感染；弓形虫脑病；青霉菌感染；反复发生的败血症；皮肤黏膜或内脏的卡波西肉瘤、淋巴瘤。

4.鉴别诊断

艾滋病需要与以下疾病进行鉴别：原发性免疫缺陷病；继发性免疫缺陷病，皮质激素、化疗、放疗后引起的或恶性肿瘤等继发性免疫疾病；特发性CD4$^+$T淋巴细胞减少症；自身免疫性疾病，如结缔组织病、血液病等；淋巴结肿大疾病，如霍奇金淋巴瘤、血液病；假性艾滋病综合征，如艾滋病恐惧症；中枢神经系统疾病。

（四）治疗

现阶段的治疗目标是最大限度和持久地抑制患者体内的病毒复制，使患者获得免疫功能重建并维持免疫功能，同时降低艾滋病病毒感染与非艾滋病相关疾病的发病率和死亡率。艾滋病的治疗强调综合治疗，包括：一般治疗、抗病毒治疗、恢复或改善免疫功能的治疗及机会性感染和恶性肿瘤的治疗。其中，抗病毒治疗大多采用多种抗病毒药物联合治疗的高效联合抗反转录病毒治疗（HAART），又称"鸡尾酒"疗法。

1.一般治疗

对艾滋病病毒感染者或艾滋病患者均无须隔离治疗。无症状艾滋病病毒感染者仍可保持正常的工作和生活。目前指南提倡发现即治疗，对病情控制者，可根据具体病情及患者个人意愿进行抗病毒治疗，并密切监测病情的变化。对艾滋病前期或已发展为艾滋病的患者，应嘱其根据病情注意休息，给予高热量、多维生素饮食。对不能进食者，应静脉输液补充营养。加强支持疗法，包括输血及营养支持疗法，维持水及电解质平衡。

2. 抗病毒治疗

抗反转录病毒治疗是指几种抗病毒药物联合使用，它是艾滋病的最根本的治疗方法，而且需要终身服药。该治疗方法可最大限度地抑制病毒复制，使病毒载量降低至检测下限并减少病毒变异，重建患者免疫功能，降低异常的免疫激活，减少病毒传播和预防母婴传播；还可以降低艾滋病病毒感染的发病率和病死率，以及非艾滋病相关疾病的发病率和病死率，使患者获得正常的预期寿命，提高生活质量。

目前，国际上共有 6 大类 30 多种抗艾滋病病毒药物，分别为核苷类反转录酶抑制剂（NRTIs）、非核苷类反转录酶抑制剂（NNRTIs）、蛋白酶抑制剂（PIs）、整合酶抑制剂（INSTIs）、融合抑制剂（FIs）及细胞内 β 趋化因子受体（CCR5）抑制剂，前 5 类为国内主流抗反转录病毒的治疗药物。一旦确诊艾滋病病毒感染，无论 CD4$^+$T 淋巴细胞计数高低，均建议立即开始治疗。不同群体推荐不同的药物治疗。初治患者推荐方案通常为 2 种核苷类反转录酶抑制剂类骨干药物联合第三类药物治疗。第三类药物可以为非核苷类反转录酶抑制剂或增强型蛋白酶抑制剂或整合酶抑制剂，成人或青少年也可选用复方单片制剂。其他特殊人群如孕妇、哺乳期妇女、合并感染者、静脉药物依赖者，在用药的基础上需要结合具体情况实时治疗。由于个体差异大，用药不存在绝对的最好、最快、最有效，除常用非处方药外，应在医生指导下充分结合个人情况选择最合适的药物。

抗病毒治疗前，应与患者有充分的交流，让他们了解治疗的必要性、治疗后可能出现的不适、依从性的重要性、服药后必须进行定期的检测，以及在发生任何不适时应及时与医务人员联系。同时要得到其家属或朋友的支持，以提高患者的依从性。抗病毒治疗过程中，应监测 CD4$^+$T 淋巴细胞、艾滋病病毒核酸及常规血液检测，以评价疗效及副作用。同时，对于各种感染并发症均应进行针对各种病原的抗感染治疗。

3. 合并其他感染的治疗

艾滋病合并其他感染主要可分为以下 6 种类型：伴有结核病；伴有非结核分枝杆菌感染；伴有巨细胞病毒感染；伴有单纯疱疹和水痘 - 带状疱疹病毒感染；伴有弓形虫脑病；伴有真菌感染，包括念珠菌、新型隐球菌等感染。

上述类型的患者需要遵循医生给予的具体治疗方案，与抗病毒治疗同时进行。

在抗病毒治疗过程中要定期进行临床评估和实验室检测，以评价治疗的效果，及时发现抗病毒药物的不良反应，以及是否产生耐药性等，必要时更换药物以保证抗病毒治疗的成功。

四、预防控制措施

拒绝毒品、洁身自爱、遵守性道德、培养积极向上的生活方式是预防艾滋病的根本措施。在高危行为发生后，艾滋病阻断药也是一种有效的补救措施，越早服用阻断药，药物的血药浓度就能越早升上去，以保证在病毒进入血液前起效。这是一个药物与病毒赛跑的过程。

（一）传染源管理

高危人群应定期检测艾滋病病毒抗体。部分患者因对疾病的恐惧、药物的不良反应，会产生悲观、抑郁、厌世的心理。一方面不利于患者的救治，另一方面又可能会造成疾病的进一步传播。目前，艾滋病的歧视和污名化依旧广泛存在，75%的患者表示曾遭到过歧视。WHO指出，艾滋病病毒感染者应该受到生理、心理、社会和精神的全面关怀照顾，做好健康宣教，使其积极主动治疗，降低体内病毒载量，减少疾病传播风险。

（二）切断传播途径

进行安全、有保护措施的性行为是预防经性途径传染艾滋病的根本措施。避免不安全的性行为，禁止性乱交。正确使用避孕套能减少感染艾滋病、性病的危险。正规医院能提供正规、保密的检查、诊断、治疗和咨询服务，必要时可借助当地艾滋病热线进行咨询。

珍爱生命，杜绝毒品。推广一次性注射器，不与他人共用注射器。避免不必要的输血、注射和使用未经严格消毒的器具进行的不安全拔牙和美容等。使用经艾滋病病毒抗体检测的血液和血液制品。

感染艾滋病病毒的孕妇应积极进行抗反转录病毒治疗，提前告知医院自身情况，尽量避免会阴侧切、人工破膜、使用胎头吸引器或产钳助产、宫内胎儿头皮监测等损伤性操作，以减少分娩过程中艾滋病病毒传播的概率。推荐人工喂养，尽量避免母乳喂养。

注意自己的卫生习惯，不与他人共用牙刷、剃须刀等。

（三）暴露后预防

健康人群在暴露于艾滋病病毒高感染风险后，尽早服用特定的抗艾滋病病毒药物进行阻断，是降低艾滋病病毒感染风险的有效方法。

1. 应对伤口进行紧急处理

如出现职业暴露后，应立即向远心端挤压伤口，尽可能挤出损伤处的血液，再用肥皂液和流动的清水冲洗伤口；眼部等黏膜受到污染时，应用大量生理盐水反复对黏膜进行冲洗；用75%乙醇或0.5%碘伏对伤口局部进行消毒，尽量不要包扎。

2. 应用艾滋病阻断药进行阻断

可使用替诺福韦（TDF）联合恩曲他滨（FTC）和拉替拉韦（RAL）等，按照医嘱推荐方案使用。

3. 治疗用药的开始时间及疗程

暴露后越早服药，阻断成功率越高。发生艾滋病病毒暴露后，尽可能在最短的时间内进行预防性用药，最佳的阻断时间是2小时，阻断成功率在99%以上。之后，成功率会逐渐下降，一般建议在24小时内，但72小时内仍有较高的成功率，被称为"黄金72小时"。但即使超过72小时，也建议预防性用药。用药疗程为连续服用28天。

4. 艾滋病病毒暴露后的监测

发生艾滋病病毒职业暴露后分别于即刻、4周、8周、12周和6个月后检测艾滋病病毒抗体。一般不推荐进行艾滋病病毒抗原和艾滋病病毒核酸测定。

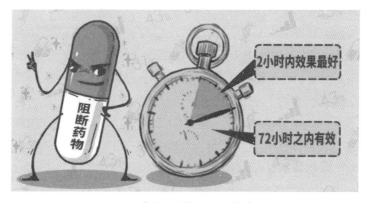

职业暴露后尽快使用阻断药

（四）暴露前预防

对于高危人群，可进行暴露前预防，每日服用替诺福韦（TDF）与恩曲他滨（FTC）是对所有高风险人群推荐的方案，每 24 小时口服 1 片。服药后应进行随访。采用暴露前预防之前，需要做艾滋病病毒抗体检测并排除窗口期，如果条件允许，也可以考虑做核酸检测，以排除艾滋病病毒急性感染期，因为这可能导致后续治疗产生耐药性。

（五）疫苗

目前尚无有效的艾滋病疫苗投入临床应用。由于艾滋病病毒存在极高的变异性，缺乏理想的动物模型，以及尚未完全清楚艾滋病病毒是如何逃过人体免疫系统监视的，艾滋病疫苗研究仍面临着巨大挑战。

五、知识问答

1. 怀疑自己感染了艾滋病病毒怎么办？

各地医疗机构和疾病预防控制中心都设有艾滋病监测点，可提供免费和保护隐私的艾滋病检测和咨询服务。目前市面上有艾滋病尿液自检试剂，但最终结果一定要去医疗机构或疾病预防控制中心进行确证，并接受咨询和后续治疗服务。

2. 什么是艾滋病的"窗口期"？

窗口期，即从艾滋病病毒感染人体到血液中能检测出艾滋病病毒抗体或病毒核酸的一段时期。艾滋病抗原抗体联合检测的窗口期最早为 2 周左右，艾滋病核酸检测的窗口期最早为 1 周左右。需要注意的是，每个人的检测窗口期时间长短不同，在高危行为后如果检测阴性，可以等 8~12 周后再进行检测。

3. 艾滋病感染者会立即死亡吗？

感染了艾滋病不会立即死亡。潜伏期越长，感染者的生命也越长。所以，感染了艾滋病病毒的人不要自暴自弃，而是要想方设法延缓发病。只要没有进入发病期，艾滋病病毒携带者就能和正常人一样生活、工作。

4. 哪些人建议做艾滋病检测？

① 发生过自己不确定是否安全的性行为，担心有感染风险的人；② 与固定性伴侣以外的人发生未使用安全套等无保护性行为者、多性伴侣或性活跃

者、男性同性性行为者；③与他人共用针具吸毒，曾在非正规医疗单位拔牙、文身，非法献血或输入来源不明血液者；④确诊为性病或病毒性肝炎者；⑤准备结婚的伴侣应进行婚前检查；⑥孕妇（建议孕早期就进行检测）。

5. 什么是艾滋病阻断药？

用于艾滋病高危暴露后预防的药物，通常需要在发生高危行为后 72 小时内服用，以阻断感染，可寻求各地疾病预防控制机构的帮助。

6. 单阳家庭是否还可以生育？

对于男阴女阳家庭，在女方接受高效抗反转录病毒治疗且病毒持续控制的情况下可选择排卵期自然受孕或体外受精。对于男阳女阴家庭，也可在男方进行高效抗反转录病毒治疗且病毒持续控制后，在女方排卵期进行自然受孕。目前认为这种情况下不会发生配偶间的艾滋病病毒传播。分娩前，应前往医疗机构进行充分咨询，尽早到医院待产。

第十五章　乙型肝炎
——潜伏在身边的"隐形刺客"

人们时常会遇到感冒发烧等一些小毛病，因为身体难受所以会主动去就诊。而有一些很严重的疾病却恰恰相反，人在发病的初期往往没有感觉，或者仅有一点点疲乏，食欲不佳，容易忽视，以为没病就不去找医生看，甚至认为医生把病情说重了，于是就有了"讳疾忌医"的典故。

乙型病毒性肝炎（简称乙肝）就是这种疾病。它发病隐匿，大部分患者早期没有任何症状；随着病情进展，部分人感到"没胃口，身上没力气"，可能认为仅仅是因为太过劳累、消化不良或者感冒了，没有意识到需要到医院去检查。另外，很多健康人、感染者，甚至患者及其家人都对乙肝有很深的"易传染"的误解，认为在一起吃饭、工作或握手、拥抱等日常生活行为也会导致感染乙肝。由于患者担心遭到就业歧视、婚恋歧视等，常常回避乙肝的筛查，不主动就诊，甚至逃避，从而忽视了乙肝的危害，许多患者到医院检查时发现已经是肝硬化甚至肝癌。

传说中的"乙肝三部曲"是指患者在感染乙肝后的病程变化，即从乙肝进展到肝硬化，再进展至肝癌。我国过去是"乙肝大国"，乙肝病毒感染人群约占总人口的十分之一。经过持续努力地防控、医治，以及乙肝疫苗的普遍接种，我国乙肝防治取得了巨大成就，乙肝病毒感染人数已降至约7 000万人。但是，由于既往感染人群数量庞大，而且每年新增感染者仍在90万~100万之间，所以现阶段乙肝病毒感染仍是重要的公共卫生问题。

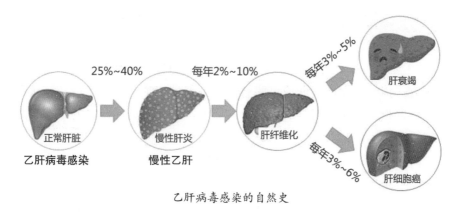

乙肝病毒感染的自然史

一、概述

乙型病毒性肝炎，即乙型肝炎，是一种由乙肝病毒感染引起的急性或慢性传染性疾病，具有传播途径复杂、流行面广、发病率高的特点。乙肝起病隐匿，主要症状为全身乏力、厌食、腹部不适，少数患者伴有恶心、呕吐，无黄疸或轻度黄疸，检查可发现肝脾肿大、少数患者有肝区疼痛。多数急性乙肝患者在6个月内恢复，若未恢复易发展为慢性乙肝，少数可发展为肝硬化。慢性乙肝与原发性肝细胞癌的发生密切相关。

根据WHO统计，虽然新生儿乙肝疫苗的接种大幅度降低了乙肝病毒感染率，但2019年全球仍有2.96亿人患慢性乙肝，乙肝防治任务依旧任重而道远。

二、病原与流行病学

（一）病原

乙型肝炎病毒（HBV），简称乙肝病毒，属嗜肝DNA病毒科，是有包膜的DNA病毒，主要感染肝细胞。乙肝病毒的抵抗力较强，对低温、干燥、紫外线均有耐受性，在干燥或冰冻环境下能生存数月到数年，一般浓度的化学消毒剂（如乙醇、碘酒、来苏儿等）均不能使其灭活。加热65 ℃持续10小时、煮沸（100 ℃）10分钟或高压蒸汽122 ℃10分钟则可以灭活。环氧乙烷、戊二醛、过氧乙酸和碘伏等也有较好的灭活效果。

（二）流行病学

1. 传染源

急性、慢性乙肝患者以及病毒携带者是本病的传染源，急性乙肝患者的传染期短，作为传染源的意义不如慢性乙肝患者和病毒携带者。

2. 传播途径

（1）血液传播：含有乙肝病毒的血液可通过输血及血制品、药物注射和针刺等方式传播。即使皮肤或黏膜有微小创伤也会感染，如使用乙肝病毒污染的医疗器械（手术、拔牙、针刺、文眉）、医务人员工作中的意外暴露、共用剃须刀和牙具等。

（2）性传播：乙肝病毒可通过精液和阴道分泌物排出，与乙肝病毒感染者发生无防护的性接触，可能导致感染。

（3）母婴传播：经胎盘、分娩、哺乳、喂养等方式均可导致乙肝病毒的传播，是我国婴幼儿乙肝病毒感染和传播的重要途径之一。

乙肝病毒不经呼吸道和消化道传播。因此，日常学习、工作或生活接触，如在同一办公室工作（包括共用计算机等）、握手、拥抱、同住一室、共同用餐和共用厕所等无血液暴露的接触，一般都不会传染。流行病学和实验室研究亦未发现乙肝病毒能经吸血昆虫（蚊和臭虫等）传播。

3. 易感人群

人群普遍易感，医务人员、患有基础疾病者（糖尿病患者、慢性肾衰竭患者、艾滋病感染者、丙肝患者）、慢性乙肝患者的家庭成员、静脉吸毒者等属于高危易感人群。静脉吸毒、不安全性行为、不洁针具的使用和介入性治疗等都会增加乙肝病毒的感染风险。

4. 流行特征

乙肝呈世界性流行，不同地区流行强度差异很大。全球每年有 150 万新发感染者，约 82 万人死亡，主要缘于乙肝所致的肝硬化和原发性肝癌。WHO 报告显示，西太平洋区域和非洲区域的乙肝疾病负担最重，分别有 1.16 亿人和 8 100 万人存在慢性感染。

我国通过不断扩大乙肝疫苗覆盖率，显著降低了乙肝的患病率，成功从乙肝的高流行区降为中流行区，发病率和死亡率均呈下降趋势。

三、临床表现、诊断及治疗

（一）临床表现

乙肝潜伏期较长，为1~6个月，平均3个月。

1.急性肝炎

急性肝炎分为急性黄疸型肝炎和急性无黄疸型肝炎。

（1）急性黄疸型肝炎：前期有畏寒、乏力、食欲不振、恶心、厌油、腹部不适、肝区痛、尿色逐渐加深等症状，少数发热，本期持续平均5~7天。黄疸期巩膜、皮肤黄染，肝大伴压痛、叩击痛，部分患者轻度脾大，本期持续2~6周。恢复期黄疸逐渐消退，症状减轻以至消失，肝脾恢复正常，肝功能逐渐恢复，本期持续1~2个月。

（2）急性无黄疸型肝炎：除无黄疸外，其他临床症状与急性黄疸型肝炎相似，通常起病缓慢，症状较轻。

2.慢性肝炎

慢性肝炎患者指急性肝炎病程超过半年，或原有乙型肝炎急性发作再次出现肝炎症状、体征及肝功能异常者。慢性乙肝患者常感到身体乏力、头晕、食欲减退、厌油、尿黄、肝区不适，容易疲劳，精神不济，有的可伴有轻度发热等。加上慢性乙肝引起的精神和心理上的压力，影响休息和睡眠，导致全身症状的发生。症状严重者可伴有肝病面容、肝掌、蜘蛛痣等典型症状。

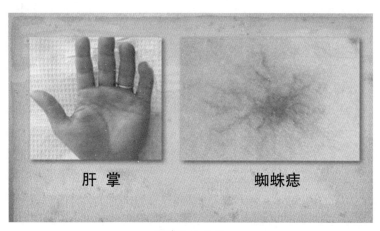

肝　掌　　　　蜘蛛痣

肝掌和蜘蛛痣

3. 重型肝炎（肝衰竭）

出现极度乏力和严重消化道症状，常伴神经、精神症状（嗜睡、性格改变、烦躁不安等），皮肤黄疸和有明显出血现象。

4. 淤胆型肝炎

以肝内胆汁淤积为主要表现的一种特殊临床类型，又称为毛细胆管炎型肝炎。有梗阻性黄疸者出现皮肤瘙痒、粪便颜色变浅、肝大等症状。

5. 肝硬化

肝硬化分为活动性肝硬化和静止性肝硬化。活动性肝硬化有慢性肝炎活动的表现，乏力及消化道症状明显，黄疸且伴有腹壁、食管静脉曲张和腹水等症状。静止性肝硬化无肝脏炎症活动的表现，症状较轻或无特异性。

（二）病程分期（慢性乙肝）

慢性乙肝是由乙肝病毒持续感染引起的肝脏慢性炎症性疾病，自然病程一般可分为4个阶段。

1. 免疫耐受期

乙肝病毒潜入人体并繁殖，不损害肝脏，所以此阶段感染者没有明显的症状，患者年龄往往小于30岁，此时化验结果多显示为"大三阳[①]"。

2. 免疫清除期

人体免疫细胞开始攻击乙肝病毒，诱发肝脏受到损伤，化验显示转氨酶升高，病毒载量较高，表现为肝功能异常，肝组织有中度或重度坏死炎症等表现。"大三阳"渐向"小三阳[②]"转化，此阶段需要进行抗病毒治疗。如果病情得不到控制，部分患者可发展为肝硬化和肝衰竭。

3. 免疫控制期

免疫细胞攻击乙肝病毒结束后，病毒仍有部分遗留在体内，患者步入恢复期，肝细胞炎症轻微，表现为"小三阳"，可持续终身，也可能进入下一时期。此期的重点是增强抗乙肝病毒免疫力，防止出现病毒的再激活，防止

[①] 大三阳：乙肝表面抗原（HBsAg）、乙肝 e 抗原（HBeAg）、乙肝核心抗体（HBcAb）三项阳性。

[②] 小三阳：HBsAg、乙肝 e 抗体（HBeAb）、HBcAb 三项阳性。

向肝癌转化。

4. 再活动期

病毒再次复制活动，可能出现 1 次或数次肝炎发作，转氨酶持续或反复异常，此时期发展为肝硬化和肝癌的风险较大。

并非所有慢性乙肝患者都经过以上 4 个阶段。青少年和成年时期感染乙肝病毒，多无免疫耐受期，直接进入免疫清除期。

（三）辅助检查

1. 肝功能检测

（1）血清酶学检测：谷丙转氨酶（ALT）在急性肝炎阳性率达 80%~100%。谷草转氨酶（AST）若明显增高，常表示肝细胞严重坏死。但重症肝炎时，可出现胆红素不断增高而转氨酶下降，即胆酶分离的情况，提示肝细胞坏死严重。血清 ALT 和 AST 水平用于反映肝细胞损伤程度，最为常用。

（2）血清蛋白检测：临床上常把血清蛋白作为肝脏蛋白代谢的生化指标，反映肝脏合成功能。慢性肝炎肝硬化时，常有血清白蛋白水平下降，球蛋白水平升高，且以 γ-球蛋白升高为主。

（3）血清胆红素检测：肝脏在胆红素代谢中有摄取、转运、结合、排泄的功能，肝功能损伤致胆红素水平升高，除淤胆型肝炎外，胆红素水平与肝损伤严重程度成正比。

（4）凝血酶原时间（PT）：能敏感反映肝脏合成凝血因子的状况，对判断疾病进展及预后有较大价值。

2. 乙肝病毒标志物检测

传统的乙肝病毒血清学标志物包括乙肝表面抗原（HBsAg）、乙肝表面抗体（HBsAb 或称抗 HBs）、乙肝 e 抗原（HBeAg）、乙肝 e 抗体（HBeAb 或称抗 HBe）、乙肝核心抗体（HBcAb 或称抗 HBc）。乙肝病毒病原学检测包括乙肝病毒 DNA 定量检测、乙肝病毒基因分型、耐药突变株检测。

分子生物学标记：用分子杂交或聚合酶链式反应进行核酸检测，血清中病毒核酸阳性，直接反映病毒活跃复制具有传染性。

常见乙肝两对半检查结果分析

HBsAg	HBsAb	HBeAg	HBeAb	HBcAb	结果分析	结果分析
−	−	−	−	−	从未感染过乙肝病毒，体内无抗体，建议接种乙肝疫苗	乙肝两对半全阴
−	−	−	−	+	既往感染过乙肝病毒；无症状乙肝病毒携带者	乙肝两对半 5 阳性
−	−	−	+	+	既往感染过乙肝病毒；急性乙肝病毒感染恢复期	乙肝两对半 45 阳性
−	+	−	−	−	注射过乙肝疫苗有免疫；既往感染过乙肝病毒	乙肝两对半 2 阳性
−	+	−	+	+	急性乙肝病毒感染后康复	乙肝两对半 245 阳性
+	−	−	−	+	急性乙肝病毒感染；慢性 HBsAg 携带者	乙肝两对半 15 阳性
−	+	−	−	+	既往感染过乙肝病毒，仍有免疫力；乙肝病毒感染恢复期	乙肝两对半 25 阳性
+	−	−	+	+	急性乙肝病毒感染趋向恢复；慢性 HBsAg 携带者	乙肝两对半 145 阳性（乙肝小三阳）
+	−	+	−	+	急性或慢性乙肝病毒感染。提示乙肝病毒复制，传染性强	乙肝两对半 135 阳性（乙肝大三阳）

3. 肝纤维化无创诊断技术

肝纤维化无创诊断技术评分、肝纤维化无创诊断技术、肝脏硬度测定及其他指标。

4. 影像学

腹部超声检查应用非常广泛，为最常用的肝脏影像学检查方法，并可帮助肝硬化与肝癌及黄疸的鉴别。CT 检查亦对监测慢性乙肝病情进展、发现肝脏的占位性病变及上述诊断有重要价值。

5. 病理学

对肝组织进行检查，用于评价肝脏炎症坏死及纤维化程度、明确有无肝硬化并排除其他肝脏疾病。但因其属于创伤性检查，尚不能普及，亦不作为首选。

（四）诊断

乙肝的诊断根据症状、体征、实验室检查、病理学及影像学检查等进行初步诊断，确诊须依据血清乙肝病毒标志物和乙肝病毒 DNA 检测结果作出诊断。

根据临床特点和实验室检查等，乙肝可分为不同临床类型，包括急性乙肝、慢性乙肝、乙肝肝硬化、乙肝病毒相关的原发性肝细胞癌等。

1. 急性乙肝

① 近期出现无其他原因可解释的乏力和消化道症状，可有尿黄、眼黄和皮肤黄疸；② 肝脏生化检查异常，主要是血清 ALT 和 AST 升高，可有血清胆红素升高；③ HBsAg 阳性；④ 有明确证据表明 6 个月内曾检测血清 HBsAg 阴性；⑤ 乙肝核心抗原（HBcAg）IgM 抗体阳性 1 : 1 000 以上；⑥ 肝组织学符合急性病毒性肝炎改变；⑦ 恢复期血清 HBsAg 阴性，HBsAb 阳转。

同时符合上述 ①、③ 或 ②、③ 可诊断为"疑似病例"，确诊病例为"疑似病例"加 ④ 或 ⑤ 或 ⑥ 或 ⑦。

2. 慢性乙肝

① 急性乙肝超过 6 个月 HBsAb 仍为阳性或 HBsAg 阳性超过 6 个月；② HBsAg 阳性持续时间不详，HBcAb 的 IgM 阴性；③ 临床上有慢性肝病患者的体征和肝病面容，如肝掌、蜘蛛痣、肝脾大等；④ 血清 ALT 反复或持续升高，血浆白蛋白下降和 / 或球蛋白升高，胆红素升高等；⑤ 肝脏病理学符合慢性病毒性肝炎特点；⑥ 血清 HBeAg 阳性或可检出乙肝病毒核酸（HBV-DNA），排除其他导致血清 ALT 升高的原因。

同时符合 ①、③，或 ②、③，或 ②、④，可诊断为疑似慢性乙肝病例。

同时符合 ①、④、⑥，或 ①、⑤、⑥，或 ②、④、⑥，或 ②、⑤、⑥，可确诊为慢性乙肝病例。

3. 乙肝肝硬化

血清 HBsAg 阳性，或有明确的慢性乙肝病史者，再加上以下任一项即可确诊乙肝肝硬化：① 血清白蛋白降低，或血清 ALT 或 AST 升高，或血清胆红素升高，伴有脾功能亢进（血小板和 / 或白细胞减少），或明确食管、胃底静脉曲张，或肝性脑病或腹水；② 腹部 B 型超声、CT 或 MRI 等影像学检查有肝硬化的典型表现；③ 肝组织学表现为弥漫性纤维化及假小叶形成。

4.鉴别诊断

病毒性肝炎需要和一切可引起肝脏异常的疾病进行鉴别诊断，主要包括：各型病毒性肝炎、酒精性脂肪肝、非酒精性脂肪肝、药物性肝炎、代谢性肝病、自身免疫性肝病、EB病毒肝炎、巨细胞病毒肝炎。另外，以右上腹隐痛或不适为主要表现的患者，注意和急、慢性胃炎和胆石症相鉴别。

（五）治疗

目前，乙肝的治疗目标是最大限度地长期抑制乙肝病毒复制，减轻肝细胞炎症坏死及肝脏纤维组织增生，延缓和减少并发症的发生，改善患者生活质量，延长其生存时间。对于部分适合条件的患者，应追求临床治愈。

1.一般治疗

急性肝炎及慢性肝炎活动期，需要住院治疗，卧床休息，合理营养，保证热量、蛋白质、维生素供给，严禁饮酒；恢复期应逐渐增加活动。慢性肝炎静止期，可做力所能及的工作。重型肝炎要绝对卧床，尽量减少饮食中的蛋白质，保证热量、维生素，可输人血白蛋白或新鲜血浆，维持水、电解质平衡。

2.抗病毒治疗

急性肝炎除重症和急性肝衰竭外，一般不进行抗病毒治疗。慢性病毒性肝炎需要抗病毒治疗。

（1）干扰素：重组DNA白细胞干扰素（IFN-α）可抑制HBV的复制。隔天肌注，连续6个月，仅有30%~50%患者获得较持久的效果。

（2）拉米夫定：一种核苷类药物，具有抗HBV的作用。口服拉米夫定，血清HBV-DNA水平可明显下降，服药12周HBV-DNA阴转率达90%以上；长期用药可降低ALT，改善肝脏炎症；但HBeAg阴转率仅16%~18%；治疗6个月以上，可发生HBV的变异，但仍可继续服用本药，副作用轻可继续服用1~4年。

（3）泛昔洛韦：一种鸟苷类药物，半衰期长，在细胞内浓度高，可以抑制HBV-DNA的复制。本药副作用轻，可与拉米夫定、干扰素等合用提高疗效。

（4）其他抗病毒药物：如阿昔洛韦、阿德福韦、恩替卡韦、膦甲酸钠等均有一定抑制HBV的效果。

3. 免疫治疗

（1）胸腺素 α1（日达仙）：有双向免疫调节作用，可重建原发、继发性免疫缺陷患者的免疫功能。

（2）胸腺素：参与机体的细胞免疫反应，诱导 T 淋巴细胞的分化成熟，放大 T 淋巴细胞对抗原的反应，调节 T 淋巴细胞各亚群的平衡。

（3）免疫核糖核酸：在体内能诱生干扰素而增强机体免疫功能。

4. 导向治疗

新的免疫治疗（如 DNA 疫苗免疫复合物治疗等）、基因治疗（反义核酸转基因治疗）正在研究中。

5. 护肝药物

促肝细胞生长素可促进肝细胞再生，对肝细胞损伤有保护作用，并能调节机体免疫功能和抗纤维化作用。水飞蓟宾有保护和稳定肝细胞膜的作用。甘草酸二铵（甘利欣）具有较强的抗炎、保护细胞膜及改善肝功能的作用，适用于伴有 ALT 升高的慢性迁延性肝炎及慢性活动性肝炎。腺苷蛋氨酸（思美泰）补充外源性的腺苷蛋氨酸，有促进黄疸消退和恢复肝功能的作用。

6. 中医中药

辨证治疗对改善症状及肝功能有较好疗效，可用中药如茵陈、栀子、赤芍、丹参等。

7 其他治疗

进行抗炎、抗氧化、保肝治疗，如使用甘草酸制剂、双环醇等药物。进行抗纤维化治疗。同时患者应适当休息，合理饮食，避免饮酒，保持心理平衡，对乙型肝炎治疗有耐心和信心。

乙肝可防可控，规律检查很重要

项　目	携带者	慢性乙肝	肝硬化	意　义
乙肝病毒定量（HBV-DNA）	6个月一次	3个月一次	3个月一次	乙肝病毒的复制程度
生化（肝、肾功能等）	6个月一次	3个月一次	3个月一次	是否有肝炎活动
甲胎蛋白（AFP）	6个月一次	3个月一次	3个月一次	肝癌指标
腹部彩超	6个月一次	6个月一次	3个月一次	肝硬化、肝癌
肝硬度测定	6个月一次	6个月一次	3个月一次	肝纤维化指标
血常规	每年一次	6个月一次	3个月一次	脾功能亢进指标
乙肝两对半	每年一次	6个月一次	6个月一次	明确"大、小三阳"

四、预防控制措施

（一）管理传染源

1. 筛查与监测

乙肝病毒感染者的传染性高低取决于血液中的乙肝病毒核酸水平，在不涉及入托、入学、入职的健康体检和医疗活动中积极检测乙肝病毒标志物，做到早诊断、早治疗。对于首次确定 HBsAg 阳性者，如符合传染病报告标准，应按照规定向当地疾病预防控制中心报告。

2. 彻底治疗

根据患者实际病情对症治疗，降低体内病毒载量，如有可能应追求临床治愈，减少传播风险。

（二）切断传播途径

大力推广安全注射，使用一次性针头，不与他人共用注射器具。理发、刮脸、修脚、穿刺和文身等所用器具应严格消毒。性生活使用安全套。对于 HBsAg 阳性孕妇，应尽量避免羊膜腔穿刺，减少新生儿暴露于母体血液的机会。如工作需要与患者接触，应采取安全措施，如戴手套、面罩和穿防护衣，肝炎病房医疗器械应专用并定期进行消毒。

（三）接种疫苗

乙肝疫苗接种是预防和控制乙肝病毒感染最有效的措施。目前，我国使用的乙肝疫苗为基因重组疫苗，有效接种乙肝疫苗后保护效果一般至少可持续30年。乙肝疫苗的接种人群主要是新生儿，其次为婴幼儿，以及15岁以下未免疫人群和高危人群，未感染过乙肝病毒的妇女在妊娠期接种乙肝疫苗也被认为是安全的。乙肝免疫球蛋白也可用于乙肝的预防。

（四）其他

积极锻炼身体，保证良好睡眠，提高抗病能力。此外，应加强人群健康教育，提高群众自我保护意识，降低社会对乙肝患者的隐形歧视。

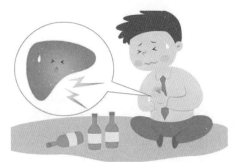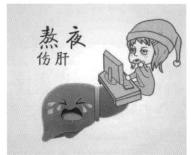

少饮酒、健康作息很重要

五、知识问答

1. 如何阅读乙肝检测结果？

"乙肝两对半"是临床检验乙肝的常见方法，"大三阳"和"小三阳"不能用来判断疾病严重与否，它仅反映人体携带乙肝病毒的一种状态。"乙肝两对半"包括五项内容：乙肝表面抗原（HBsAg），乙肝表面抗体（HBsAb），乙肝e抗原（HBeAg），乙肝e抗体（HBeAb），乙肝核心抗体（HBcAb）。

检测结果分为"大三阳""小三阳"。HBsAg、HBeAg、HBcAb，这三项检测结果为阳性，称为"大三阳"。通常讲，"大三阳"表示乙肝病毒在大量复制，传染性强，可出现在乙肝急、慢性期及乙肝病原携带者中。HBsAg、HBeAb、HBcAb，这三项检测结果为阳性，称为"小三阳"。"小三阳"表示身体的免疫系统正在杀死病毒。

未接触过乙肝病毒的人，这五项检查指标均为阴性。曾经接种过乙肝疫苗或感染后痊愈的人，HBsAb 呈阳性，表示对乙肝还有免疫能力。

2. 什么是慢性乙肝的临床治愈？

慢性乙肝的临床治愈是指完成有限疗程治疗后，达到 HBsAg 阴性、病毒 DNA 检测不到、肝脏生物化学指标正常的状态，终末期肝病发生率显著降低。临床治愈标志着慢性乙肝的持久免疫学控制，是目前国内外指南推荐的理想的疗效指标，而且是可及的目标。通常来说，年龄较轻、女性、HBeAg 阴性、治疗前 HBsAg 水平较低、乙肝病毒载量中低度复制、治疗过程中 HBsAg 下降较快、治疗 3~6 个月 HBsAg 下降 90% 以上、治疗过程中出现 ALT 升高、无乙肝家族病史的患者有望达到临床治愈。

3. 什么是乙肝歧视？

乙肝歧视是指中国社会现存的对健康无症状的乙肝病毒携带人群的一种歧视现象。在所有歧视中，最严重的是就业歧视。乙肝歧视是现代社会中规模罕见的群体性歧视和人道主义灾难，约 1 亿多人被排除在社会的边缘，人格和生存权利无法得到保障，乙肝因此被称为"中国第一病"。

一般认为，对乙肝认识的缺乏和传播途径的误解是歧视的主要原因。实际上，乙肝病毒主要通过血液传播，传播途径与艾滋病相同，在一起学习、工作、用餐均不会感染。WHO 指出，乙肝病毒"不会通过被污染的食物传播"。有专家提出，接吻亦不会传染。乙肝病毒携带者中 90% 以上不会发病，真正变成肝硬化、肝癌的不足 5%，而且现代医学可以阻断肝纤维化的过程，从而避免肝硬化。

4. 为什么乙肝难以"断根"？

这是由于乙肝病毒在肝细胞内复制，形成共价闭合环状 DNA（cccDNA），使得人体免疫系统无法进入肝细胞内将病毒清除。同时，乙肝病毒还能将自己的基因和肝细胞基因整合，让免疫系统难以分清"是敌是友"，从而达到与人体长期共存的状态。当免疫系统杀伤乙肝病毒时，其也会杀死含有病毒的肝细胞，造成轻重不一的炎症、纤维化，甚至肝硬化或诱发肝细胞癌。

5. 患了乙肝还能生育吗？

可以。建议患者进行抗病毒治疗，同时在婴儿出生后即刻给婴儿注射乙肝免疫球蛋白和乙肝疫苗，可最大程度避免婴儿因母婴垂直传播而感染上乙肝病毒。

第十六章　丙型肝炎

—— 被忽视的"沉默杀手"

同甲肝、乙肝相比，丙型病毒性肝炎（简称丙肝）并不为人熟知，这也导致丙肝一度被称为"非甲非乙型肝炎"。丙肝发病隐匿，不通过尽早的筛查很难发现，多数感染者不清楚自身感染状况，发现感染时往往病情已进展至肝纤维化或肝硬化，错失了最佳治疗时机。所以说，丙肝是个"沉默的杀手"。

从对一种神秘新病毒的早期搜索，到罪魁祸首的确定，再到有效治疗方法的开发，人类战胜丙肝的故事是一部一波三折的经典悬疑片和医学奇迹。自 1965 年起，科学家发现在输血后发生的肝炎样本中，有近 80% 的病例既不属于甲肝也不属于乙肝，直到漫长的 24 年后的 1989 年，科学家才正式分离出第三种肝炎病毒，并将其命名为丙型肝炎病毒（丙肝病毒）。2005 年，科学家们攻克"让活细胞被丙肝病毒感染"的难题，从此各实验室可以独自培养丙肝病毒，为开发直接抗病毒药物奠定了基础。专门针对丙肝病毒的直接抗病毒药物则始于 2011 年，美国食品和药物管理局（FDA）批准了第一批蛋白酶抑制剂，包括特拉匹韦（telaprevir）和波普瑞韦（boceprevir）。接下来的几年里，越来越多的抗丙肝病毒药物被开发，最终彻底改变了丙肝的治疗，让患者不再受干扰素副作用的困扰，甚至能达到 100% 的治愈率。在医学史上，只有屈指可数的慢性疾病能够被治愈，丙肝正是其中的一种，WHO更是把 2030 年消灭丙肝作为目标。

目前的治疗方法具有如此高的成功率，似乎丙肝的故事已经到了最后的篇章，然而它还没有结束。一是疫苗开发尚未取得成功，丙肝病毒的变异能力强，使疫苗研制工作变得复杂；二是尽管目前的抗病毒药物表现出很好的效果，但成本极高，这对许多患者构成了重大经济障碍。

一、概述

丙型病毒性肝炎，即丙型肝炎（简称丙肝），是由丙肝病毒（HCV）引起的以肝损伤为主的传染性疾病，急性期症状较轻，主要表现为疲乏、食欲减退、恶心等，也可没有任何症状或者仅仅感到乏力。丙肝慢性化程度高、危害大，有55%~85%的感染者转为慢性肝炎，并可能进一步发展为肝硬化、肝癌。

全球丙肝病毒的感染率约为3%，估计约1.8亿人感染。中国是丙肝高发国家，丙肝人群达到1 000万人左右。随着医疗技术的进步，直接抗病毒药物（DAAs）可以使丙肝治愈率达到100%，但目前尚无针对丙肝的有效疫苗。

二、病原与流行病学

（一）病原

丙肝病毒呈球形，为RNA病毒，基因易变异，目前可至少分为6种主要基因型（1~6型）和一系列的亚型（a、b、c等）。根据基因型分布情况，丙肝病毒基因1b型和2a型在我国较为常见。其中，1b型较多，约占总病例数的56.8%；其次为2型和3型，4型和5型非常少见，6型相对较少。而欧美国家多数为1型感染。不同基因型感染引起的临床过程和干扰素治疗反应表现不同。丙肝病毒目前被WHO列为一类致癌物。

丙肝病毒在体外环境中生存力弱，对一般化学消毒剂均敏感。甲醛熏蒸、100℃下持续加热5分钟等物理方法可灭活该病毒。

（二）流行病学

1. 传染源

丙肝的传染源主要为急、慢性丙肝患者和无症状的丙肝病毒携带者。慢性患者和病毒携带者作为传染源的意义更大。

2. 传播途径

丙肝的传播途径类似于乙肝，但患者体液中病毒含量较少，且该病毒对外界抵抗力较弱，传播途径较乙肝局限。

（1）输血及血制品曾是最主要的传播途径。输血后肝炎70%以上是丙肝，但随着筛查方法的改善，此传播方式已得到明显控制。但丙肝病毒抗体（抗HCV）阴性的病毒携带供血员由于尚不能筛除，其供血后仍有传播丙肝的可能，特别是对于反复输血或血制品者。此外，少数地区可能还存在不洁采血和不洁输血问题，也增加了感染机会。

（2）经破损的皮肤和黏膜传播是丙肝目前最主要的传播方式。包括使用非一次性注射器和针头，未经严格消毒的牙科器械、内镜，以及进行器官移植、骨髓移植、血液透析和内镜介入等侵袭性操作。共用剃须刀、共用牙刷、修足、文身和穿耳环孔等也是潜在的经血传播方式。静脉注射毒品时共用注射器和不安全注射是目前发现的最主要的传播方式。

（3）性传播途径，同时伴有性传播疾病者如艾滋病病毒感染者，则传播的危险性更高。

（4）丙肝病毒也可以经胎盘垂直传播，母婴传播的时机主要在分娩或哺乳期。

此外还可能存在其他途径，部分散发性丙肝的传播途径不明。

值得注意的是，在日常工作生活中，拥抱、打喷嚏、咳嗽、进食、饮水、共用餐具和水杯、无皮肤破损及其他血液暴露的接触一般不传播，因此无须过分担忧。日常家庭生活的频繁接触，感染风险也较小。

3. 易感人群

人类对丙肝普遍易感。下列几类人群是丙肝病毒感染的高危人群：经静脉吸毒的人群、艾滋病病毒感染者、多个性伴侣及同性恋者、长期血液透析的患者、丙肝患者子女、器官移植或骨髓移植者、发生意外针刺伤或接触丙肝病毒污染血液的卫生工作者、丙肝患者的性伴侣。

丙肝病毒抗体为非保护性抗体，机体感染病毒痊愈后产生的抗体对不同株无保护性免疫。

4. 流行特征

丙肝呈全球性流行，是欧洲各国及美国、日本等国家终末期肝病的最主要原因。中国是丙肝高发国家，丙肝感染有"三高""三低"的特点，即症状隐匿性高、漏诊率高、慢性丙肝比例高，疾病认知程度低、诊断率低、接受抗病毒治疗的比例低。

三、临床表现、诊断及治疗

（一）临床表现

丙肝的潜伏期为 2 周 ~6 个月，一般在感染后 1~2 周即可在感染者体内检测到病毒。其临床症状一般较轻，隐性感染及无症状慢性丙肝多见。40%~75% 的急性丙肝患者无明显症状。

1. 急性丙肝

多数患者无明显症状，表现为隐匿性感染。若有症状则以全身乏力为最主要表现，还可出现食欲下降、恶心、腹胀、右季肋部疼痛等，少数伴有低热，轻度肝肿大，部分患者会出现脾肿大，少数患者会出现黄疸。

2. 慢性丙肝

大多数慢性丙肝患者无症状或有非特异性症状，例如慢性疲劳和抑郁。其症状通常是隐匿性的，进展缓慢，一般在献血或体检时发现。

3. 伴随症状

少数急性丙肝患者若表现为肝衰竭，则可有中毒性鼓肠、肝臭、肝肾综合征等症状出现。少数慢性丙肝患者可出现肝外表现，包括类风湿关节炎、眼口干燥综合征、扁平苔藓、肾小球肾炎、混合型冷球蛋白血症、B 细胞淋巴瘤和迟发性皮肤卟啉症等。

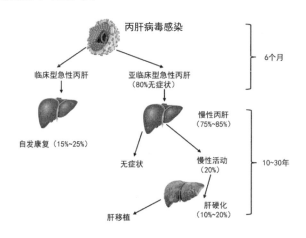

丙型肝炎自然病程

（二）诊断

1. 急性丙肝

（1）流行病学史：有明确的就诊前 6 个月以内的流行病学史，如输血史、应用血液制品史及不安全注射、文身等其他明确的血液暴露史。

（2）符合急性丙肝的临床表现。

（3）实验室检查：ALT 可呈轻度和中度升高，也可在正常范围之内；有明确的检测结果（6 个月以内抗 HCV 和 / 或病毒核酸检测阳性）；部分患者病毒核酸可在 ALT 恢复正常前转阴，但也有 ALT 恢复正常而核酸持续阳性者。

只要核酸检测（HCV-RNA）阳性，就可以诊断。

2. 慢性丙肝

（1）感染超过 6 个月，或有 6 个月以前的流行病学史，或感染日期不明。

（2）抗 HCV 或核酸检测阳性，肝脏组织病理学检查符合慢性肝炎。

3. 鉴别诊断

此病与乙肝均可慢性化，故主要应与乙肝鉴别。

抗 HCV 与核酸检测（HCV-RNA）结果的临床意义

抗 HCV	HCV-RNA	临床意义
–	–	未感染 HCV
–	+	（1）急性感染、血清学阴性窗口期；（2）免疫抑制患者 HCV 感染；（3）HCV 感染时抗 HCV 假阴性
+	+	急性或慢性 HCV 感染
+	–	既往有 HCV 感染，自发清除病毒或经治疗已痊愈

注：– 表示检测结果为阴性；+ 表示检测结果为阳性。

（三）治疗

抗病毒治疗是核心，根据患者具体情况辅以其他综合性治疗，包括合理的休息和营养、心理平衡、改善和恢复肝功能、调节机体免疫和抗纤维化治疗等。

1. 一般治疗

（1）适当休息：症状明显或病情较重者应卧床休息，病情轻者以活动后不觉疲乏为度。

（2）合理饮食：目前国内外均有肝病相关营养指南可供参考。适当的高蛋白、高热量、高维生素且易消化的食物有利于肝脏修复。避免过度补充营养造成脂肪肝，同时应避免饮酒。

（3）心理平衡：患者要树立正确的疾病观，对肝炎治疗应有耐心和信心。

2. 对症治疗

抗炎保肝药是指具有改善肝脏功能、促进肝细胞再生或增强肝脏解毒功能等作用的药物，常用的有抗炎类药物如甘草酸类制剂、肝脏细胞膜修复保护剂、解毒类药物、抗氧化类药物、利胆类药物、抗纤维化药物等。

3. 抗病毒治疗

（1）直接抗病毒药物（DAAs）治疗：随着大量直接抗病毒药物的陆续问世，直接抗病毒药物已成为丙肝病毒感染的首选治疗方案，开辟了丙肝抗病毒治疗的新纪元。目前国内批准上市且纳入医保报销的药物主要有三种：索磷布韦 / 维帕他韦（丙通沙）、索磷布韦 / 来迪派韦（夏帆宁）、格拉瑞韦 / 艾尔巴韦（择必达）。基因 1b 型丙肝患者三种药物都可以选用，非 1b 型患者选用索磷布韦 / 维帕他韦。

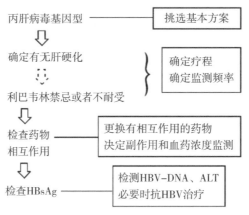

我国慢性丙肝患者直接抗病毒药物治疗简易流程

（2）干扰素联合利巴韦林（PR）治疗：PR 方案在欧美国家的相关指南中已很少被提及。而在我国，由于直接抗病毒药物的可及性还需要解决，PR 方案仍有一定的需求，对于经济困难人群和部分特殊人群，普通干扰素联合利巴韦林仍是一种治疗方案。严格掌握适应证、禁忌证，并在治疗过程中监测相关疗效和副作用，多数患者仍能取得良好效果。

4. 预后

部分急性丙肝患者可自发清除病毒，多发生在 3 个月内。慢性丙肝预后与病毒是否清除有关，如果病毒持续存在，有发生肝硬化和肝癌的风险。发展为肝硬化时，易发生腹水、食管胃底静脉曲张出血等，以及肝细胞癌。丙肝感染后体内抗 HCV 不是保护性抗体，痊愈后可再次患病。

四、预防控制措施

由于丙肝症状不明显，容易被忽视，所以要做到早检测、早诊断、早治疗，才能最大限度地提高治愈率，降低复发率。

（一）管理传染源

1. 隔离传染源

丙肝患者采取血液 – 体液隔离措施，住院治疗期间，同种病原体感染者可同室隔离。慢性患者和携带者可根据病毒复制指标评估传染性大小，符合抗病毒治疗情况的尽可能给予抗病毒治疗，有助于降低感染者的传染性。

2. 特殊职业人群管理

对托幼保育人员应加强入职前体检，如为病毒性肝炎患者，应避免从事如幼师等托幼保育工作。一般建议是凡现症感染人员，还不应从事食品加工、饮食服务等工作。也有人认为，除国家规定的情况外，不得以乙肝、丙肝病毒携带为理由拒收应聘者。但无论如何，对筛查发现的肝炎病毒感染者应加强健康教育，使其掌握防止疾病传播的知识。

3. 严格筛选献血员

通过检测血清抗 HCV、ALT 和 HCV–RNA，严格筛选献血员，不合格者不得献血。

4. 对高危人群筛查

根据中华人民共和国卫生行业标准《丙型病毒性肝炎筛查及管理》，对丙肝高危人群进行筛查及管理。

（二）切断传播途径

1. 切断经血制品传播，防止医院感染

加强血制品筛查管理，每一个单元血液都要通过最灵敏的方法检测 HBsAg 和抗 HCV，有条件时应同时进行核酸检测（HBV – DNA 和 HCV – RNA）。提倡使用一次性医疗器材，对重复使用的医疗器械应严格灭菌。各种医疗器械以及用具实行一用一消毒措施。医务人员应严格执行医院感染控制的标准预防制度，接触患者后应用肥皂和流动水洗手，对血液以及体液污染物应严格消毒处理。

2. 预防经皮肤和黏膜传播

推行安全注射和标准预防，严格执行《医院感染控制规范》和《消毒技术规范》，使用一次性注射器，对牙科器械、内镜等医疗器具应严格消毒。医务人员接触患者血液及体液时应戴手套。对静脉吸毒者进行心理咨询和安全教育，劝其戒毒。不共用剃须刀及牙具等，理发用具、穿刺和文身等用具应严格消毒。

3. 预防性接触传播

对男男同性性行为和有多个性伴侣者应定期检查。丙肝感染者建议使用安全套。对青少年应进行正确的性教育。

4. 预防母婴传播

已知感染丙肝病毒的育龄妇女，在怀孕前应进行抗病毒治疗以减少母婴传播风险。由于缺乏安全性和有效性数据，孕期不主张进行抗病毒治疗。哺乳不是感染丙肝病毒女性的禁忌，但当哺乳期女性乳头出现裂口、损伤或出血，或合并感染艾滋病病毒时，不应哺乳。对 HCV-RNA 阳性的孕妇，应避免羊膜穿刺，尽量缩短分娩时间，保证胎盘的完整性，减少新生儿暴露于母血的机会。

5. 监督管理及日常生活细节

应加强托幼保育单位以及其他服务行业的监督管理，严格执行餐具、食具消毒制度。理发、美容、洗浴等用具应按规定消毒处理。平时注意养成良好的个人卫生习惯，不要混用剃刀、牙刷，不接受用具未经消毒的文身、穿耳、修足等，女性感染者在月经期间应小心处理内裤、卫生巾等。

（三）保护易感人群

目前尚无有效的预防性丙肝疫苗可供使用。对于易感人群，拒绝毒品、合理安全用血、拒绝不安全性行为、做好个人防护是预防丙肝的根本措施。

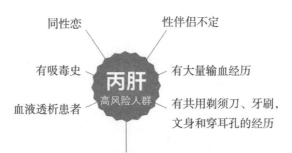

同性恋　　　　　　　性伴侣不定

有吸毒史　　　**丙肝**　　有大量输血经历
　　　　　　高风险人群

血液透析患者　　　　有共用剃须刀、牙刷、
　　　　　　　　　　文身和穿耳孔的经历

使用过未经严格消毒的牙科器械、内镜、
针刺等医疗用品，有过带侵袭性的操作

丙肝高风险人群及时进行丙肝筛查

五、知识问答

1. 孕妇或母乳喂养会将丙肝病毒传给婴儿吗？

丙肝可以通过母婴途径传播，传播概率为5%~10%。丙肝病毒可通过胎盘或者分娩过程感染新生儿，建议感染了丙肝的妇女在治愈前应尽量避免怀孕。如在怀孕后查出感染了丙肝病毒，应及时咨询专科医生，必要时可对婴儿进行丙肝检测。

目前没有证据证实母乳喂养可以传播丙肝，但乳头有破损时，要尽量避免母乳喂养。

2. 工作和日常生活接触会不会传染丙肝？

工作和日常生活接触，如握手、拥抱、礼节性亲吻，共用餐具和水杯，共用劳动工具、办公用品、钱币，以及其他无皮肤破损或血液暴露的接触，一般不会传播丙肝病毒。和丙肝患者一起吃饭不会传染丙肝，因为丙肝病毒不通过消化道传播。目前没有证据证实丙肝可以通过蚊虫叮咬传播，也没有发现因蚊虫叮咬感染丙肝的病例。

3. 什么情况下应考虑做丙肝检查？

因为丙肝症状并不明显，肝脏的病变程度与症状不一致，等到出现明显症状时已经发展到疾病的晚期，延误治疗时机也会影响治疗效果。因此，有下列情况应考虑到医院做 HCV-RNA 检查：① 曾接受过输血、器官移植或其他手术；② 与他人共用过注射器；③ 长期接受血液透析；④ 曾使用未经严格消毒的器具文身、穿耳孔等；⑤ 曾使用未经严格消毒的医疗器械进行有创操作，如牙科治疗、内镜检查等；⑥ 曾与丙肝病毒感染者发生性行为，且没有使用安全套；⑦ 有多位性伴侣或男男性行为，且没有使用安全套；⑧ 怀孕前或怀孕期间感染了丙肝病毒的妇女所生的孩子。

一般各地传染病医院、综合性医院肝病专科门诊和疾病预防控制机构都可以做丙肝检测。主动寻求咨询和检测可以尽早诊断、及时治疗丙肝，使受检者（特别是感染者）得到心理支持和预防指导。

第十七章　梅毒
——性病界的超级"模仿大师"

梅毒在古代被称为"花柳病"或"杨梅疮"，顾名思义，就是寻花问柳染上的疾病，多数青楼女子最终都死于花柳病的折磨。这些名字听起来"风花雪月"，实际上该病十分凶险，主要通过性交、血液（比如输血、共用注射器吸毒等）传播，甚至会牵连小孩——孕妇感染梅毒会通过胎盘传染给胎儿。梅毒几乎可累及人体所有组织器官，因此临床表现多样，是个"伪装者"或"模仿大师"，可模拟几乎任何皮肤病或全身性疾病，如银屑病、病毒疹、体股癣、阴囊湿疹、生殖器疱疹、斑秃、疱疹性咽峡炎、肿瘤等。

在艾滋病出现之前，梅毒可谓是性病界的"一哥"。这事还得从大航海时代说起。公元1493年，哥伦布的船队从美洲满载而归返回西班牙，除了各种奇珍异宝外，还带回了一种可怕的疾病——梅毒。由于和当地印第安土著有染，部分水手出现了皮肤溃烂、四肢水肿和精神错乱等症状，连哥伦布本人也未能幸免。梅毒由此在欧洲传播开来。

公元1494年，野心勃勃的法国国王查理八世带着一万多名来自欧洲各国的雇佣兵占领了意大利的那不勒斯。占领者们夜夜笙歌，军队中很快就暴发了梅毒，士兵们身上长满了腐臭的脓包，战斗力锐减，查理八世不得不撤军。遣散后的雇佣兵又把梅毒带回了各自国家，该病短短几年就开始在欧洲各地暴发。

1498 年，梅毒被葡萄牙航海家达伽马的船队带到了印度，开始了"亚洲之旅"。1520 年前后，作为中国通商口岸的广州也出现了这种病，被中国人称为"广疮"；又因为疮疡形似杨梅而被称为"梅毒"。梅毒的传播途径和症状过于羞耻，所以各国纷纷围绕病毒的归属展开"攻击"，如称为"高卢病""那不勒斯病""法国病"等。

由于此前缺乏有效治疗手段，梅毒一直肆虐了几百年。历史上，感染梅毒的名人数不胜数，如莫扎特、舒伯特、贝多芬、莎士比亚、福楼拜、莫泊桑、尼采、路易十四、梵高等。该病甚至影响了人类的审美。我们在欧洲历史剧中看到那些贵族带着夸张无比的假发，就是法国国王路易十四因梅毒而脱发后发明的，结果一不小心成为当时欧洲贵族社会的时尚。

在医学和科学尚不发达的年代，人们治疗梅毒的方法也是五花八门，如用热熨斗烫、用水银熏蒸等，后者效果很"显著"，因为患者很快就死于汞中毒，再也不用担心梅毒的困扰了。直到 1928 年青霉素问世，梅毒才算有了治疗的特效药，从此人们再也不用谈"梅"色变了。虽然说现在梅毒已经没有那么可怕，但大家还是要注意预防，保持健康的性行为和卫生习惯，才能让自己远离疾病的困扰。

一、概述

梅毒是由梅毒螺旋体感染引起的一种慢性、系统性的性传播疾病，可引起人体多系统多器官损害。临床上一般分为三期，一期梅毒若未治疗或治疗不彻底，就会引发二期甚至三期梅毒，最终导致组织破坏、功能失常，甚至危及生命。梅毒是人类独有的疾病，感染梅毒的人的皮损及其分泌物、血液中均含有梅毒螺旋体。

梅毒呈世界性流行，据 WHO 估计，全球每年约有 1 200 万新发病例，主要集中在南亚、东南亚和次撒哈拉非洲。近年来，梅毒在我国增长迅速，已成为报告病例数最多的性病。所报告的梅毒病例中，潜伏梅毒占多数，一、二期梅毒也较为常见，先天梅毒报告病例数也在增加。

二、病原与流行病学

（一）病原

梅毒螺旋体是梅毒的病原体，因其透明，不易着色，故又称苍白螺旋体。

梅毒螺旋体须在活细胞内生长繁殖，离开人体后在外界不易存活，阳光、干燥、沸水、肥皂和常用普通消毒剂都能轻易杀死它。血液中的梅毒螺旋体 4 ℃放置 3 天后可死亡，故血库中的血液冷藏 3 天以上即无传染梅毒的危险。梅毒螺旋体加热至 50 ℃ 5 分钟后也可死亡。此外，其对青霉素、四环素、红霉素及砷制剂敏感。

（二）流行病学

1. 传染源

显性（有症状）和隐性（无症状）梅毒患者是传染源。梅毒感染早期传染性最强，而感染 4 年以上者性传播的传染性则大为减弱。

2. 传播途径

主要传播途径是性传播、母婴传播与血液传播，其他途径包括密切接触传播（接吻、哺乳，或接触污染衣物、用具而感染）。性接触是梅毒的主要传播途径，占病例的 95% 以上。患有梅毒的孕妇可通过胎盘将病原体传播给胎儿，引起胎儿宫内感染，可导致流产、早产、死胎或分娩胎传梅毒儿。

3. 易感人群

高风险人群主要包括母亲患梅毒的胎儿、有不安全性行为史的人群、性伴侣有感染史或有多个性伴侣史的人群等。

三、临床表现、诊断及治疗

（一）临床表现

根据传播途径的不同，梅毒可分为获得性（后天性）和胎传（先天性）梅毒；根据病程的不同，又可分为早期梅毒和晚期梅毒。

梅毒的分类分期

病　因	病　程	类　型
获得性梅毒（后天性梅毒）	早期梅毒（病程≤2年）	一期梅毒
		二期梅毒
		早期潜伏梅毒
	晚期梅毒（病程＞2年）	三期皮肤、黏膜、骨骼梅毒
		心血管梅毒
		神经梅毒
		晚期潜伏梅毒
胎传梅毒（先天性梅毒）	早期先天性梅毒（≤2岁）	—
	晚期先天性梅毒（＞2岁）	皮肤、黏膜、骨骼梅毒
		心血管梅毒
		神经梅毒
		潜伏梅毒

1. 一期梅毒

感染梅毒螺旋体后的2～4周，出现早期的皮损，一般是无痛性丘疹，随后表面发生坏死，形成典型的边缘隆起的溃疡，摸起来硬度和软骨差不多，称硬下疳。硬下疳传染性极强，常为单发，也可多发，多见于外生殖器部位，如阴茎、龟头、冠状沟、包皮、尿道口、大小阴唇、阴蒂、宫颈、肛门、肛管等，也可见于唇、舌、乳房等处。出现硬下疳后1～2周，部分患者出现腹股沟或近卫淋巴结肿大，可单个也可多个，肿大的淋巴结大小不等、质硬、不粘连、不破溃、不痛。有一部分被感染的人可无典型的硬下疳病史。硬下疳不经治疗亦可自行消退。

2. 二期梅毒

二期梅毒通常是在硬下疳出现之后的3～12周发生，病期2年内，是梅毒螺旋体经血液和淋巴传播全身引起各脏器出现多数小病灶，常累及皮肤、黏膜、骨骼、内脏、感觉器官及神经系统。二期梅毒也可以和一期梅毒同时出现，或在一期梅毒硬下疳消退6个月后出现。

二期梅毒出现的梅毒疹，其表现可以各种各样，最常见的是一种泛发的鳞屑性丘疹，不伴有瘙痒，比如面部环状丘疹、手足表面领圈状鳞屑。也有部分二期梅毒患者在肛门周围或外阴处出现扁平湿疣，这是二期梅毒的独有标志。还有其他症状，如乏力、发热、咽喉疼痛、肌肉疼痛、结膜炎、全身淋巴结肿大等。这些临床表现，可以持续几周到几个月。而且这些症状消退后，大概四分之一的人会复发。

如果这个阶段还没有及时治疗，就进入潜伏梅毒阶段。这个阶段，指的是皮损消失后至晚期临床表现出现之前，可持续 2~20 年不等，甚至更久。潜伏期的梅毒，虽然没有症状，但抽血检查为阳性，可以传染给胎儿。

3. 三期梅毒

感染后 3~5 年，将近 30% 没有治疗的患者会出现三期梅毒，也就是晚期梅毒。

（1）结节性梅毒疹：发生在头面部、肩部、背部，表现为呈簇状排列的铜红色结节。

（2）梅毒瘤（梅毒性树胶肿）：破坏性最大的一种损害。典型损害为 2~10 厘米的马蹄形溃疡，边缘锐利，表面有黏稠树胶状分泌物。口腔黏膜损害可导致发音、吞咽困难。

（3）骨梅毒及其他内脏梅毒：累及骨骼及关节、眼睛、呼吸道、消化道、肝脾、泌尿生殖系统及内分泌腺等。

（4）神经梅毒：可出现头痛、呕吐、颈项强直、偏瘫、失语、癫痫性发作等，也可为慢性或无症状性神经梅毒，仅有脑脊液异常。

（5）心血管梅毒：在没有治疗的患者中，会有 8%~10% 的患者出现心血管梅毒，可发生单纯性主动脉炎、主动脉瓣闭锁不全、主动脉瘤等。

（二）辅助检查

实验室检查是确诊梅毒的"金标准"。在诊断梅毒的过程中，关键是发现梅毒螺旋体。

1. 暗视野显微镜检查

取患者的可疑皮损（如硬下疳、扁平湿疣、湿丘疹等），在暗视野显微镜下检查，见到运动的梅毒螺旋体，可作为梅毒的确诊依据。

2. 梅毒血清学试验

梅毒血清学试验方法很多，所用抗原有非螺旋体抗原（心磷脂抗原）和梅毒螺旋体特异性抗原两类。前者有快速血浆反应素环状卡片试验（RPR）、甲苯胺红不加热血清学试验（TRUST）等，可做定量试验，用于判断疗效、判断病情活动程度。后者有梅毒螺旋体颗粒凝集试验（TPPA）、梅毒螺旋体酶联免疫吸附试验（TP-ELISA）等，特异性强，用于梅毒感染的确诊。

梅毒螺旋体 IgM 抗体检测：感染梅毒后，首先出现 IgM 抗体，随着疾病发展，IgG 抗体随后才出现并慢慢上升。经有效治疗后，IgM 抗体消失，IgG 抗体则持续存在。梅毒 IgM 抗体不能通过胎盘，如果婴儿 IgM 阳性则表示婴儿已被感染，对诊断婴儿的胎传梅毒意义很大。

3. 脑脊液检查

梅毒患者出现神经症状者，或者经过敏感抗生素治疗无效者，应做脑脊液检查。这一检查对神经梅毒的诊断、治疗及预后的判断均有帮助。检查项目应包括细胞计数、总蛋白测定等。

4. 影像学检查

X 线摄片、心脏彩超、CT 和 MRI 检查分别用于骨关节梅毒、心血管梅毒和神经梅毒的辅助诊断。

（三）诊断

1. 通过询问相关病史、体格检查、实验室检查以进行诊断

应询问是否有不安全的性接触史、孕产妇梅毒感染史、输注血液史等。应检查有无各期梅毒相应的临床表现，如为潜伏梅毒则无明显临床表现。一期梅毒可直接从病灶皮肤黏膜损害处取渗出物，暗视野显微镜下见活动的梅毒螺旋体即可确诊。各期梅毒均可通过血清学和 / 或脑脊液检查诊断。妊娠合并梅毒以潜伏梅毒多见，因此血清学检查非常重要。

2. 鉴别诊断

一期梅毒硬下疳应与软下疳、固定性药疹、生殖器疱疹等鉴别。一期梅毒近卫淋巴结肿大应与软下疳、性病性淋巴肉芽肿引起的淋巴结肿大相鉴别。二期梅毒的皮疹应与玫瑰糠疹、多形红斑、花斑癣、银屑病、体癣等鉴别，扁平湿疣应与尖锐湿疣相鉴别。

（四）治疗

1. 治疗原则

梅毒不能自愈，病程长会造成严重后果。患者和性伴侣都需要接受严格的检查和治疗。早期发现，及时正规治疗，对预后影响很大。

青霉素如水剂青霉素、普鲁卡因青霉素、苄星青霉素等为不同分期梅毒的首选药物，应遵循及早、足量、规范的治疗原则。青霉素过敏者通常选择头孢曲松钠等作为替代药物，有时也会建议用四环素类和大环内酯类药物，但疗效较青霉素差。孕妇、儿童、肝肾功能不全者禁用四环素类药物。早期梅毒经彻底治疗可临床痊愈，消除传染性。晚期梅毒治疗可消除组织内炎症，但已破坏的组织难以修复。定期检查、随访，是监测和保证治疗效果的重要环节。

2. 警惕"吉海反应"

梅毒治疗首次用药后数小时内，可能出现发热、头痛、关节痛、恶心、呕吐、梅毒疹加剧等情况，属"吉海反应"，症状多会在 24 小时内缓解。为了预防发生"吉海反应"，青霉素可由小剂量开始逐渐增加到正常量；对神经梅毒及心血管梅毒，可以在治疗前给予一个短疗程泼尼松，分次给药，抗梅治疗后 2~4 天逐渐停用。皮质类固醇可减轻"吉海反应"的发热症状，但对局部炎症反应的作用则不确定。

3. 一期、二期或早期潜伏梅毒

（1）推荐方案：苄星青霉素 240 万单位，分为双侧臀部肌肉注射，每周 1 次，共 2 次；或普鲁卡因青霉素 G 每天 80 万单位，肌肉注射，连续 15 天。

（2）替代方案：头孢曲松 0.5~1 克，每日 1 次，肌肉注射或静脉给药，连续 10 天。对青霉素过敏者，多西环素 100 毫克，每日 2 次，连服 15 天；或盐酸四环素 500 毫克，每日 4 次，连服 15 天（孕妇、儿童、肝肾功能不全者禁用四环素类药物）。

4. 晚期梅毒及二期复发梅毒

晚期梅毒主要包括三期皮肤黏膜、骨梅毒，三期潜伏梅毒或不能确定病期的潜伏梅毒。

推荐方案：苄星青霉素 240 万单位，分为双侧臀部肌肉注射，每周 1 次，共 3 次；或普鲁卡因青霉素 G 每天 80 万单位，肌肉注射，连续 20 天为 1 个疗程，可考虑给 2 个疗程，疗程间停药 2 周。对青霉素过敏者，可选用多西环素 100 毫克，每日 2 次，连服 30 天；或盐酸四环素 500 毫克，每日 4 次，连服 30 天。

5. 其他类型梅毒

妊娠期新确诊患梅毒的孕妇应按相应梅毒分期治疗。治疗原则与非妊娠患者相同，但禁用四环素、多西环素，治疗后每月做 1 次梅毒血清学试验，观察有无复发及再感染。针对心血管梅毒、神经梅毒、眼梅毒、早期胎传梅毒（≤ 2 岁）、晚期胎传梅毒（> 2 岁）、梅毒患者合并艾滋病病毒感染的治疗，具体剂量遵医嘱。

6. 日常护理

注意保护皮肤损害部位，禁止搔抓。做好自身的消毒、隔离，严防传染。个人物品须专用，避免与他人交叉共用。用过的衣物应先消毒后清洗，生活用品定期消毒。保持外阴清洁、卫生，每日用消毒液擦洗外阴及其他部位的溃疡面。以清淡饮食为主，忌饮酒、浓茶及咖啡。加强营养，增强机体免疫力，提高治疗效果。

四、预防控制措施

预防梅毒首先要杜绝不良的性生活，在性行为过程中要坚持全程规范使用安全套。

（一）控制传染源

梅毒患者是梅毒的主要传染源，早期发现、早期治愈是消除传染源的根本办法。治疗期间避免性生活。如果在梅毒发病初期积极治疗，一般预后效果很好。查找患者所有性接触者（配偶或性伴侣），进行预防检查，追踪观察并进行必要的治疗，未治愈前同样禁止性行为。对可疑患者均应进行预防检查，做梅毒血清试验，以便早期发现患者并及时治疗。对患梅毒的孕妇，应及时给予有效治疗，以防止将梅毒传染给胎儿。未婚的梅毒感染者，最好治愈后再结婚。若有可疑梅毒接触史或不安全性接触史，应及时进行梅毒血清学试验，以便及时发现，及时治疗。

（二）切断传播途径

梅毒主要通过性生活传播。不与感染者发生性关系，采取有保护性的性行为，安全、科学使用安全套。要养成良好的卫生习惯，不到无卫生保障的公共浴池洗澡，不与他人同盆而浴，不与他人共用牙刷、剃刀、餐具等，内裤、毛巾等个人物品及时单独清洗，煮沸消毒。

（三）做好个人防护

洁身自好，避免不洁性行为，在与不熟悉的性伴侣同房时一定要进行安全防护，比如戴避孕套等。提倡进行婚前、孕前和产前检查，防止胎传梅毒发生。还要注意经血液传播的危险因素，避免共用注射器，避免不卫生文身等，应到正规的机构献血以防止反复利用的抽血针头致梅毒螺旋体交叉感染。

五、知识问答

1. 旅行外出住酒店会不会感染梅毒？

梅毒螺旋体不是寄生虫，不会趴在我们的皮肤上随时准备进攻下一个宿主，也没有能力仅凭自己的力量就穿透我们正常的皮肤黏膜。所以，日常生活的接触是不会感染梅毒的，比如握手、用酒店的生活用品等。所以说，住酒店一般不会感染梅毒。

2. 生活中应该怎么预防梅毒？

预防梅毒首先要杜绝不良的性生活，在性行为过程中要坚持全程规范使用安全套。在日常的生活中，还要注意卫生习惯，要注意私处的清洁。准备结婚的青年男女，双方要做到婚前进行梅毒检查，同时女方如果准备怀孕，也要进行梅毒的筛查和检测。最后就是要注意经血传播的危险因素，避免通过输血和使用消毒不规范的医疗器械等感染梅毒。

除性行为之外，梅毒传播的常见原因还有：与梅毒患者共用注射器、粉刺针、剃须刀、文眉刀等器具；去非正规医疗机构进行打耳洞、文身、美牙或整牙等有创美容或治疗；使用的医疗器械未消毒好。如发生上述暴露情况，要及时清洗暴露的部位，给予240万单位的青霉素肌肉注射，并随访复诊。

3. 梅毒是不治之症吗？

梅毒并非不治之症，它是可以根治且早期容易治疗的。梅毒螺旋体对周围环境十分敏感，是一种非常弱小的病菌，目前多用青霉素治疗。梅毒治愈后，血液检测时梅毒抗体仍为阳性。这种终身抗体阳性的情况可能会影响求职、工作和生活。因此要注意洁身自好，且得病后不要讳疾忌医拖延病情。

4. 发生一次无保护性行为就会感染梅毒吗?

仅有一次无保护性行为,也有可能感染梅毒。梅毒患者生殖器上的溃疡、皮肤黏膜上的皮疹,都存在梅毒螺旋体。在性行为的过程中,如果直接接触到了这些部位的分泌物,就有发生梅毒感染的可能。因此,在有过一次无保护性行为后,建议及时到医院专科进行检查,不要等到出现相关症状后才想到就医。

第十八章 淋病
—— 私处流脓的难言之隐

淋病是人类最早有记载的古老疾病之一,《圣经·利未记》中就将其记载为"漏症"。希波克拉底(公元前 400 年)把它称作"维纳斯病"(维纳斯是古罗马神话中的爱神),意即性传播所致。公元 2 世纪,希腊医生用希腊文"Gonorrhea"来形容淋病,意思是"生殖器上的流淌",形象地描述了淋病的最常见症状——大量稀薄黏液和脓性分泌物。

历史上最著名的淋病感染记载莫过于英国家喻户晓的文学大师、传记家詹姆斯·博斯威尔(James Boswell, 1740—1795)的个人日记,他记录了自己患淋病的症状、治疗、19 次重复感染和并发症的全过程,最后他死于淋病。而他妻子是无症状感染者,曾在 9 次怀孕中 4 次流产。直到 1879 年,德国医生奈瑟(Neisser)才发现了淋病是由一种细菌感染引起的,这种病原体也被命名为淋病奈瑟球菌。

明代言情小说《金瓶梅》第七十九回"西门庆食欲丧命"中,描述了西门庆死前的临床表现,包括肾囊肿痛、溺尿甚难、龟头生出疳疮。书中的医生吴神仙先诊了脉息,说道"官人乃是酒色过度,肾水竭虚"。小说作者有诗云:"醉饱行房恋女娥,精神咀脉暗消磨。遗精溺血流自浊,灯尽油干肾水枯。"以现代医学观点来看,西门庆当年 33 岁,有多个性伴侣,就其症状而言,不像梅毒,很可能是感染淋病(淋菌性尿道炎),有排尿困难和尿道分泌物,同时伴发附睾炎(阴囊肿痛)和淋菌性皮炎(疳疮)。推测西门庆的淋菌性尿道炎已发展到慢性,他的死因有可能是败血症并发淋菌性心内膜炎。

一、概述

淋病是由淋病奈瑟球菌引起的以泌尿生殖系统化脓性感染为主要表现的性传播疾病。男性最常见的表现是尿道炎，常能够被及时诊断和治疗；而在成年女性中，淋病奈瑟球菌感染的临床症状则不典型，多在出现并发症如盆腔炎时才能被发现，以致形成输卵管瘢痕，引起不孕或异位妊娠。

淋病在世界范围内流行非常广泛。根据 WHO 报告，2020 年全球约有 8 240 万人感染淋病，青壮年性活跃人群是高发人群。在全球范围内，淋病是流行率排第二位的性传播疾病。2021 年我国新报告的淋病病例有 12 万多例，居乙类传染病的第四位，因此该病是我国需要重点防治的传染病。

二、病原与流行病学

（一）病原

淋病奈瑟球菌，也称淋球菌，是革兰氏阴性双球菌，常成对排列，邻近面扁平或稍凹陷，像两粒豆子对在一起。最适宜在潮湿、35 ℃、含 5% 二氧化碳的环境中生长。

淋球菌对外界抵抗力差。其怕干燥，在干燥环境中 1~2 小时即可死亡，如附着于衣裤和被褥上，则能生存 18~24 小时，在厚层脓液或湿润的物体上可存活数天。高温或低温条件都易失活，该菌在 50 ℃仅能存活 5 分钟。对各种化学消毒剂的抵抗力也很弱，如在普通的洁尔阴洗液作用下 1 分钟内即被杀灭。

（二）流行病学

1. 传染源

人是淋球菌的唯一宿主，淋球菌感染者是传染源。

2. 传播途径

淋病主要通过性接触传播，可通过不洁的性交或其他性行为而传染。还可通过间接接触传播，主要是接触患者含淋球菌的分泌物或污染的用具。此外，新生儿经过患有淋病母亲的产道时，眼部也可发生新生儿淋菌性结膜炎。

3. 易感人群

母亲有淋病史的新生儿，有不安全性行为史、性伴侣感染史或多性伴侣史的人群感染风险较高。

三、临床表现、诊断与治疗

（一）临床表现

淋病的潜伏期一般为 1~10 天，平均 3~5 天，潜伏期患者也具有传染性。

男性患者主要表现为尿道口有脓性分泌物流出，常伴有尿道痛等症状。女性患者主要表现为宫颈炎，阴道有脓性或者血性分泌物流出。因女性早期症状不明显，如延误病情可引起淋菌性盆腔炎，从而导致不孕、宫外孕等。

（1）成人男性淋病：开始表现为尿道口灼热、发痒、红肿，有少量黏液分泌物流出。几天后症状加重，分泌物变为黄白色脓性，且量增多。可有尿痛、排尿困难等尿道刺激症状。一般全身症状较轻，少数患者可有发烧、全身不舒服、食欲差等症状。若未治疗，一般 10~14 天后症状逐渐减轻，1 个月后症状基本消失。但是需要注意的是此时并不是痊愈，病菌可继续沿生殖道上行。

（2）成人女性淋病：60% 的女性感染淋病后无症状或症状轻微，表现为宫颈炎、尿道炎、尿道旁腺炎、直肠炎、前庭大腺炎等。其中，淋球菌性宫颈炎最常见，表现为黏液性分泌物转变为脓性，宫颈口红肿、触痛。淋球菌性尿道炎、尿道旁腺炎表现为尿道口红肿，有压痛及脓性分泌物，有尿频、尿急、尿痛等症状。淋球菌性前庭大腺炎表现为单侧前庭大腺红肿、疼痛，严重时可形成脓肿，伴有全身症状。

（3）幼女淋病：表现为外阴阴道炎，外阴及肛门周围红肿，阴道有脓性分泌物，可伴有尿痛等刺激症状。

（4）淋球菌性结膜炎：成人常因直接接触自身分泌物或者间接接触含有淋球菌污染的物品所致，多为单侧发病。新生儿大多数为母亲产道感染所致，多为双侧发病。临床表现为眼睛充血水肿，脓性分泌物较多。严重时角膜可发生溃疡、穿孔，甚至失明。

（5）淋球菌性咽炎：多见于口交者。大多数患者没有症状，有的表现为咽干、咽痛、吞咽痛，咽部有脓性分泌物。偶尔可伴有发烧、颈部淋巴结肿大等。

（6）淋球菌性肛门直肠炎：多见于肛交者，如男性同性恋。部分女性可由淋球菌性宫颈炎的分泌物直接感染肛门、直肠所致。症状轻者仅有肛门瘙痒和烧灼感，排出黏液和脓性分泌物。重者表现为有排便不尽感，可排出大量脓性及血性分泌物。

（7）其他：淋球菌性皮肤感染临床上较少见，多由尿道分泌物污染其他部位的皮肤所引起，如在龟头、手指等处发生小脓疱或溃疡。播散性淋球菌病罕见，是淋球菌侵入血液导致的淋球菌菌血症，患者常有寒战、发热、身体不适等症状，最常见的是关节炎–皮炎综合征，手指、腕和踝部小关节有出血性或脓疱性皮疹，出现关节痛、化脓性关节炎或腱鞘炎。

（二）辅助检查

（1）显微镜检查：临床疑似患者可取分泌物涂片，做革兰氏染色镜检，可见典型的多形核白细胞内革兰氏阴性双球菌。有明显尿道症状的男性淋菌性尿道炎尿道分泌物标本镜检阳性有确诊价值。不推荐用于咽部、直肠和女性宫颈感染的诊断。

（2）淋球菌培养：为淋病的确诊试验，适用于男、女性及所有临床标本的淋球菌检查。取尿道或宫颈分泌物，或其他临床标本做淋球菌培养，可从临床标本中分离到形态典型、氧化酶试验阳性的菌落。取菌落做涂片检查，可见革兰氏阴性双球菌，糖发酵试验分解葡萄糖，不分解其他糖。

（3）核酸检测：各类临床标本中淋球菌核酸呈阳性。核酸检测可用于检测宫颈拭子、阴道拭子、尿道拭子（男性）和尿液标本（女性与男性）等。通常核酸检测生殖道和非生殖道淋球菌感染的灵敏度优于培养法。

（三）诊断

应根据流行病学史、临床表现和实验室检查结果进行综合分析诊断。

流行病学史或接触史包括：患者有婚外性行为或不洁性交史，配偶有感染史，与淋病患者（尤其家中淋病患者）共用物品史，新生儿母亲有淋病史。

临床表现符合淋病的主要症状，如尿频、尿急、尿痛、尿道口流脓或宫颈口、阴道口有脓性分泌物等，或有淋菌性结膜炎、直肠炎、咽炎等表现，或有播散性淋病症状。

实验室检查中，男性急性淋菌性尿道炎涂片检查有诊断意义，但对于女性应进行淋球菌培养。有条件的地方可采用核酸检测（聚合酶链式反应）方法确诊。

（四）鉴别诊断

淋菌性尿道炎应与沙眼衣原体性尿道炎相鉴别。女性淋菌性宫颈炎应与沙眼衣原体性宫颈炎鉴别。由于淋菌性宫颈炎可出现阴道分泌物异常等症状，因此还应该与阴道滴虫病、外阴阴道念珠菌病和细菌性阴道病相鉴别。

（五）治疗

1. 治疗原则

淋病一般采用抗生素治疗，遵循及早治疗和足量、规则用药的原则，治疗过程中需要根据病情的变化及时调整治疗方案。此外，性伴侣也应同时检查和治疗，治疗后应进行随访。在没有完全治愈前禁止性行为。

2. 抗菌治疗

（1）对于无并发症的淋病，如淋菌性尿道炎、宫颈炎、直肠炎，给予头孢曲松，肌肉注射，单次给药；或大观霉素，肌肉注射，单次给药；或头孢噻肟，肌肉注射，单次给药。次选方案为其他第三代头孢菌素类，如已证明其疗效较好，亦可选作替代药物。如果沙眼衣原体感染不能排除，加上抗沙眼衣原体感染药物。

（2）对于有并发症的淋病，如淋菌性附睾炎、精囊炎、前列腺炎，则采用头孢曲松，肌肉注射，每天1次，共10天；或大观霉素，肌肉注射，每天1次，共10天；或头孢噻肟，肌肉注射，每天1次，共10天。

治疗结束后2周内，在无性接触史情况下符合如下标准为治愈：① 症状和体征全部消失；② 在治疗结束后4~7天内从患病部位取材，淋球菌复查为阴性。

四、预防控制措施

（一）控制传染源

患淋病后需要及时到正规医院进行规范治疗，并定期复查。

成年淋病患者就诊时，应要求其性伴侣一同检查和治疗。在症状发作期间或确诊前2个月内与患者有过性接触的所有性伴侣，都应进行淋球菌和沙眼衣原体感染的检查和治疗。如果患者最近一次性接触是在症状发作前或诊断前2个月之前，则其最近的一个性伴侣应予以治疗。应教育患者在治疗未完成前，或本人和性伴侣还有症状时避免性交。

感染淋球菌新生儿的母亲及其性伴侣应根据有关要求作出诊断，并按成人淋病治疗的推荐方案来治疗。淋菌性盆腔炎患者出现症状前2个月内与其有性接触的男性伴侣应进行检查和治疗，即便其男性伴侣没有任何症状，亦应如此处理。

对高危人群定期检查，以发现感染者和患者，消除隐匿的传染源。

（二）切断传播途径

患病后要注意个人卫生与隔离，未治愈前应避免性生活，不与家人同床睡觉、同浴室洗浴。讲究个人卫生，每日清洗外阴、换洗内裤，个人的内裤单独清洗。即使家庭成员间也应该做到一人一盆，毛巾分用。

若有可疑接触史或不安全性接触史，应及时进行淋病筛查试验，以便及时发现、及时治疗。对可疑患者均应进行预防检查。对可疑患淋病的孕妇，应及时给予预防性治疗，以防感染胎儿。未婚男女患者，未治愈前可酌情考虑暂缓结婚。开展对特定高危人群的干预措施，包括性工作者、男男性行为者、性病患者及其伴侣等。

（三）个人防护

提倡洁身自爱，杜绝不正当性行为。加强性传播疾病的宣传教育，提倡使用安全套等安全性行为。加强性伴侣告知及治疗意识。加强对新生儿眼炎的预防。无论是阴道分娩还是剖宫产，应在新生儿出生后立刻应用红霉素（0.5%）眼药膏，理论上一人一管，能够防止交叉感染。如果无法应用红霉素眼药膏，对高危新生儿可用头孢曲松钠，肌肉注射或静脉注射，单剂量不超过125毫克。

五、知识问答

1. 淋病容易治愈吗？

只要积极配合治疗，淋病还是很容易治愈的。目前，我国治疗淋病的一线药物有头孢曲松、大观霉素以及其他一些第3代头孢菌素等。由于使用抗生素容易产生耐药性，因此在治疗过程中一定要谨遵医嘱，不能因为用药一两天后症状减轻就私自停药，一旦产生耐药性，将加重治疗难度。此外，发现有症状要及时就医，因为淋病的症状会在一段时间后减轻，但这并不意味着自愈，而可能是感染向后尿道或者上生殖道扩散了，会引起一系列的并发症，甚至导致不孕不育。

2.淋病是通过不洁性途径传播的疾病，我没有不洁性行为，怎么会感染上淋病呢？

除性接触感染途径以外，淋病少数情况下也可因接触含淋球菌的分泌物或被污染的用具（如衣裤、被褥、毛巾、浴盆、坐便器等）而感染。

3.淋病患者平时应该注意什么？

（1）适当休息，避免辛辣刺激性食物，忌饮酒、浓茶、咖啡等。

（2）多饮水，每日饮水量在2 000毫升以上，有利于炎性分泌物排出。

（3）注意个人卫生，保持外阴清洁干燥。

（4）污染的内裤、浴巾及其他衣服需要煮沸消毒，分开放置，避免传染给家人。

（5）小便后要洗手，手不要接触眼睛，防止引起淋菌性眼炎。

（6）治疗期间禁止性生活，避免传染给性伴侣，通知性伴侣同时检查治疗。

第四篇

自然疫源及虫媒传染病

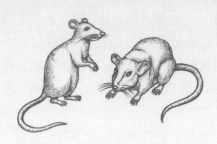

第十九章　鼠疫

——曾横扫欧洲大陆的"黑死病"

关于鼠疫，大家所熟知的应该是另一个名称"黑死病"，它堪称人类历史上最恐怖、最可怕的传染病之一。中世纪时"黑死病"曾经使欧洲死了2 500多万人，占当时整个欧洲人口总数的1/3，甚至更高。史学家将其称为"中世纪最黑暗时期"。由于死的人实在太多了，感染者往往还没接触到其他人就已经病死了，病菌无法再找到新的宿主，这打断了疾病的传播链条，于是该病就慢慢地消失了。正是通过这次惨绝人寰的大瘟疫，人们对宗教的权威产生了怀疑，开始追求思想上的解放，这成为日后文艺复兴和宗教改革的思想基础。恐怖的"黑死病"在一定程度上可能是近代欧洲文明的催化剂。

不仅在欧洲，在我国鼠疫也曾对民众造成沉重的伤害。我国清代诗人师道南曾赋诗《鼠死行》："东死鼠，西死鼠，人见死鼠如见虎。鼠死不几日，人死如圻堵。昼死人，莫问数，日色惨淡愁云护。三人行未十步多，忽死两人横截路……人死满地人烟倒，人骨渐被风吹老。田禾无人收，官租向谁考？"这不仅描述了我国清代乾隆壬子至癸丑年间（1792—1793）从云南开始的鼠疫疫情的惨状，也揭示了鼠与鼠疫的关系。

1910年10月，在中俄边境满洲里一个狭窄拥挤的旅店里，由俄归国的两名劳工突然吐血而亡，尸体发黑，甚是恐怖。此后住在同一旅店的人中有多人发病，症状相同，其中一人被送往俄罗斯的医院，被诊断为肺部感染。此种怪病迅速笼罩了当地，瘟疫不断蔓延，之后不仅横扫东北平原，而且波及河北、山东等地，造成许多人死亡。

当时年仅31岁的伍连德（1879—1960）被晚清政府委派为"东北三省鼠疫防治总医官"。他通过病人发热、咳嗽、吐血、随后窒息而亡，死后皮肤呈紫红色等症状，初步判断这是令人闻之胆寒的鼠疫。通过尸体解剖，伍连德得出鼠疫可以通过人与人传播的结论，并提出了9点防控疫情的建议，也由此拉开了百余年前的一场抗疫大战。伍连德给医生、警察、军人下达各种命令：现场戒严、隔离、消毒灭菌、口眼罩防护、救治病人、焚烧病人尸体……这场持续了6个月、蔓延东北全境、造成6万余人死亡的鼠疫阻击战，终于在伍连德的带领下，取得了胜利。这是人类历史上第一次依靠科学手段，在人口密集的大城市成功控制传染病的行动，挽救了百万国人的性命。为控制疫情扩散和总结防疫经验，1911 年 4 月中国近代史上第一次国际学术会议"万国鼠疫研究会"在沈阳举办，伍连德任会议主席并被参会的中、美、英、俄、法、日等 12 国专家誉为"鼠疫斗士"。1935 年，伍连德成为首位被提名诺贝尔奖的中国人，被誉为"医学大家""国士无双"。

一、概述

鼠疫是由鼠疫耶尔森菌（亦称鼠疫杆菌）引起的烈性传染病，主要流行于鼠类、旱獭及其他啮齿动物中，并能在人群中流行，属自然疫源性疾病。主要临床表现为高热、淋巴结肿痛、出血、肺炎等。人主要通过带菌的媒介鼠蚤叮咬，或剥食感染的动物而感染。鼠疫传染性强、病死率高，历史上危害极大，因此受到各国高度重视，属国际检疫传染病。我国传染病防治法将其列为甲类传染病之首，俗称"1 号病"。

历史上记载过三次鼠疫世界性大流行。第一次发生于公元 6 世纪的东罗马帝国，起源于埃及的西奈半岛，遍及中东、地中海和欧洲所有国家，持续流行约 50 年，死亡约 1 亿人，医学史上称之为"查士丁尼瘟疫"。第二次发生在 14 世纪，被称为"黑死病"，起源于中亚，波及欧亚大陆和非洲北海岸，尤以欧洲为甚，造成约 6 200 万人死亡，流行此起彼伏持续近 300 年。第三次发生于 1894 年，从中国广东传至香港，再经过航海交通，传播到亚洲、欧洲、美洲和非洲的 60 余个国家，至 1930 年代达最高峰，死亡人数达 1200 万。中国的云南省、福建省、广东省以及整个东北地区都是此次鼠疫的重灾区，约有 300 万人死亡。

目前鼠疫已得到有效控制，但散发或小规模流行时有发生，WHO 将鼠疫列为全球重新流行的 20 种传染病之一。

二、病原与流行病学

（一）病原

鼠疫的病原体是鼠疫杆菌，为革兰氏染色阴性杆菌，外观呈两端钝圆、两极浓染的短小杆菌，有荚膜。最适生长温度为 28 ~ 30 ℃。鼠疫杆菌对外界抵抗力较弱，对光、热、干燥及一般消毒剂均敏感。阳光直射 4 ~ 5 小时，55 ℃持续加热 15 分钟或 100 ℃加热 1 分钟，5% 石炭酸或甲酚皂、10% 石灰乳剂、5%~10%氯胺等20分钟均可将其杀灭。鼠疫杆菌在寒冷、潮湿环境与有机体内存活时间较长，在-30℃仍能存活，于5~10℃尚能生存，在痰和脓液中可存活大约10天，在蚤粪中可存活1个月以上，在尸体中能存活数周至数月。该病菌对链霉素、卡那霉素及四环素敏感。

（二）流行病学

1. 传染源

鼠疫一般先在鼠间流行，然后再波及人，在人群中流行。

鼠间鼠疫的传染源（储存宿主）有啮齿类动物（鼠类、旱獭等）、野生食肉类动物（狐狸、狼、猞狸、鼬等）、野生偶蹄类动物（黄羊、岩羊、马鹿等）、家养动物（犬、猫、藏系绵羊等），其中以黄鼠属和旱獭属最为主要。

人间鼠疫的传染源，首先是染疫动物。家鼠中的黄胸鼠、褐家鼠和黑家鼠是人间鼠疫的重要传染源；猫、狗、兔子、骆驼和山羊也与人类的感染有关。其次是鼠疫病人，各型患者均为传染源，以肺鼠疫患者的传染性最强；败血症鼠疫患者早期的血液有传染性；腺鼠疫患者只有在被蚤吸血或脓肿破溃后才起到传染源的作用。

有研究发现，鸟类可作为鼠疫的偶然宿主，存在通过鸟类寄生蚤类携带鼠疫杆菌导致远距离传播的可能。

2. 传播途径

（1）媒介生物叮咬传播：鼠疫的传播媒介主要是鼠体寄生的蚤类。当鼠蚤吸取含鼠疫杆菌的鼠血后，鼠疫杆菌在蚤胃内大量繁殖，蚤再吸血时，病菌即可随血进入动物或人体内。蚤粪中的鼠疫杆菌，可通过搔抓的皮损进入体内。"鼠→蚤→人"的传播方式是鼠疫的主要传播方式。硬蜱、臭虫和虱等吸血

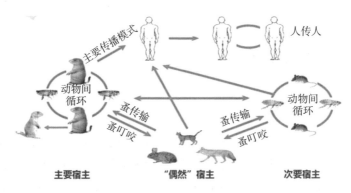

鼠疫的主要传播方式

虫类，在自然条件下也可以携带病菌。

（2）直接接触传播：鼠疫宿主动物（包括家畜）、媒介昆虫，鼠疫患者及其尸体、分泌物和排泄物均具有传染性，可经破损的皮肤或黏膜传染鼠疫杆菌。屠宰、捕杀和加工患病动物是常见的直接接触感染途径之一，吃未煮熟的染疫动物也可引起感染。

（3）飞沫传播：肺鼠疫患者呼吸道中的鼠疫杆菌可借飞沫或气溶胶在人与人之间传播鼠疫，可迅速造成人间肺鼠疫大流行；在剥食感染鼠疫动物的过程中产生的飞沫，也可通过呼吸道引起直接感染。

（4）实验室感染：实验室工作人员由于防护不严、操作不当和实验室事故，可通过吸入、锐器刺伤等途径感染鼠疫。

3. 易感人群

人群对鼠疫普遍易感，感染后几乎全部发病，但也发现有无症状的咽部携带者。易感人群无性别和年龄的差别。病愈后可获得稳固而持久的免疫力。预防接种可获得一定的免疫力。

4. 流行特征

（1）自然疫源性：鼠疫为典型的自然疫源性疾病。鼠疫杆菌通过媒介昆虫叮咬，在一定区域的宿主动物中间流行，形成自然疫源地。全世界有各种类型的动物自然疫源地，难以在短期内彻底消除。我国主要有四大片鼠疫自然疫源地，这构成较大的威胁，它们是内蒙古中部和西部地区的长爪沙鼠鼠疫自然疫源地、内蒙古东部地区的达乌尔黄鼠鼠疫自然疫源地、西部地区旱獭鼠疫自然疫源地和南方家鼠鼠疫自然疫源地。

本病多由疫区随人、动物和媒介昆虫的活动向外传播，形成外源性鼠疫引起疫情流行。当前全球鼠疫流行特点为：疫情范围不断扩大，并呈上升趋势；间歇多年又突然暴发；鼠疫向城市和旅游区人口密集区域逼近；主要宿主动物数量明显回升，动物鼠疫重新流行；远距离传播和人为扩散。我国近年鼠疫主要为散发和小型暴发流行。

（2）季节性：我国鼠疫流行季节，各地因气候而异。北方多于夏秋开始并持续到冬季，南方的流行季节多在春季到夏季之间。例如，在青藏高原鼠疫只发生、流行于旱獭活动频繁的夏秋季节，动物鼠疫流行高峰在6—9月，人间鼠疫流行高峰为捕猎旱獭活动频繁的8—9月。南方地区的主要宿主黄胸鼠和主要媒介客蚤繁殖全年都比较活跃，故一年四季均有病例发生，流行高峰广东为 2—6 月，云南、福建为 7—10 月。肺鼠疫则以冬季多见。

（3）职业性：从事狩猎农牧、地质勘探等的人员，野外活动和接触自然疫源地机会多，因而发病率较高。偶尔有通过野外施工、军事活动或旅游进入疫区接触野生动物而感染的情况。近几年人间鼠疫疫情趋于平稳，多散发在西部旱獭疫源地，与捕食旱獭等习惯有关。

三、临床表现、诊断及治疗

（一）临床表现

鼠疫常见的临床类型有腺鼠疫、肺鼠疫和败血症鼠疫。鼠疫潜伏期较短，一般为 1 ~ 6 天，多为 2 ~ 3 天，个别病例可达 8 ~ 9 天。其中，腺型和皮肤型鼠疫的潜伏期较长，为 2 ~ 8 天；原发性肺鼠疫和败血症鼠疫的潜伏期较短，为 1 ~ 3 天。如果未及时治疗，腺鼠疫病死率为 30% ~ 60%，肺鼠疫和败血症鼠疫的病死率为 30% ~ 100%。

常见鼠疫的全身症状主要表现为起病急骤，有较重的毒血症状和出血。常以畏寒或寒战、发热等开始，体温突然上升至 39 ~ 41 ℃，呈稽留热；剧烈头痛，有时出现中枢神经症状如恶心呕吐、呼吸急促、心动过速和血压下降等；重症病人早期即可出现血压下降、意识不清和谵语等。血白细胞总数大多升高，早期为淋巴细胞增高，后期中性粒细胞显著增高，红细胞、血红蛋白与血小板减少。尿量常减少，有蛋白尿及血尿。

1.腺鼠疫

腺鼠疫为最多见的临床类型，占鼠疫病例的 85% ~ 90%。除具有鼠疫的上述全身症状以外，受侵部位所属淋巴结肿大为其主要特点。一般在发病的同时或 1 ~ 2 天内出现被侵犯部位的所属淋巴结肿大，以腹股沟、腋下、颈部等为多见。主要特征表现为淋巴结迅速弥漫性肿胀，大小不等，质地坚硬，疼痛剧烈，与皮下组织粘连，失去移动性，周围组织亦充血、出血。由于疼痛剧烈，患侧常呈强迫体位。

2.肺鼠疫

肺鼠疫分为原发性和继发性两种类型。原发性肺鼠疫是临床上最重的病型，不仅病死率高，而且传染性最强。主要表现为发病急剧，寒战、高热，体温达 40 ~ 41 ℃，脉搏细速，呼吸促迫，呼吸频率 25 次 / 分或更快。病人颜面潮红、眼结膜充血，同时由于缺氧，口唇、颜面、四肢及全身皮肤发绀。

患病初期表现为干咳，继之咳嗽频繁，咳出稀薄泡沫痰，痰中混血或为纯血痰。胸部 X 线检查可见多叶段分布的斑片状边缘模糊的高密度阴影。若不及时有效治疗，病人多于发病 2 ~ 3 天后死于中毒性休克、呼吸衰竭和心力衰竭。继发性肺鼠疫在发病之前往往有腺鼠疫或败血症鼠疫的症状。当继发肺鼠疫时，常表现为病情突然加剧恶化，出现咳嗽、胸痛、呼吸困难，咳鲜红色泡沫样血痰。

3. 败血症鼠疫

败血症鼠疫分为原发性和继发性两种类型。感染鼠疫杆菌后尚未出现局部症状即发展为败血症的为原发性败血症鼠疫，而继发于腺鼠疫、肺鼠疫或其他类型鼠疫的则为继发性败血症鼠疫。败血症鼠疫的主要表现为恶寒、高热、剧烈头痛、谵妄、神志不清、脉搏细速、心律不齐、血压下降、呼吸促迫，广泛出血，如皮下及黏膜出血、腔道出血等，若不及时抢救常于 1 ~ 3 天内死亡。

4. 少见临床类型

鼠疫的临床类型还有肠鼠疫、脑膜炎型鼠疫、眼鼠疫和皮肤鼠疫。肠鼠疫多因食用未煮熟的鼠疫病死动物（如旱獭、兔、藏系绵羊等）而感染；除具有鼠疫的全身症状外，还表现出消化道感染的特殊症状，如频繁呕吐和腹泻，一昼夜可达数十次，吐泻物中常混有血液和黏液混合物，排便时腹痛；常伴有大网膜淋巴结肿胀，从肿胀的淋巴结和吐泻物中可检出鼠疫杆菌。脑膜炎型鼠疫多继发于败血症鼠疫，具有严重的中枢神经系统症状，如剧烈头痛、昏睡、颈项强直、谵语和呕吐频繁等；颅内压增高，脑脊液中可检出鼠疫杆菌。眼鼠疫除具有鼠疫的全身感染症状之外，还具有严重的上下眼睑水肿等重症结膜炎表现。皮肤鼠疫除具有鼠疫的全身感染症状之外，皮肤出现剧痛性红色丘疹，其后逐渐隆起，形成血性水疱，周边呈灰黑色，基底坚硬；水疱破溃后创面也呈灰黑色。

（二）实验室检查

1. 常规检查

（1）血常规：外周血白细胞和中性粒细胞均明显升高，严重者有类白血病反应。

（2）尿常规：有蛋白尿及血尿。

（3）粪常规：粪便潜血可为阳性。

（4）凝血功能：肺鼠疫和败血症鼠疫患者短期内可出现弥散性血管内凝血（DIC），表现为纤维蛋白原浓度减少、凝血酶原时间和部分凝血活酶时间明显延长。

2. 病原学检查

淋巴结穿刺液、脓、痰、血、脑脊液等进行涂片或培养，可找到病原菌。

3. 血清学检查

间接血凝法、酶联免疫吸附试验、胶体金免疫层析法和荧光抗体法检测鼠疫F1抗原阳性，或恢复期血清抗体滴度升高4倍以上。

4. 分子生物学检测

聚合酶链式反应（PCR）等检测鼠疫特异性核酸阳性。

（三）诊断

鼠疫的诊断标准较为复杂。在临床上，对于10天内到过鼠疫流行区，或与可疑鼠疫动物或患者有接触史，起病急骤、病情迅速恶化的高热患者，且具有下列临床表现之一者，应首先考虑疑似鼠疫诊断，以便早期治疗。

（1）突然发病，高热，白细胞剧增，在未用抗菌药物或仅用青霉素族抗菌药物的情况下，病情迅速恶化，在48小时内进入休克或更严重的状态。

（2）急性淋巴结炎，淋巴结肿胀，剧烈疼痛并出现强迫体位。

（3）出现重度毒血症、休克综合征而无明显淋巴结肿胀。

（4）咳嗽、胸痛、咳痰带血或咯血。

（5）重症结膜炎并有严重上下眼睑水肿。

（6）血性腹泻并有重症腹痛、高热及休克综合征。

（7）皮肤出现剧痛性红色丘疹，其后逐渐隆起，形成血性水疱，周边呈灰黑色，基底坚硬。水疱破溃后创面呈灰黑色。

（8）剧烈头痛、昏睡、颈项强直、谵语妄动、脑压高、脑脊液浑浊。

鼠疫确诊依据为病原学检查结果或特异性核酸以及血清学检测结果。

（四）隔离与治疗

凡确诊或疑似鼠疫患者，均应迅速严密隔离，就地治疗，不宜转送。隔离治疗过程中严格消毒。

在采取一般治疗和对症治疗的同时，应早期、联合、足量应用敏感抗生素。鼠疫治疗首选链霉素，在应用链霉素治疗时，常常联合其他类型抗生素，如喹诺酮、多西环素、β-内酰胺类或磺胺等，以达到更好效果。若出于过敏等原因不能使用链霉素者，可选用庆大霉素、氯霉素、四环素、多西环素和环丙沙星等。

鼠疫患者体温恢复正常，一般症状消失，可考虑出院。不同病型者还需要达到下列要求：①腺鼠疫患者，肿大的淋巴结仅残留小块能够移动的硬结或完全触碰不到，全身症状消失后观察 3~5 天，病情无复发。②肺鼠疫患者，体温恢复正常，一般症状消失，血、痰及咽部分泌物连续 3 次以上鼠疫杆菌检验阴性（每隔 3 天做鼠疫杆菌检验 1 次）。③败血症和其他类型鼠疫患者，体温恢复正常，一般症状消失，血液连续 3 次以上鼠疫杆菌检验阴性（每隔 3 天做鼠疫杆菌检验 1 次）。

四、预防控制措施

我国将鼠疫划归甲类传染病，实行强制检疫和管理。由于鼠疫发生具有间断性和突发性的特点，因此对鼠疫的监测和预防必须常抓不懈。

（一）管理传染源

1. 疫情报告与现场处置

疫情发生后，应以最快方式向当地卫生主管部门和疾病预防控制中心报告疫情。立即隔离治疗患者，划定疫区范围，对人间鼠疫疫区必须立即封锁，强制灭鼠，达到无鼠无洞。对鼠间鼠疫疫区和自然疫源地进行疫情监测，有条件和必要时，进行预防性和应急性灭鼠，降低主要宿主密度。

2. 病人管理

对疑似或确诊病例的隔离坚持就地、就近原则。对疑似或确诊病例分别予以单间隔离；条件不允许的，可对同类型鼠疫病例进行同室隔离。若附近有传染病专用隔离病房，应将患者转入该病房隔离；不具备上述条件的，应建立临时隔离病房。

3. 接触者检疫

对接触者实行 9 天（对曾接受疫苗接种者延长至 12 天）留验并进行预防性治疗。对直接接触者，即在无有效防护状态下与疑似、确诊病例或相关病例尸体近距离接触且有可能感染鼠疫的人，应进行单独隔离状态下的医学观察。

（二）切断传播途径

1. 灭鼠灭蚤

鼠疫主要通过疫蚤叮咬传播，处理人间鼠疫疫区时，必须首先灭蚤，或对蚤、鼠同时处理。

2. 消毒

一旦出现肺鼠疫，就应将严格消毒放在首位，对疫源地彻底消毒，对患者家中应实行从外到里的雨淋样喷雾消毒，连续2次，每次喷雾后关闭一昼夜，对死者尸体应消毒并立即火化或深埋。对患者用具或排泄物随时消毒。近年来鼠疫疫情得以及时控制，与切断传播途径措施落实得力密切相关。

（三）保护易感人群

1. 接种疫苗

现有的疫苗保护期较短，疫苗接种只能是出现紧急疫情和保护特殊重点人群时采取的应急措施。按照防治鼠疫的规定，在人间和鼠间鼠疫的流行区均应对人群进行免疫。我国目前应用的无毒株活疫苗（EV76鼠疫冻干活菌苗）免疫力可维持6~8个月。一旦出现紧急疫情，必须及时对人群进行接种。

2. 预防服药

对鼠疫患者的直接接触者、被疫区跳蚤叮咬的人、接触染疫动物分泌物及血液者，以及鼠疫实验室工作人员操作鼠疫杆菌时发生意外事故者，均应进行鼠疫预防性治疗。药物可选用四环素、多西环素、磺胺、环丙沙星等，必要时可肌肉注射链霉素，疗程为7天。

3. 个人防护

医务人员必须在接种菌苗2周后方能进入疫区，工作时必须采取严格的个人防护，在接触患者后应进行预防性治疗。对凡接触鼠疫或疑似鼠疫患者的人员，应采取加强防护。对鼠疫或疑似鼠疫患者的运送应使用专用车辆，并做好负责运送人员的个人防护和车辆消毒。

（四）平时的监测与预防

1.建立鼠疫监测网络

我国建立了国家、省、地、县四级人间鼠疫监测网络，实行"首诊医生责任制"，各级各类医疗机构及诊所的首诊医生，要对病人作出初步诊断，如为疑似鼠疫病人，就地隔离，按照程序及时报告，并根据不同病型采取标本送检；严格执行疫情报告制度；在鼠疫高发季节，监测单位应注意发现所辖范围内居民可疑病例，做到早发现、早隔离、早治疗，按规定及时上报，防止疫情的蔓延和流行。

2.提高个人防护能力

开展鼠疫防治知识宣传教育；在鼠疫流行季节，鼠疫疫源地及其毗邻地区应提高群众的自我防护能力和早期发现疫情意识，做到"三不三报"。"三不"即不私自捕猎疫源动物(狐狸、旱獭、野兔等)、不剥食疫源动物(野兔、旱獭等)、不私自携带疫源动物及其产品出疫区(鼠类、狐狸、旱獭、狼、野兔以及和其有关的皮毛等)。"三报"即报告病死鼠及其他病死动物(狐狸、旱獭、狼、野兔等)、报告疑似鼠疫病人、报告不明原因的高热病人和急性死亡病人。个人患病后要及时向医生报告接触史。

3.加强国际卫生检疫

WHO将鼠疫列为国际卫生检疫传染病，国内口岸、海关等要加强国际卫生检疫，防止鼠疫输入。

五、知识问答

1.鼠疫作为一种古老的传染病，现在还对人类造成威胁吗？

鼠疫现已得到有效控制，但鼠疫对人类的威胁仍持续存在。一是在一些国家鼠疫散发或小规模流行仍时有发生。如2017年，非洲马达加斯加暴发鼠疫疫情，我国1名出境旅游人员在马达加斯加疑似感染肺鼠疫。近年来，马达加斯加鼠疫疫情仍时有发生，对我国口岸防控工作造成压力。二是近年来仍不时有鼠疫发生的案例。例如，2019年年底，内蒙古发生4例鼠疫病例，特别是2例患者转诊至北京而被确诊为鼠疫，是新中国成立以来首个肺鼠疫输入主要城市的案例。2020年9月云南版纳州勐海县报告1例腺鼠疫病例，2021年8月和2022年7月宁夏医科大学总医院确诊腺鼠疫病例各1例。我国鼠疫自然疫源地面积广大、类型复杂，鼠疫为典型的自然疫源性疾病，防控难度大，鼠疫疫情的发生危险将持续存在。三是鼠疫可用于生物战和生物恐怖袭击。1940—1945年日本侵华战争中，日军731部队多次使用飞机在浙江、江西、福建、湖南和黑龙江5省撒布感染鼠疫的鼠类和蚤类，在当地造成连续12年的人间和鼠间鼠疫流行。此外鼠疫杆菌也是国际恐怖分子制造生物恐怖的首选烈性病原体。

第二十章　布鲁氏菌病
——人畜共患的"懒汉病"

1886年，担任英国军医的大卫·布鲁氏（David Bruce）在地中海岛国马耳他，从死于"马耳他热"的士兵脾脏中首次确认并分离出致病菌。后来为了纪念布鲁氏，就将这种细菌命名为"布鲁氏菌"，该病取名为"布鲁氏菌病"（简称布病）。

布鲁氏菌病是一种常见的人畜共患疾病，人类感染布鲁氏菌后可出现发热、多汗、乏力、关节疼痛等症状，严重影响生产生活，故此病俗称"懒汉病"。动物感染布鲁氏菌可出现流产、不孕、奶产量下降、掉膘等现象，影响生长繁殖并造成严重的经济损失。近年来，在我国由布鲁氏菌病引发的聚集性疫情和突发公共卫生事件屡有发生。

兰州布鲁氏菌泄漏污染事件　2019年11月，中国农业科学院兰州兽医研究所2名学生被检测出布鲁氏菌抗体阳性。至12月底，该所学生和职工经实验室检测确认抗体阳性人员累计达181人。经调查，2019年7月24日至8月20日，中牧兰州生物药厂使用过期消毒剂消毒兽用布鲁氏菌疫苗发酵液废气，因灭菌不彻底，致使废气形成含菌气溶胶，随风漂移至兰州兽研所，致使该所及周边地区大批人群吸入或黏膜接触未灭活的布鲁氏菌而感染。据兰州市卫健委通报，1年内共确认布鲁氏菌抗体阳性3 245人。此事件的发生，提示我国不仅要防止因失误造成的布鲁氏菌的生物污染，更要警惕因人为破坏有关设施所造成的生物袭击事件。

奶牛场聚集性疫情　2017年5—7月，北京市顺义区某奶牛场发生一起布鲁氏菌病暴发疫情，该厂99人中出现6例病例和6名隐性感染者。经调查，感染途径为接触病牛及其流产物、给牲畜免疫接种等，具有明显的职业特点。工作人员自我防范意识差、操作不规范等是本次疫情暴发的原因。疫情警示，应加强相关职业人群宣传教育和技能培训，增强自我防范意识，减少或避免聚集疫情发生。

食源性疫情暴发　2019年，广东省某县发生一起因饮用布鲁氏菌污染的生羊奶导致的布鲁氏菌病暴发疫情。共发现30例病例和6例隐性感染者，均为同一个镇的居民，无重症，经过积极救治未出现死亡病例。本次疫情提示应广泛开展布鲁氏菌病防治知识的健康教育，提高养殖户及居民卫生防病意识，奶、肉等动物性食材要充分加热后食用，防止发生食源性感染。

乳肉制品与人类生活息息相关，一旦接触被病畜污染的环境或食用未经彻底杀灭布鲁氏菌的乳肉制品，都有机会感染布鲁氏菌病。所以布鲁氏菌病防治应引起社会的广泛关注，每个人都应该加强对布鲁氏菌病知识的了解。

一、概述

布鲁氏菌病是由布鲁氏菌属的细菌（简称布鲁氏菌）侵入机体引起的一种传染的变态反应性疾病，临床以间歇性发热（体温升高与体温正常交替出现）、夜间多汗、骨关节疼痛、乏力和睾丸肿痛为特征性表现，少部分患者可出现神经系统和心血管系统的严重并发症。该病如果诊断治疗不及时，易由急性转为慢性，反复发作，甚至终身不愈，严重影响劳动能力。

布鲁氏菌病1860年始发于地中海，又称"地中海弛张热""马耳他热""波浪热""波状热"等。目前，该病在世界170多个国家和地区存在人、畜间流行，也是我国重点防治的7种地方病之一。近年来，我国布鲁氏菌病感染范围从北方畜牧地区扩展至沿海及东南部地区，且呈持续上升趋势。布鲁氏菌实验室感染和聚集性疫情也偶见报道。该病不仅严重阻碍畜牧业发展，而且危害人类身体健康和公共卫生安全。

二、病原与流行病学

（一）病原

布鲁氏菌病的病原体为布鲁氏菌，是一种革兰氏染色呈阴性的细胞内寄生菌，为短杆菌或球状杆菌，有荚膜。按照感染动物的不同和抗原性的差异，人畜感染的布鲁氏菌属主要分为6个种、19个生物型，分别为羊布鲁氏菌、牛布鲁氏菌、猪布鲁氏菌、绵羊附睾布鲁氏菌、沙林鼠布鲁氏菌以及犬布鲁氏菌。

布鲁氏菌在自然界中的生存力比较强，如在土壤中可存活 2 ~ 5 天，夏季在粪便中可存活 1 ~ 3 天，在水中可存活 5 天至 4 个月，在食品中可存活 2 个月，在鲜乳中能存活 10 天，在动物毛皮上约能存活 150 天，在潮湿阴暗处可存活约半年时间。布鲁氏菌对光、热及常用化学消毒剂等均很敏感，阳光照射 20 分钟，湿热环境 60 ℃持续 30 分钟、70 ℃持续 10 分钟，0.5 % 过氧乙酸、3 % 漂白粉澄清液数分钟可将其灭活。

（二）流行病学

1. 传染源

传染源为患病的家畜和野生动物，已经发现羊、牛、猪、骆驼、马、狗，以及某些野生动物（野兔、羚羊等）等 60 余种动物均可感染布鲁氏菌。

羊是导致人类感染的主要传染源，其次为牛和猪。我国北方大部分地区的主要传染源是羊，而南方地区的主要传染源则为猪。布鲁氏菌可从病畜的乳汁、粪便、尿液和精液等体液中排出，污染草场、畜舍、饲料、饮水等，造成病原菌扩散。疫苗菌株也可感染人，特别是羊种布鲁氏菌疫苗，感染后出现的症状与布鲁氏菌感染类似。

2. 传播途径

该病传播途径多样，有时为综合传播，主要有以下几种途径。

（1）接触传播：布鲁氏菌通过直接或间接接触黏膜、眼结膜和破损皮肤感染，这种方式是职业人群的主要感染途径。

（2）呼吸道传播：含有布鲁氏菌的尘埃飞沫或气溶胶，随呼吸进入肺部，形成病灶，再进一步侵入血循环，导致全身感染。这种途径是皮毛加工等行业从业人员感染的主要途径。

（3）消化道传播：布鲁氏菌随污染食品（乳制品等）和饮用水侵入消化道而感染，这种感染途径疫区和非疫区都存在。

（4）其他方式传播：实验室工作人员由于防护不严、操作不当和实验室事故，可通过吸入、锐器刺伤等途径感染布鲁氏菌。

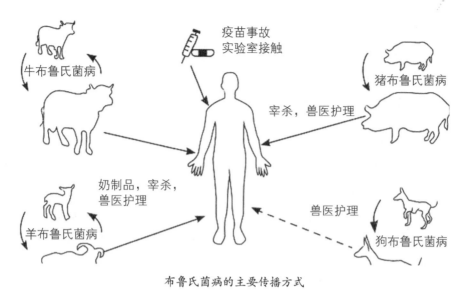

牛布鲁氏菌病

疫苗事故
实验室接触

猪布鲁氏菌病

宰杀，兽医护理

奶制品，宰杀，
兽医护理

羊布鲁氏菌病

兽医护理

狗布鲁氏菌病

布鲁氏菌病的主要传播方式

3. 易感人群

人类对布鲁氏菌属中的大多数菌种都易感。高危人群主要包括兽医、畜牧者、屠宰工人、皮毛工和进食被污染的动物产品或制品者。城市居民感染布鲁氏菌，主要是因为食用了被病菌污染的新鲜牛奶或者是没有进行消毒处理的奶制品。

4. 流行特征

（1）地区分布：北方地区是我国布鲁氏菌病的主要流行区，牧区的牲畜多，容易发生感染甚至出现流行。但随着交通、物流的便利，以及南方16省份养殖业的发展，布鲁氏菌病疫情已逐渐扩散，出现由北向南、从传统牧区和半牧区向非牧区蔓延的趋势，如湖北省、四川省的布鲁氏菌病疫情由较低的平台期进入较快上升期，布鲁氏菌病疫情波及范围也逐渐扩大，且部分地区存在时间和空间的聚集现象。

（2）季节分布：该病具有明显的季节性特征。每年羊布鲁氏菌病流行时间较早，从春季开始，夏季达到高峰，秋季开始下降，而牛布鲁氏菌病的发病高峰则在夏秋季节。我国布鲁氏菌病发病率从3月份开始出现季节性上升，南方地区峰值在4—5月，北方地区峰值则出现在5月份。研究表明，布鲁氏菌病季节性高发与羊、牛产羔、产乳等密切相关。

（3）人群分布：人的布鲁氏菌病发生主要与接触牲畜及其产品有关，有十分明显的职业性。农牧民、兽医、动物皮毛和肉食品加工者等人群的感染率明显比一般人群高，说明与牲畜及其制品接触密切的人群为高危人群。近年来，还时常出现布鲁氏菌病菌苗生产、接种人员感染的情况，可能与长期、反复少量吸入弱毒布鲁氏菌有关。

三、临床表现、诊断及治疗

（一）临床表现

布鲁氏菌病的症状和体征不具有特异性，最突出的表现为发热。发热也可以是部分患者的唯一表现，少部分仅表现为低热。其他常见症状包括寒战、大汗、乏力、关节痛、肌痛、背痛、头痛、厌食、体重下降、抑郁等。

羊和猪布鲁氏菌病大多较重，牛布鲁氏菌病的症状较轻，部分病例可以不发热。国内以羊布鲁氏菌病最为多见，未经治疗者的自然病程一般为 3 ~ 6个月（平均 4 个月），也可短至 1 个月或长达数年以上。其病程一般可为急性期和慢性期，牛型的急性期常不明显。潜伏期为 7 ~ 60 天，一般为 2 ~ 3 周，少数患者在感染后数月或 1 年以上发病。实验室中受感染者大多于 10 ~ 50天内发病。人类布鲁氏菌病可分为亚临床感染、亚急性和急性感染、慢性感染、局限性和复发感染。

1. 亚临床感染

常发生于高危人群中，血清学检测有高水平的抗布鲁氏菌抗体，但无明显临床症状，不能追及明确的临床感染史。

2. 亚急性和急性感染

急骤起病者占 10% ~ 30%。少数患者有 1 至数日的前驱症状，如无力、失眠、低热、食欲减退、上呼吸道炎等。急性期的主要临床表现为发热、多汗、乏力、关节疼痛、睾丸炎等。

（1）发热：以弛张热最为多见。波状热虽仅占 5% ~ 20%，但最具特征性，其发热期为 2 ~ 3 周，继以 3 ~ 5 天至 2 周无热期后热再起，如此循环起伏而呈波状，多数患者仅有 2 ~ 3 个波，偶可多达 10 个以上。其他热型尚有不规则型、持续低热型等。

（2）多汗：是本病的突出症状，较其他热性病为著。常于深夜、清晨热急骤下降出现大汗淋漓，大多数患者感乏力、软弱。

（3）关节疼痛：常使患者辗转呻吟和痛楚难忍，可累及一个或数个关节，主要为骶髂、髋、膝、肩、腕、肘等大关节，急性期可呈游走性。痛呈锥刺状，一般镇痛药无效。部分患者的关节红肿、化脓。局部肿胀如滑囊炎、腱鞘炎、关节周围炎等也较多见。肌肉疼痛多见于两侧大腿和臀部，后者可出现痉挛性疼痛。

（4）睾丸炎：也是布鲁氏菌病的特征性症状之一，乃睾丸及附睾被累及所致，大多呈单侧性，可大如鹅卵，伴明显压痛。

（5）次要症状：有头痛、神经痛、肝脾肿大、淋巴结肿大等，皮疹较少见。

3. 慢性感染

感染后短期未彻底治愈，病程大多超过 1 年，甚至可反复持续数年。慢性感染的特点为：主诉尤以夜汗、头痛、肌肉关节痛多见，还可有疲乏、长期低热、寒战或寒意等；部分出现胃肠道症状如腹泻、便秘等和神经系统症状如失眠、抑郁、易激动等；查体除肝脾肿大外，一般无其他阳性体征。

4. 局限性和复发感染

局限性感染不常见，约三分之一病人有发热、畏寒、乏力及体重下降等症状。患病后复发率约为 6% ~ 10%，常在 3 个月以内发生。这可能与细菌在细胞内寄生不易被抗生素杀灭或者疗程不够有关。

（二）诊断

1. 诊断依据

依据国家卫健委发布的布鲁氏菌病诊断标准（WS 269–2019），根据流行病学史、临床表现和相关实验室检查等进行诊断。

（1）流行病学史：① 患者发病前与疑似或诊断为布鲁氏菌感染的家畜存在密切接触，或者生食牛羊肉制品或其乳制品；② 或从事布鲁氏菌检验、检测，以及从事布鲁氏菌病疫苗加工、使用等工作；③ 或生活在布鲁氏菌病流行区。

（2）临床表现：出现持续多日至数周的发热、乏力、多汗、关节和肌肉疼痛等症状，部分患者有淋巴结、肝、脾和睾丸肿大等。

（3）实验室检查：对布鲁氏菌病进行初筛或确诊。

实验室初筛结果为：① 虎红平板凝集试验（RBT）阳性；② 或胶体金免疫层析试验（GICA）为阳性；③ 或酶联免疫吸附试验（ELISA）为阳性；④ 或可疑污染物品培养物涂片革兰氏染色检出疑似布鲁氏菌。

实验室确诊检查为：① 从血液、骨髓等体液中分离到布鲁氏菌；② 或试管凝集试验（SAT）、补体结合试验（CFT）、抗人免疫球蛋白试验（Coomb's）为阳性。

2. 诊断标准

（1）疑似病例：具有流行病学史，同时具有临床表现。

（2）临床诊断病例：疑似病例加实验室初筛检查的任一项。

（3）确诊病例：疑似病例或临床诊断病例加实验室确诊检查的任一项，没有临床表现者为隐性感染。

3. 鉴别诊断

本病需要与伤寒、副伤寒、风湿热、风湿性关节炎，以及慢性消耗性疾病如结核病、败血症等鉴别。

（三）治疗

1. 一般治疗

休息并补充营养，维持水、电解质平衡。高热可物理降温，持续不退者可使用退热剂。

2. 抗菌治疗

治疗原则为早期、联合、足量、足疗程用药，必要时延长疗程，以防止复发及慢性化。常用四环素类、利福霉素类药物，亦可使用喹诺酮类、磺胺类、氨基糖苷类及三代头孢类药物。WHO推荐的方案为口服多西环素每天200毫克，联合利福平每天600~900毫克，坚持使用6周。但需要注意的是，若人类感染粗糙型牛种布鲁氏菌RB51株，无须使用利福平，因为该菌对其耐药。

治疗过程中注意监测血常规、肝肾功能等。当患者存在禁忌证（如药物过敏或怀孕或产生副作用），可以考虑选择其他抗菌药物。可选方案为多西环素联合链霉素。此方案联用需要注意监测并发症和不良反应，如恶心、呕吐、耳毒性、肾毒性等。

本病一般预后良好，经规范治疗大部分是可治愈的，但若未进行规范治疗，感染可能导致关节炎、心内膜炎、慢性疲劳、抑郁、肝脾肿大等长期疾病。

3. 并发症治疗

合并睾丸炎病例可短期加用小剂量糖皮质激素。合并脑膜炎、心内膜炎、血管炎以及其他器官和组织脓肿的病例，在抗菌治疗基础上加用三代头孢类药物，并给予对症治疗。

四、预防控制措施

布鲁氏菌病属于人畜共患病，其防控要做到畜间布鲁氏菌病与人间布鲁氏菌病同防同治。

（一）管理传染源

一是对疫区的传染源进行检疫，对牧场、乳厂和屠宰场的牲畜定期进行卫生检查。确认畜间布鲁氏菌病疫情后，应扑杀患病动物，开展流行病学调查，隔离饲养同群畜和有流行病学关联的畜群，加强临床排查，必要时开展应急监测。连续2次（间隔30天）检测为阴性的，解除隔离。

二是对发现的人间布鲁氏菌病暴发或新发疫情开展流行病学调查，对病例的传染来源、暴露因素、生产和生活环境开展调查。按照《布鲁氏菌病诊断标准》规定的疑似病例定义开展病例搜索。搜索范围为首发病例发病前3周至调查之日内，接触过可疑病畜或畜产品，或暴露于可能被传染源污染的环境的人群。对搜索到的疑似病例应及时采样，进行布鲁氏菌病血清学检测。对暴发疫情、新发疫情、其他突发公共卫生事件涉及的病例及可疑的传播因子均开展病原学检测。布鲁氏菌病病例无须隔离治疗。

（二）切断传播途径

一是对病死、扑杀牛羊进行无害化处理，对日常检疫中发现的患病牛羊及其流产胎儿、胎衣、排泄物、乳、乳制品等进行严格彻底的无害化处理，对患病动物污染的场所、用具、物品进行严格消毒。由无害化处理公司统一处理的，一律收集后交由其进行处理；无统一处理条件的，设立专门的无害化处理池。对污染的饲料、垫料和阳性动物粪便等，可采取深埋发酵或焚烧的方式进行无害化处理。

二是对阳性动物污染的牛羊舍、运动场、挤奶厅、运输设备、用具、物品等，要每天严格消毒至少2次，持续2周以上。阳性动物隔离区每天至少全面彻底消毒2次，直到隔离的阳性动物全部处置完毕为止。牛羊产后要对产房进行全面彻底消毒，对流产物污染的地方进行严格彻底消毒。

三是加强对畜产品的卫生监督，禁食病畜肉及乳品。皮毛消毒后还应放置3个月以上，方准其运出疫区。防止病畜或患者的排泄物污染水源。对与牲畜或畜产品接触密切者，要进行宣传教育，做好个人防护。

（三）保护易感人群

一是做好人员防护。畜牧业从业人员在工作中应注意个人卫生，勤洗手消毒，禁止吸烟、吃零食，合理佩戴防护用品。工作完成后，先用消毒水洗手，再用肥皂和清水冲洗。工作场地应及时清扫消毒。皮肤、手臂如有刮伤、破损，要及时冲洗消毒、包扎。入职前要体检，必要时留存本底血清，上岗前开展职业防护教育。每年要定期进行健康检查，发现患有布鲁氏菌病者应调离岗位，及时治疗。从事实验室检测人员按照相应生物安全级别的实验室防护要求，佩戴人员防护用品，执行各项消毒规定。

二是进行菌苗免疫接种。做好高危职业人群的劳动防护和菌苗接种。对流行区家畜普遍进行菌苗接种可防止本病流行。必要时可用药物预防。

三是培养健康习惯。培养健康饮食习惯和良好个人卫生习惯，不吃不清洁的食物，饭前洗手，不喝生水。家庭用的菜刀、菜板，要生熟分开；切生肉的刀、案，要用热水消毒，避免污染其他餐具。倡导不食用病死家畜肉、不喝未经加热煮沸的生鲜奶、不吃生肉等健康饮食习惯，不购买、出售、食用现挤的牛羊奶。

四是从业人员自我监测。如有持续数日的发热（包括低热）、乏力、多汗、关节和肌肉疼痛等表现，应怀疑是否患布鲁氏菌病，及时就医，并告知医生有病畜或者疑似病畜接触史。若确诊为布鲁氏菌病，应按医嘱规范、足疗程服药，按时复查，在医生判断治愈后方可停药，避免慢性危害。同时，应提醒确诊患者家属、亲友和同事，如有上述布鲁氏菌病可疑症状及时就诊。

（四）推广健康养殖行为

倡导人畜分居，不要在居室内饲养家畜，不用人用的碗、盆喂养家畜，不和牛犊和羊羔玩耍。开展人居环境整治，提升散养户院落整洁度，推行畜禽粪便、病死动物集中存放、集中处理，引导开展规范化、标准化家庭养殖，减少环境污染和疫病传播风险。

五、知识问答

1. 布鲁氏菌病的主要危害有哪些？

（1）对畜牧业的影响：多种养殖动物如绵羊、山羊、牛、猪、犬、鹿、骆驼等均易患布鲁氏菌病，其他动物也可感染。在被感染的动物中，大部分为隐性感染，只有少部分出现明显的症状。动物感染布鲁氏菌主要造成生殖系统的损害，如雄性动物感染可导致睾丸炎，雌性动物感染可出现子宫炎，造成流产、死胎。此外，感染布鲁氏菌的牲畜产肉量和劳动能力也会下降，病情严重者只能捕杀处理。据统计，我国 2017 年畜间布鲁氏菌病发病省份有 22 个，病例数约 4 万例，捕杀 2 万余只（头），造成巨大的经济损失。随着我国畜牧养殖业的快速发展，牛羊跨区域调运频繁，布鲁氏菌病动物疫情有逐渐扩散的风险。

（2）对人健康的影响：人感染布鲁氏菌后，有症状者表现为发热、乏力、关节疼痛、多汗、肝脾肿大，部分患者可出现肌肉、骨骼和中枢神经系统的严重并发症，男性患者还可出现睾丸炎。布鲁氏菌病如果治疗不及时可转为慢性病，病情严重者丧失劳动能力，甚至危及生命。有研究显示，2017 年我国仍有 31 个省份发生布鲁氏菌病 3.8 万例，人间疫情形势与畜间疫情在发展趋势上呈正相关，随动物疫情逐渐扩散。布鲁氏菌病发生和流行的危险因素增多，已成为危害我国公共卫生安全的主要疾病之一。

（3）可作为生物袭击病菌：羊种、猪种和牛种布鲁氏菌容易感染人类，且可在实验室大量繁殖，极易形成气溶胶，可用于生物恐怖或生物战。上述三种布鲁氏菌被美国疾病控制和预防中心列为潜在的生化武器。早在 1954 年美国的生物战进攻计划中，布鲁氏菌就是新建的松树崖兵工厂第一个武器化的生物战剂，美军把猪种布鲁氏菌列为失能性标准生物战剂，其战剂代号是 AB、AB1（湿）和 NX（湿）。用作生物袭击的战剂首选通过气溶胶形式释放，也可将布鲁氏菌加入牛奶、肉类等各类食品上市销售，或者将病菌喷洒到牛、羊身上，用以感染人畜，引起传播及流行。因此，应加强对布鲁氏菌病疫情的监测，及时发现和处置可能出现的布鲁氏菌病生物威胁。

2. 何时应该考虑感染布鲁氏菌？

在非流行区域，若患者存在不明原因发热和非特异性症状，且有可能的暴露源时（如接触动物组织、摄入未经巴氏消毒的奶或奶酪），应考虑布鲁氏菌病的诊断。在流行区域，只要患者存在不明原因发热和非特异性症状，均应该将布鲁氏菌病列入鉴别诊断范围。

第二十一章　流行性出血热
—— 一只老鼠引发的"三红三痛"

第一次世界大战时，在法国的英军部队中暴发了被称为"肾水肿"的疾病，典型症状为"三红三痛"，即结膜红、脸红和颈部皮肤红（为出血点），以及头痛、腰痛和眼眶痛。第二次世界大战时，该病感染了入侵中国东北的日本军队，到1941年在100万侵华日军中有1万人患此疾病，因发病地区不同被称为"孙吴热""二道岗热""松花热"等。恶贯满盈的日军731部队还惨无人道地拿中国人做活体试验，以证明本病由病毒引起，并提出黑线姬鼠可能是疾病的宿主，命名为"流行性出血热"。二战期间在斯堪的纳维亚半岛服役的德国士兵也难逃厄运，得了这种"传染性肾衰竭"。朝鲜战争时，约3 000名"联合国军"士兵染病，美军中染病者也不少，死亡约400人，病死率高达13%，这次叫"高丽出血热"。虽然这种疾病每出现一次就换个名称，但那些战壕中，无一例外都充满了老鼠。

直到1978年，韩国学者李镐汪从韩国汉坦河流域的该"出血热"疫区黑线姬鼠的肺组织中分离到病毒，取名为"汉坦病毒"。1980年WHO将上述不同名称的疾病统一定名为"肾综合征出血热"，但我国现在仍沿用"流行性出血热"的病名。

该病直接推动了中国疾病预防控制中心的成立。20世纪80年代初，随着家庭联产承包责任制的推行，中国农村粮食连年丰收。与此同时，全国流行性出血热发病率急剧升高，中国成为流行性出血热的超级大国，报告了全世界85%的病例。疫情上升的主要原因是农民在家里储粮，以致老鼠泛滥，家鼠型流行性出血热因此蔓延。为加强出血热防控，1983年我国将中国医学科学院病毒学研究所、流行病学微生物学研究所等划分出来，单独成立了中国预防医学中心，即中国疾病预防控制中心的前身。

一、概述

流行性出血热又称肾综合征出血热（HFRS，以下简称出血热），是由汉坦病毒引起的，以鼠类为主要传染源的自然疫源性疾病，临床表现以发热、出血、休克和肾损害为主，典型病例表现为发热期、低血压休克期、少尿期、多尿期和恢复期。大部分患者 1~3 个月完全恢复，未及时诊断和治疗的重症患者可导致死亡。

本病全球各国均可发生，疫区主要分布在亚洲，我国疫情最重，除青海和新疆外都有病例报告，病死率较高，是危害公众健康的重要传染病。

二、病原与流行病学

（一）病原

汉坦病毒属于布尼亚病毒科汉坦病毒属，目前已发现约有 24 个血清型的汉坦病毒。我国流行的汉坦病毒主要有 2 型，即汉坦病毒（HTNV）和汉城病毒（SEOV）。HTNV 也称为Ⅰ型病毒，又称野鼠型，引起的病情较重；SEOV 也称为Ⅱ型病毒，又称家鼠型，引起的病情相对较轻。

汉坦病毒对酸、丙酮、氯仿、乙醚等脂溶剂敏感。一般消毒剂如来苏尔、新洁尔灭等也能灭活病毒。病毒对热的抵抗力较弱，56～60℃持续 30 分钟可灭活病毒。紫外线照射（50 厘米、30 分钟）也可灭活病毒。

（二）流行病学

1. 宿主动物和传染源

汉坦病毒具有多宿主及宿主特异性。在我国，黑线姬鼠和大林姬鼠为姬鼠型出血热的主要传染源，褐家鼠和实验大白鼠为家鼠型出血热的主要传染源。

2. 传播途径

出血热有三类传播途径，即动物源性传播、螨媒传播和垂直传播。

（1）动物源性传播：经伤口传播、经呼吸道传播、经消化道传播。

（2）螨媒传播：经革螨传播和经恙螨传播。

（3）垂直传播：患病孕妇、带病毒孕鼠、带病毒革螨和恙螨。

出血热的可能传播途径

类　别		传播方式
动物源性传播	伤口传播	与宿主动物及其排泄物（尿、粪）、分泌物（唾液）接触，病毒经皮肤或黏膜伤口感染
	呼吸道传播	吸入被宿主动物带病毒排泄物污染的气溶胶而感染
	消化道传播	食入被宿主动物带病毒排泄物、分泌物污染的食物而感染
螨媒传播	革螨传播	通过革螨叮咬
	恙螨传播	通过恙螨叮咬
垂直传播	患病孕妇	通过胎盘传给胎儿
	带病毒孕鼠	孕鼠经胎盘传给胎鼠（黑线姬鼠、褐家鼠、大白鼠）
	带病毒革螨	经卵传递

3. 人群易感性

不同性别、年龄、职业和种族人群对该病毒普遍易感，感染后一部分人群发病，一部分人群处于隐性感染状态持续数周后感染终止。本病愈后可获得稳固而持久的免疫力，极少见到二次感染发病的报告。

4. 流行特征

（1）季节性和周期性：出血热发病具有明显的季节性。非流行期各月均有病例发生，但绝大多数地区姬鼠型疫区发病呈现双峰型，即10月—次年1月和5—7月分别为冬季和春季发病高峰。家鼠型发病高峰多为4—6月。季节性特点与鼠类繁殖和人群活动有关，每年当地农村集中开展夏收和秋收，农民下地劳作时间长，近距离接触鼠类及其排泄物的机会多，经过1个月左右的潜伏期后发病，时间逻辑相符。

（2）流行类型：我国根据疫区分布、宿主动物不同，将出血热分为3型，即姬鼠型、家鼠型及两者混合型。姬鼠型主要分布在农作物区和林区，传染源以黑线姬鼠为主，临床病情较重，表现较为典型。家鼠型疫区分布于城镇、市郊，以褐家鼠为优势鼠种，可呈暴发流行，流行强度明显大于姬鼠型，患者性别、年龄差别小，临床病情一般较轻。同一地区同一时间可有上述 2 型出血热的流行。

三、临床表现、诊断及治疗

（一）临床表现

出血热潜伏期一般为 2～3 周。典型临床经过分为 5 期：发热期、低血压休克期、少尿期、多尿期及恢复期。

1. 发热期

（1）全身中毒症状。典型表现为"三痛"症状：头痛、腰痛、眼眶痛；消化道症状：食欲不振、恶心、呕吐、腹痛、腹泻、呃逆；神经精神症状：嗜睡、烦躁、谵妄、幻觉、视物不清、抽搐、昏迷。

（2）毛细血管损害。出现充血、出血、渗出等。具体表现为"皮肤三红征"：面、颈和前胸充血（酒醉貌）；"黏膜三红征"：眼结膜、咽和软腭、舌充血；"三肿征"：球结膜、颜面和眼睑水肿，严重者可有胸、腹腔积液及渗出性肺水肿。肾损害主要表现在蛋白尿和镜检可发现管型。

2. 低血压休克期

多在发热 4～6 天，体温开始下降时或退热后不久，主要为失血浆性低血容量休克的表现。患者出现低血压，严重者发生休克。

3. 少尿期

24 小时尿量少于 400 毫升，少尿期与低血压休克期常无明显界限。

4. 多尿期

肾脏组织损害逐渐修复，但由于肾小管重吸收功能尚未完全恢复，以致尿量显著增多。第 8～12 天多见，持续 7～14 天，尿量每天 4 000～6 000 毫升，极易造成脱水及电解质紊乱。

5. 恢复期

随着肾功能的逐渐恢复，尿量减至 3 000 毫升以下时，即进入恢复期。尿量、症状逐渐恢复正常，复原需数月。

（二）辅助检查

1. 血常规

早期白细胞总数正常或偏低，第 3 ~ 4 病日后多明显增高。中性粒细胞比例升高，异型淋巴细胞增多。血小板计数在第 2 病日开始降低。多有血液浓缩，红细胞计数和血红蛋白明显上升。

2. 尿常规

在第 2 ~ 4 病日即可出现尿蛋白，且迅速增加，早期尿蛋白为"+"至"++"，重症患者可达"++"至"+++"，在少尿期达高峰，可在多尿期和恢复期转阴。重症患者尿中可出现大量红细胞、透明或颗粒管型，见肉眼血尿，有时可见膜状物。

3. 血生化检查

血尿素氮、肌酐在发热期和低血压休克期即可上升，少尿期达高峰，估算肾小球滤过率(eGFR)明显降低；心肌酶谱改变较为常见；谷丙转氨酶（ALT）、总胆红素轻、中度升高，血清白蛋白降低，降钙素原可轻度升高。

4. 凝血和出血系列检查

合并弥散性血管内凝血 (DIC)，主要见于低血压休克期和少尿期，诊断标准参照"中国弥散性血管内凝血诊断积分系统"。

5. 超声检查

观察肾脏的改变有助于早期诊断。超声检查主要表现为肾脏肿大且形态饱满，实质回声明显变粗、增强，肾髓质锥体回声减低，肾包膜与肾实质易分离，严重患者可有包膜下积液。超声检查有助于发现肾破裂、腹水、胸腔积液和肺水肿。

6. 放射影像学检查

胸部 CT 和胸部 X 线有助于肺水肿的诊断；有神经精神系统症状的患者可行头颅 CT 检查，有助于脑出血的诊断。

7. 病原检测

从患者外周血中检测到汉坦病毒核酸，或从患者血液等标本中分离出汉坦病毒，检测特异性 IgM 抗体阳性或双份血清 IgG 抗体滴度 4 倍以上升高。

（三）诊断

主要依靠特征性临床症状和体征，结合实验室检查，同时参考流行病学史等进行诊断。对典型病例诊断并不困难，但在非疫区、非流行季节，以及对不典型病例确诊较难，必须经特异性血清学检测或病原检测方法确诊。

1. 流行病学史

（1）在本病流行季节、流行地区发病，或患者于发病前 1～2 个月内到过出血热疫区居住或逗留。

（2）患者有与鼠类及其排泄物直接或间接接触史，或食用过鼠类污染的食物或被鼠类寄生虫叮咬过，或有实验动物特别是鼠类接触史。

2. 病例定义

（1）疑似病例。具备流行病学史和起病急、发冷、发热（38 ℃以上）、全身酸痛、乏力、呈衰竭状以及以下症状之一者：① 头痛、眼眶痛、腰痛（三痛）；② 面、颈、前胸部充血潮红（三红）呈酒醉貌，眼睑浮肿、结膜充血、水肿有点状或片状出血，上腭黏膜呈网状充血、点状出血，腋下皮肤有线状或簇状排列的出血点；③ 束臂试验阳性；④ 或虽无明确流行病学史但临床症状典型者。

（2）临床诊断病例。疑似病例经实验室检测符合下列情形之一者：① 血液检查显示早期白细胞数低或正常，3～4 病日后明显增多，杆状核细胞增多，出现较多的异型淋巴细胞，血小板明显减少；② 尿检查尿蛋白阳性，并迅速加重，伴血尿、管型尿。

（3）确诊病例。临床诊断病例符合下列情形之一者：① 血清特异性 IgM 抗体阳性；② 恢复期血清特异性 IgG 抗体比急性期有 4 倍以上升高；③ 从病人血清中分离到汉坦病毒和 / 或检出汉坦病毒 RNA。

3. 鉴别诊断

典型患者诊断并不困难，进入少尿期或多尿期后，可问及明显的分期发病过程，且易于检出特异性抗体。重点是发热期和低血压休克期，需要与其他发热疾病如上呼吸道感染、流行性感冒、发热伴血小板减少综合征、流行性脑脊髓膜炎、流行性斑疹伤寒、伤寒、钩端螺旋体病及败血症等，以及伴发低血压休克的疾病如急性中毒性菌痢和休克性肺炎、某些肾脏疾病进行鉴别。出血倾向严重者应与急性白血病、过敏性和血小板减少性紫癜等进行鉴别。以肾脏损害为主的出血热还应与肾脏疾病如原发性急性肾小球肾炎、急性肾盂肾炎及肾病等相鉴别。少数有剧烈腹痛伴明显腹膜刺激征者应排除外科急腹症。

（四）治疗

1. 治疗原则

该病目前无特异性治疗药物，主要针对各期的病理生理变化进行综合性、预防性治疗。治疗原则为"三早一就"，即早发现、早诊断、早治疗和就近在有条件的医院治疗。同时，要把好"五关"，即休克关、尿毒症关、出血关、脏器损害关、继发感染关等，针对不同时期的特点进行预防性治疗。药物治疗以液体疗法和对症支持治疗为主，以抗病毒治疗为辅，必要时行抗菌治疗。预防和及时有效治疗并发症是减少死亡的重要措施。

2. 发热期治疗

（1）一般及对症治疗：卧床休息，避免劳累，合理饮食，补充营养。高热时物理降温。

（2）液体疗法：静脉补入适量盐和葡萄糖等液体，每天 1 000～1 500 毫升，发热期末可增至 1 500～2 000 毫升，并根据血容量情况及时调整。

（3）抗病毒治疗：发热期可应用利巴韦林，一般疗程 3～5 天，不超过 7 天。

（4）预防低血压休克：充分补液，若出现血压不稳、渗出明显，可输白蛋白或血浆。

3. 低血压休克期治疗

积极补充血容量，遵循早期、快速、适量原则，采用平衡盐和胶体液；注意纠正酸中毒并改善微循环。注意避免补液过多引起肺水肿、心力衰竭。

4. 少尿期治疗

治疗原则为"稳、促、导、透"，即稳定机体内环境、促进利尿、导泻和透析治疗。

（1）稳定机体内环境：应严格控制液体入量，保持水和电解质平衡。

（2）促进利尿：少尿初期可用 20% 甘露醇注射液静脉快速滴注，以减轻肾间质水肿。通常血压稳定 12～24 小时后开始利尿，首选呋塞米，起始小剂量，根据前一日尿量决定当日利尿剂剂量。酚妥拉明、山莨菪碱等药物适当应用也可促进利尿。

（3）导泻：若无透析条件或情况紧急，可以使用硫酸镁或中药大黄治疗。

（4）透析：及时进行透析治疗。

5. 多尿期治疗

多尿早期按少尿期处理。后期重点是防治感染、预防出血及对症支持等治疗。

6. 恢复期治疗

补充营养，逐渐增加活动量，注意休息，定期复查。

7. 并发症治疗

（1）继发感染：尽早预防、诊断和治疗。加强环境消毒，注意饮食及口腔卫生，严格无菌操作，合理应用抗菌药物。

（2）重要脏器出血：最常见呕血、便血，其他还可见自发性肾破裂、消化道大出血、腹腔出血甚至颅内出血等，一般以保守治疗为主，必要时考虑介入治疗，不推荐外科治疗。

（3）心力衰竭、肺水肿：立即减慢或停止输液，取半卧位，吸氧，静注强心药或者缓慢滴注硝普钠，做好血液透析准备。

（4）急性呼吸窘迫综合征：静注地塞米松、白蛋白等，还可行呼气末正压通气促进肺泡舒张。

四、预防控制措施

预防出血热应采取以灭鼠为主的综合性措施，包括灭鼠、防鼠、灭螨、个体防护、食品管理和污染物消毒、流行病学监测等。有条件和必要时，接种出血热疫苗是预防出血热最有效、最科学和最经济的手段。特殊群体如部队进驻新地区前，应做好流行病学调查。

（一）控制传染源

预防出血热的根本措施是灭鼠、防鼠。据调查，若鼠密度在 5% 以下，可控制出血热流行；鼠密度在 1% 左右，就能控制出血热发病。

1. 灭鼠

混合型和家鼠型疫区应在春季流行高峰来临前重点做好灭鼠工作，有效降低当地的鼠密度。以毒饵法为主，辅以器械捕打和熏杀。以灭鼠率作为考核灭鼠效果的主要指标，灭鼠率应达到 90% 以上。灭鼠时应注意个人防护，尽量减少与鼠类的直接接触，严禁玩鼠，不要裸手接触鼠体及其排泄物。

2. 隔离

出血热患者及疑似患者均需要隔离，并给予抗病毒治疗。对于疑似患者早期进行隔离，可在医生指导下进行血常规、尿常规、血生化等检查。

（二）切断传播途径

1. 防螨防吸入

加强灭螨及防螨工作。野外作业、田间劳作、清整杂草秸秆和野外活动时加强个人防护，防止螨虫叮咬。尽可能戴口罩，以避免吸入鼠类排泄污染物，并减少吸入可能污染的尘埃。

2. 食品管理

做好食物保藏和食具消毒工作，防止鼠类排泄物污染食品和食具。剩饭菜等食用前必须充分加热。

3. 疫源地及污染物消毒

对病人的血、尿、宿舍，宿主动物的血液、唾液、排泄物及其污染物品和环境，以及鼠尸等，均应做好随时和终末消毒。同时要加强饮食管理，患者的饮食用具要煮沸消毒。

（三）接种疫苗

建议疫区居民和外来人口的适龄人群接种出血热疫苗。我国已研制出3种出血热灭活疫苗，包括Ⅰ型肾综合征出血热灭活疫苗和Ⅱ型肾综合征出血热灭活疫苗以及双价肾综合征出血热灭活疫苗(Vero细胞)，分别用于预防Ⅰ型和Ⅱ型出血热，3年内保护率均在90%以上。接种对象以出血热高发流行区的高危人员(与鼠类及野外疫源地接触多的人员)与部队等特殊人群为重点。选用与当地流行的出血热型别相同的疫苗，接种于上臂三角肌内，不宜做皮下注射。疫苗注射应在流行高峰季节开始前1个月完成。

五、知识问答

1. 什么是流行性出血热?

流行性出血热是由汉坦病毒引起的、以鼠类为主要传染源的一种自然疫源性疾病。老鼠通过其唾液、尿液等含有病毒的排泄物、分泌物或咬人等途径，直接或间接将汉坦病毒传染给人。人感染后，以发热、出血和肾脏损害为主要临床表现。该病发病急、症状重、进展快、花费大、病死率高。陕西关中平原为高发地区，农民、学生等群体发病率高，主要传染源为黑线姬鼠、褐家鼠等鼠类。

2. 为预防流行性出血热，防鼠防螨有哪些措施?

（1）在进入出血热流行区或可能有本病存在的地区行军、野营、训练、施工、农垦时，事先应进行流行病学调查，了解当地环境、疫情和鼠情。进驻前，采取毒杀等方法灭鼠，将鼠密度控制在3%甚至1%以下；必要时，在住地周围挖防鼠沟。尽可能不住工棚，必须搭工棚住宿时，应尽可能选择地势较高、向阳、较干燥、杂草和鼠类较少的地方；营地周围应挖防鼠沟，工棚要搭成"介"字形，架高床铺（铺面距地面不低于0.5米），铺下不放杂物和食品。住宿工棚应与厨房和粮仓分开搭盖，粮食、蔬菜垫高0.5米以上储存，尽量断绝鼠粮。营房和食堂建造应符合防鼠要求，安装防鼠设施，防止鼠类侵入。搞好室内外卫生，及时清扫垃圾，加强粪便管理。

（2）经常清除驻地、训练场所、道路两旁的杂草，填平坑洼，增加日照，降低湿度，使之不适于恙螨的生长繁殖。对不能除草的地区，可用敌敌畏等溶液喷洒灭螨。野外作业时穿胶鞋，扎紧衣领、袖口、裤脚口，皮肤暴露部位涂驱避剂；衣服高挂，尽量不坐卧草地草堆；作业完毕拍打衣服，擦洗手脸，检查身体有无蜱螨叮咬。

（3）广泛深入开展爱国卫生运动，结合卫生城镇创建工作，搞好环境卫生的整治，消除鼠类栖息、繁殖和活动的条件。

（4）个人防护。田间劳作、清整杂草秸秆和野外活动时加强个人防护，预防吸入鼠类排泄污染物和鼠体寄生虫叮咬。野外作业时要戴手套，防止损伤皮肤（如有破伤应及时用碘酒消毒处理），并尽可能戴口罩，减少可能污染尘埃的吸入。

第二十二章 疟疾
——谨防出国归来"打摆子"

　　疟疾，俗称"打摆子""冷热病""瘴气"，是最早伴随人类的疾病之一。中国史书记载，三国时诸葛亮南征孟获，唐代天宝年间李宓攻打南诏，元代大德年间出征滇南，还有清代乾隆年间数度进击缅甸，都因疟疾而受挫，有时竟会"及至未战，士卒死者十已七八"。"一战"期间，殖民者部队遇上疟疾暴发，在东非的军队因疟疾丧生的人数至少有 10 万。在 20 世纪末印度的医院里，1/3 的病人都是疟疾患者。

　　古代曾认为疟疾是"神降于人类的灾难"。在古希腊和罗马，也有不少医生认为此病的发生是由于"有热病的空气"，疟疾的起因与沼泽地上的水或有毒的水汽有关，所以给疟疾下了"败坏了的水气"或者"易致病的有毒物质"这样的定义。"疟疾"(Malaria) 就是由"坏"(mala) 和"空气"(aria) 两个词组成的。

　　17 世纪，欧洲人发现南美洲的印第安人采用独有的金鸡纳树 (皮) 来抗疟退烧，从此金鸡纳树 (皮) 治疗疟疾就传入欧洲。经过不断研究，人们又从金鸡纳树皮中分离出有效成分奎宁，直到后来又发现了氯喹。这些抗疟药的出现大幅降低了疟疾患者的病死率。

　　1880 年，法国医生拉弗朗（Laveran）发现疟疾的病原体是疟原虫而不是细菌，并观察到虫体的变化与发热、寒战周期有关，因此获得 1907 年的诺贝尔生理学或医学奖。1897 年，英国生物学家罗斯 (R.Ross) 在印度发现蚊子体内疟原虫的合子，并阐明了人体内与蚊子体内疟原虫的发育史以及疟疾的传播方式，因此获得 1902 年的诺贝尔生理学或医学奖。1939 年，瑞士化学家穆勒（Müller）发现 DDT（滴滴涕）是灭蚊良药，DDT 与青霉素、原子弹一起被誉为第二次世界大战时期的"三大发明"，穆勒因此获得 1948 年的诺贝尔生理学或医学奖。

　　1969 年开始，中国中医研究院接受抗疟药研究任务，屠呦呦任科技组组长，查阅历代医药文献，发现东晋医家葛洪在《肘后备急方》中对青蒿治疗疟疾时的退烧功能有论述："青蒿一握，以水二升渍，绞取汁，尽服之。"屠呦呦也是从这条记载中获取了用乙醚提取青蒿素的灵感，并终于提取出治疗疟疾的有效成分——青蒿素。相对其他抗疟药物而言，青蒿素类药物具有高效快速清除疟原虫且低毒的功效，与其他抗疟药物联合使用效果更佳。青蒿素是疟疾防治历程中的重大发现，以青蒿素类药物为主的联合疗法成为WHO推荐的抗疟疾标准疗法。2015年10月，中国药学家屠呦呦荣获诺贝尔生理学或医学奖，以表彰她牵头发现了青蒿素，有效降低疟疾患者的死亡率。在青蒿素研制成功之前，人类三大死亡病因是艾滋病、肺结核和疟疾，而屠呦呦的贡献每年让几百万人远离死亡威胁。

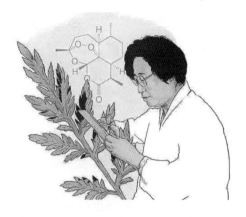

青蒿素是中医药献给世界的礼物，屠呦呦也因此成为第一位获得诺贝尔科学奖项的中国本土科学家

一、概述

疟疾是经按蚊叮咬或输入带疟原虫者的血液而感染疟原虫所引起的虫媒传染病，俗称"打摆子"。寄生于人体的疟原虫共有四种，即间日疟原虫、三日疟原虫、恶性疟原虫和卵形疟原虫，在我国主要是间日疟原虫和恶性疟原虫。本病主要表现为周期性规律发作的全身发冷、发热、多汗，长期多次发作后，可引起贫血和脾肿大。

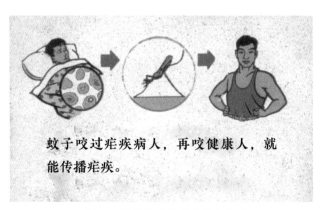

蚊子咬过疟疾病人，再咬健康人，就能传播疟疾。

20世纪60年代防治疟疾宣传幻灯片

根据WHO发布的《2022年世界疟疾报告》显示，2021年，全球疟疾病例总数为2.47亿，死亡病例为61.9万例。该报告还指出，在过去20年里，疟疾快速诊断试剂盒、青蒿素联合疗法和药浸蚊帐的发展和大规模推广是全球成功应对疟疾的关键。但尽管取得进展，遏制疟疾的努力仍然面临各种挑战。

二、病原与流行病学

（一）病原

疟原虫种类繁多，虫种宿主特异性强，可引起人类疟疾的疟原虫有4种，分别引起间日疟、三日疟、恶性疟和卵形疟。间日疟原虫分布最广，三日疟原虫仅在长江以南地区散在分布，恶性疟原虫在我国主要分布于秦岭—淮河一线以南，卵形疟原虫仅有个别国外输入性病例报道。疟原虫先侵入人体肝细胞发育繁殖，再侵入红细胞繁殖，最终引起红细胞大量破裂而导致发病。疟原虫有蚊虫和人两个宿主，其繁殖包括蚊虫体内的有性繁殖和人体内的无性增殖，携带疟原虫的按蚊通过叮咬人而传播，引起疟疾寒热往来发作。

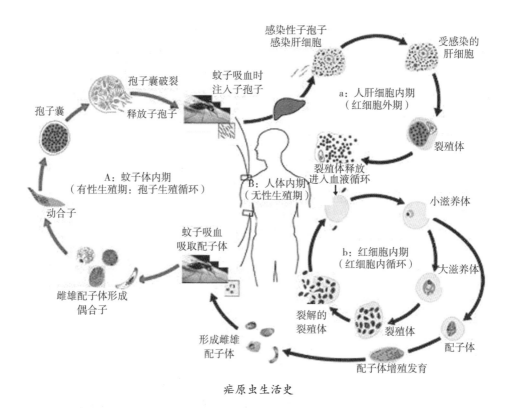

疟原虫生活史

（二）流行病学

1. 传染源

疟疾患者或携带疟原虫的无症状者，其血液中具有配子体（疟原虫有性生殖的虫体阶段）者便成为传染源。血液中疟原虫密度越高，配子体的密度也会越高，传播的概率也越大。

2. 传播途径

疟疾最重要的传播途径是通过按蚊吸血传播。此外，少数病例可通过输入有原虫血症患者的血液感染。疟疾亦可发生垂直传播，如果母亲疟原虫检查阳性，大约有7%的新生儿受到感染。

3. 易感人群

人群对疟疾普遍易感。感染后人体可获得一定程度的免疫力，但并不持久，再次感染同种疟原虫时，临床症状往往较轻，甚至可无症状。非疟疾流行区的人员感染疟原虫时，如未做好防疟工作，临床表现常较严重，易暴发流行。各型疟疾之间无交叉免疫。

4. 流行特征

疟疾主要流行于热带和亚热带，其次为温带，与按蚊的生活及繁殖环境密切相关。间日疟的流行区最广，恶性疟主要流行于热带，三日疟和卵形疟相对较少见。我国云南和海南两省为间日疟及恶性疟混合流行区，其余地区主要以间日疟流行为主。热带地区全年均可发病，其他地区发病以夏秋季较多。随着我国出境旅游和对外人员交流的迅速发展，在境外疟疾流行区感染的输入性病例逐渐增多。

三、临床表现、诊断及治疗

（一）临床表现

疟疾的主要症状为周期性寒战、高热和大量出汗，伴头痛、全身酸痛、乏力。间日疟、三日疟早期患者的间歇期可不规则，但经数次发作后即逐渐变得规则。恶性疟的发热无明显规律性。

1. 潜伏期

从人体感染疟原虫到发病（口腔温度超过 37.8 ℃），称潜伏期。一般间日疟、卵形疟潜伏期为 14 天，恶性疟为 12 天，三日疟为 30 天。感染原虫量、类型的不一，人体免疫力的差异，感染方式的不同可造成不同的潜伏期。温带地区有所谓"长潜伏期虫株"，潜伏期可长达8～14个月。输血感染潜伏期为7～10天。胎传疟疾潜伏期就更短。有一定免疫力的人或服过预防药的人，潜伏期可延长。

2. 发冷期

身体发冷，先为四肢末端发冷，然后为后背发凉，最后全身感觉很冷。伴有全身不由自主地发抖哆嗦、牙齿打颤，部分患者口唇、指甲发绀，这一阶段持续10分钟至1小时许，寒战自然停止，体温上升。此期患者常有重病感。

3. 发热期

寒战和全身发冷结束后，患者面色转红，口唇指甲发绀消失，体温迅速上升，通常发冷越显著，体温就越高，可达40℃以上。高热患者有的辗转不安，呻吟不止；有的谵妄，撮空，甚至抽搐或不省人事；有的剧烈头痛、顽固呕吐。患者面赤、气促，结膜充血，皮灼热而干燥，脉洪而速，尿短而色深。多诉说心悸、口渴，欲冷饮。这一阶段持续2～6小时，个别患者达10余小时。发作数次后唇鼻常见疱疹。

4. 出汗期

高热后期，颜面手心开始微微出汗，随后遍及全身，大汗淋漓，衣服湿透，2～3小时体温降低，常至35.5℃。患者感觉舒适，但十分困倦，常安然入睡。一觉醒来，精神焕发，食欲恢复，又可照常工作。此刻进入间歇期。

5. 再燃与复发

疟疾初发停止后，患者若无再感染，仅由于体内残存的少量红细胞内期疟原虫在一定条件下重新大量繁殖又引起的疟疾发作，称为疟疾的再燃。再燃与宿主抵抗和特异性免疫力的下降以及疟原虫的抗原变异有关。

疟疾复发是指疟疾初发患者红细胞内期疟原虫已被消灭，未经蚊媒传播感染，经过数周至年余，又出现疟疾发作，称复发。复发机理仍未阐明清楚，其中子孢子休眠学说认为由于肝细胞内的休眠子复苏，发育释放的裂殖子进入红细胞繁殖引起疟疾发作。恶性疟原虫和三日疟原虫无迟发型子孢子，因而只有再燃而无复发。间日疟原虫和卵形疟原虫既有再燃，又有复发。

（二）辅助检查

1. 血常规检测

红细胞和血红蛋白在多次发作后下降，恶性疟尤重；白细胞总数初发时可稍增多，后正常或稍低，白细胞分类单核细胞常增多，并见吞噬有疟色素颗粒。

2. 血液涂片染色检测

在寒战发作期间采血，做血液涂片（薄片或厚片）染色查疟原虫，并可鉴别疟原虫种类。骨髓涂片染色查疟原虫，阳性率较血液涂片高。荧光显微镜检查寻找疟原虫，检出速度快，检出率较高。

3. 免疫学检查

抗疟抗体一般在感染后 2～3 周出现，4～8 周达高峰，以后逐渐下降。现已应用的有间接免疫荧光、间接血凝与酶联免疫吸附试验等，阳性率可达90%。但因特异性抗体的检测临床应用价值较小，一般用于流行病学调查。

4. 疟原虫核酸检测

检测血液中疟原虫核酸阳性。

（三）诊断

我国已无本土病例报道，但每年报告输入性疟疾病例近千例，主要是境外感染以后回国发病的人员。假如回国后 1 年内出现了疑似症状如发冷、发热和出汗，应主动向检验检疫部门申报，以便及时检测和治疗。

临床医生日常诊疗时，对有疟疾流行区居住或旅行史、近年有疟疾发作史或近期曾接受过输血的发热患者都应高度警惕。如有典型的周期性寒战、发热、出汗症状，可初步诊断。如有不规律发热，且伴肝、脾肿大及贫血，应想到疟疾的可能。凶险型疟疾（主要见于恶性疟）多发生在流行期，多急性起病，伴高热寒战、昏迷、抽搐等。流行区婴幼儿突然高热、寒战、昏迷，也应考虑本病。

1. 无症状感染者

无临床表现但符合下列表现之一者：① 显微镜查见血涂片疟原虫；② 疟原虫抗原检测阳性；③ 疟原虫核酸检测阳性。

2. 临床诊断

有疟疾流行病学史，并符合疟疾典型或不典型临床表现者。

3. 确定诊断

临床诊断病例，同时符合下列情况之一者：① 显微镜查见血涂片疟原虫；② 疟原虫抗原检测阳性；③ 疟原虫核酸检测阳性。

4. 鉴别诊断

对于症状不明显的疟疾，或疑似疟疾，应进行鉴别。疟疾有发热和肝、脾肿大症状，应与有此特征性症状的其他疾病相鉴别，如败血症、伤寒、钩端螺旋体病、血吸虫病、流行性出血热、恙虫病、胆道感染和尿路感染等。当发展为脑型疟（属凶险型疟疾）时，应与乙型脑炎、中毒型菌痢、散发病毒性脑炎等相鉴别。其中最重要的鉴别诊断依据是确定病原体，另外发病季节、地区等流行病学资料对鉴别诊断也有一定帮助。

（四）治疗

疟疾治疗中，最重要的是杀灭红细胞内的疟原虫。

1. 一般治疗

（1）出现脑水肿与昏迷者，应及时给予脱水治疗（多见于脑型疟）。

（2）监测血糖以及时发现和纠正低血糖。

（3）高热者可加对乙酰氨基酚、布洛芬等解热镇痛药治疗，加快退热速度。超高热患者可短期应用肾上腺皮质激素。

（4）应用低分子右旋糖酐，有利于改善微血管堵塞；或加用血管扩张剂治疗，可提高脑型疟疾患者的疗效。

2. 抗疟药物治疗

由于个体差异大，用药不存在绝对的最好、最快、最有效，除常用非处方药外，应在医生指导下充分结合个人情况选择最合适的药物。抗疟药品种较多，主要分为以下几类。

（1）青蒿素及其衍生物：该类药物通过作用于原虫膜系结构，损害核膜、线粒体外膜等起到抗疟作用。其吸收快、起效快，可用于治疗间日疟、恶性疟，对脑型疟和耐氯喹虫株感染也有良好疗效，适用于凶险型疟疾的抢救。该类药物抗疟疗效显著，不良反应轻而少，耐药率很低，已在世界范围内广泛应用。2019 年屠呦呦团队发现如延长治疗时间，可以有效克服目前的"青蒿素耐药性"。

（2）喹啉衍生物：氯喹是目前非耐药疟疾的首选药物，对各种疟原虫的裂殖体有杀灭作用，可迅速控制症状。其特点是疗效高、生效快，常规剂量不良反应少且轻微，但大剂量可引起视力障碍及肝肾损害。奎宁对各种疟原虫的滋养体有杀灭作用，能控制临床症状，主要用于恶性疟。甲氟喹对间日疟、恶性疟有效，杀虫彻底，作用持久，但控制症状慢，可与蒿甲醚配伍使用。伯氨喹是目前唯一可供使用的预防复发和传播的药物，主要对间日疟继发性红细胞外期和各种疟原虫的配子体有较强的杀灭作用，是根治间日疟和控制疟疾传播的最有效的药物，不良反应为有较大毒性，须注意使用剂量。

（3）抗叶酸类药物：如乙胺嘧啶，通过抑制疟原虫的叶酸合成酶类而起作用，对恶性疟和间日疟有抑制作用，是病因性预防的首选药。也可用于控制耐氯喹的恶性疟症状发作，但生效较慢。此类药物不良反应少，但大剂量可引起巨幼红细胞性贫血。儿童误服可引起惊厥、死亡。

3. 特殊人群的药物治疗

（1）耐药感染者：对耐氯喹疟疾患者，青蒿琥酯和甲氟喹治疗效果好，不良反应轻，价格便宜。前者为我国首选药物，后者为欧美无青蒿琥酯国家首选药物。此外，应采用联合用药治疗，如甲氟喹加磺胺多辛、蒿甲醚加卤泛群等，效果更佳。

（2）妊娠妇女：该人群对疟疾易感，并易发展为重症。妊娠早期可选用氯喹或奎宁联合克林霉素，妊娠中晚期可选用青蒿琥酯联合克林霉素。

（3）脑型疟疾：国内最常应用的是青蒿琥酯的静脉注射剂型，此外可选用氯喹、奎宁及磷酸咯萘啶静滴。

4. 日常生活管理

（1）注意消灭蚊虫，避免蚊虫叮咬；同时保持家庭卫生干净整洁，注意通风。

（2）对饮食不佳者给予流质或半流质饮食；对恢复期患者给予高蛋白饮食；对吐泻不能进食者，进行适当补液。

（3）患者寒战时注意保暖，大汗时应及时用干毛巾或温湿毛巾擦干，并随时更换汗湿的衣被，以免受凉。

（4）贫血者给予铁剂，高热时物理降温或药物降温。

（5）注意监测生命体征的变化，详细记录尿液出入量。

四、预防控制措施

疟疾的发生和流行取决于传染源、传播媒介、易感人群和有关动物等环节。针对这些环节采取防治措施，达到控制或消灭疟疾的目的。

（一）加强传染源监测和管理

识别疫情易发地区和高危人群，进行流行病学监测，及时发现并规范治疗疟疾病人。疟疾病例需要进行防蚊隔离。

加强疟疾疫情报告，各级各类医疗卫生机构对发现的疟疾病人均应当按照《中华人民共和国传染病防治法》和《传染病信息报告管理规范》的规定报告疟疾病例，实现网络直报。

对所有疟疾病例立即进行疟原虫血涂片镜检核实，并在3个工作日内完成流行病学个案调查。对确诊的每个疟疾病例，应详细了解既往有无疟疾史、外出史、输血史以及临床治疗状况。

在疟疾流行疫点进行流行病学调查，了解传染源的来源、发生的原因、流行的范围和程度，确定疫点的性质，采取相应措施，尽快达到清除目的。

（二）加强传播媒介防制

1. 处理孳生地

主要针对媒介按蚊幼虫的孳生地进行综合防制，降低蚊虫密度。水稻田是按蚊幼虫孳生的主要环境。对水稻田采用间歇灌溉，并铲除周边的杂草。将阴沟改造成暗沟并封闭，对一时不能改造的蓄水池、消防池及水坑处可投入生化杀虫剂，杀灭孳生地的按蚊幼虫。此外，开发山林，清除居民村周围的灌木林，种植经济作物，控制和减少在丛林中孳生栖息的按蚊。

2. 杀灭成蚊

在疫点采取杀虫剂室内滞留喷洒和杀虫剂处理蚊帐等措施。在室内可使用蚊香以及电子驱蚊器。必要时，在住宅区及周围用超低容量喷雾器进行杀虫剂空间喷洒。媒介控制相关技术措施还可参考WHO发布的相关指南。

（三）保护易感人群

1. 加强大众媒体宣传教育

应采取多种形式，广泛宣传疟疾防治知识和国家消除疟疾政策，提高居民自我防护意识和参与疟疾防治、消除工作的积极性。加强对赴疟区的旅行者和无免疫力人群的健康指导。

2. 加强流动人口的疟疾防治

应建立健全信息通报制度，加强出入境人员疟疾防护工作，做好境内流动人口疟疾防控。

3. 防蚊叮咬

在室内安装纱门、纱窗及挂蚊帐，在野外涂擦防蚊油、穿防蚊衣、戴驱蚊头网等。此外可用 1% 溴氰菊酯、5% 氟氯氰菊酯和 12.5% 三氟氯氰菊酯浸泡蚊帐，对媒介按蚊驱杀效果持久。

（四）药物预防

在疟疾流行传播季节预防服药，可分为集体预防服药和个人预防两种。集体预防服药主要用在疟疾严重流行区或暴发流行区，对高疟区来的人群进行预防服药降低或消除人体内疟原虫，可以防止传染源输入扩散；个人预防服药主要是非疟区无免疫力的人群进入疟疾流行区，在传播季节时应进行预防服药，并加强个体防护。

（五）接种疫苗

接种疟疾疫苗有可能降低本病的发病率和病死率，但疟原虫抗原的多样性给疫苗研制带来很大困难。近几年来，国内外从不同的角度对疟疾疫苗进行了探讨。"RTS，S/AS01 疟疾疫苗"是一种重组抗原疫苗，作用对象是恶性疟原虫，这是全球最为致命的疟疾寄生虫，也是在非洲流行最广的疟原虫。通过对接受 4 剂疫苗的儿童开展大规模临床试验，研究人员证明该疫苗在 4 年内减少了大约 40% 的疟疾病例，但亦有研究认为疫苗的部分保护作用会在几年内逐渐消失。该疫苗 2019 年已在 3 个试点国家（加纳、肯尼亚和马拉维）使用。

五、知识问答

1. 疟疾是什么？

疟疾俗称"打摆子""发寒热"，因带有疟原虫的按蚊叮咬人时，疟原虫随蚊子唾液注入机体而发病，属于一种有明显季节性与地区性的寄生虫病。目前我国已无本土病例，但境外归来人员入境和回国 1 年内，出现疑似病症如发冷、发热等，应及时到当地医院就诊。

2. 出境人员在疟疾流行国家或地区应注意什么？

疟疾主要是蚊媒传播的传染病，对其最好的预防措施就是防止蚊虫叮咬，建议使用蚊帐、杀虫剂、蚊香、纱门、纱窗等防蚊措施。在流行季节，境外出行需要携带预防药物，如磷酸哌喹和磷酸氯喹，特别是磷酸氯喹对恶性疟还是非常有效的。

3. 哪些情况下可服药预防疟疾？

（1）普通人群自非疟区进入疟区，或自低疟区进入高疟区时；

（2）高疟区人群到非疟区旅行、进行公务等活动时，或疟疾严重流行非预防服药不能控制时；

（3）特殊人群如部队，进入高疟区作业或执行军事任务时。

第二十三章　血吸虫病
—— 离不开钉螺的"小虫大病"

1972 年湖南长沙马王堆西汉古墓出土的女尸和 1975 年湖北江陵凤凰山出土的西汉男尸，在其内脏中均发现有血吸虫卵，提示我国早在 2 100 多年前已有血吸虫病存在。血吸虫病在民间俗称"大肚子病"，在古代乃至近代都制造了许多骇人听闻的"寡妇村"和"无人村"。据统计，1910 年到 1949 年，在江西一省血吸虫病就夺走了 31 万人的生命，毁灭了 1 000 多个自然村落，3 万余户绝户，可谓"千里无鸡鸣"！江西丰城县一村曾是个远近闻名的富庶村落，但血吸虫病流传开来之后，到 1949 年新中国成立时调查人口，这个曾经有 4 000 多人、数千亩良田的大村仅剩一个寡妇和一个小女孩，实属人间惨剧。在当时的疫区，人们编了一首歌谣："白天田里人稀少，夜晚月下鬼唱歌。痛苦何日熬到头，人间几时有欢乐？"据

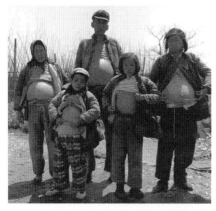

1956 年江苏镇江患血吸虫病的一家人，
个个都挺着大肚子

1949 年至 1950 年卫生防疫部门摸查，湖南省血吸虫病疫区感染率最高达 80%多，最低的乡村也有 20% 多。血吸虫病在整个中国南部蔓延，北起江苏宝应，南至广西横县，东起黄海之滨，西至云南剑川。这占了中国约 1/3 的土地面积，钉螺（血吸虫的中间宿主）分布的面积有 14 300 平方千米，血吸虫病患者有 1 000 余万人，约 1 亿人受到血吸虫病的威胁。

1955 年 11 月，毛泽东主席在杭州召开的全国血吸虫病防治工作会议上指出："就血吸虫所毁灭我们的生命而言，远强于过去打过我们的一个或几个帝国主义。八国联军、抗日战争，就毁人一点来说，都不及血吸虫。除开历史上死掉的人以外，现在尚有一千万人患疫，一万万人受威胁。是可忍，孰不可忍？"从此，一场轰轰烈烈的消灭血吸虫病的人民战争开始了！各地纷纷兴修水利，通过填沟挖渠、围湖造田，改变生态环境、消灭钉螺孳生地很快取得了成效。1958 年 6 月 30 日，《人民日报》发表了《第一面红旗——记江西余江县根本消灭血吸虫病的经过》的文章。毛主席看到后，当即写下《七律二首·送瘟神》。其一"绿水青山枉自多，华佗无奈小虫何！千村薜荔人遗矢，万户萧疏鬼唱歌。坐地日行八万里，巡天遥看一千河。牛郎欲问瘟神事，一样悲欢逐逝波"；其二"春风杨柳万千条，六亿神州尽舜尧。红雨随心翻作浪，青山着意化为桥。天连五岭银锄落，地动三河铁臂摇。借问瘟君欲何往，纸船明烛照天烧"。

经过全国人民的不懈奋斗，血吸虫病在中国得到有效控制。20 世纪 80 年代，上海、福建、广西、浙江等曾经遭受重创的省市宣布消灭血吸虫病。到 21 世纪初，我国已基本实现了消除血吸虫病的目标，为全球防治该病作出了重大贡献。

一、概述

血吸虫病是由疫水中血吸虫尾蚴经皮肤或黏膜侵入人体所引起的一种寄生虫病。血吸虫病主要分两种类型：一种是肠血吸虫病，主要由曼氏血吸虫和日本血吸虫引起；另一种是尿路血吸虫病，由埃及血吸虫引起。我国主要流行的是日本血吸虫病，被列为乙类传染病。

血吸虫病流行于热带和亚热带地区，在无法获得安全饮水和缺乏适当环卫设施的贫穷社区尤为严重。目前全球仍有 78 个国家报告存在血吸虫病传播，是非洲、亚洲、南美洲（尤其是加勒比地区）以及其他亚热带地区的公共卫生问题，全球大约有 7.79 亿人面临感染风险，2019 年至少有 2.36 亿人需要获得血吸虫病预防性治疗。

二、病原与流行病学

（一）病原

我国流行的日本血吸虫雌雄异体，寄生于人、畜（终宿主）的肠系膜下静脉，合抱的雌雄虫交配产卵于小静脉的小分支，每虫每天可产卵2 000～3 000个，随粪便排出体外。虫卵入水后在20～30 ℃经12～24小时即孵化成毛蚴，偶遇钉螺（中间宿主）即主动侵入，再经5～7周发育成尾蚴，逸出螺体外或逸出于河边或岸上青草露水中。人或动物接触疫水时，尾蚴吸附于皮肤，遂脱去尾部进入表皮变为童虫。童虫侵入后约经4天可到达肠系膜静脉，并随血流移至肝内门脉系统，初步发育后再回到肠系膜静脉中定居，雌雄合抱、性器官成熟和产卵。至此，血吸虫完成自己的一生。

从尾蚴经皮肤感染至交配产卵需23～35天，一般为30天左右。成虫在宿主体内一般生存2～5年即死亡，有的成虫在病人体内可存活30年以上。

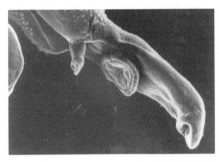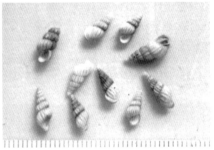

血吸虫（左）和它的中间宿主钉螺（右）

（二）流行病学

1. 传染源

日本血吸虫病患者或感染动物的粪便中含有活卵，为本病主要传染源。血吸虫既可以寄生于人体，也可以寄生于一些家畜（牛、羊、猪、犬等）和多种野生动物（鼠类、刺猬、山猪、鼬、野猪、猴等），适宜的宿主动物种类多、数量大、分布广，感染后粪便含有大量血吸虫卵。这些虫卵可经洗刷马桶、用新鲜粪便施肥、雨水冲刷或粪便直接排入沟（河、塘）等途径进入水体造成污染。

2. 传播途径

含有血吸虫卵的粪水进入稻田、河沟、湖滩等地，在适宜条件下毛蚴从虫卵逸出，当这些地方有中间宿主钉螺存在时，毛蚴侵入钉螺，发育为尾蚴并从钉螺体内释放出来。流行区的居民和部队指战员因生产 (如水田插秧、打湖草、割芦苇等)、生活 (如河湖中洗澡、洗衣，赤足在沼泽、江河湖岸边行走，饮用生水等) 及执行军事任务 (如野营训练中的游泳、泅渡、架桥和参加抗洪救灾) 接触有尾蚴的疫水，尾蚴即从皮肤或黏膜侵入人体造成感染。

3. 易感人群

男女老幼和不同种族、不同职业的人，凡接触含有尾蚴的疫水都有感染血吸虫的可能。

4. 流行特征

（1）地方性：血吸虫病的流行有着严格的地方性，没有钉螺，就没有血吸虫病流行，两者分布基本一致。根据地理环境、钉螺分布特点和血吸虫病流行特征，我国血吸虫病流行区大致可分为湖沼、水网和山丘 3 种类型，主要在长江流域及其以南的 12 个省市。经过多年的防治，本病流行已基本得到控制，发病率逐年降低，但在支援疫区抗洪抢险时，仍有感染可能。

（2）季节性：血吸虫病在夏秋季节高发。影响因素一是水位上涨，感染性钉螺浸没于水中；二是由于生产生活的需要，人员大批下水。

（3）感染方式：血吸虫病的感染方式及途径取决于生产生活方式的不同。在易感环境从事插秧、田间管理、割运湖草、抢收早熟作物、捕鱼捉虾、采摘粽叶等生产活动，均可引起感染；从事洗衣、淘米、洗菜、游泳、嬉水等生活活动，同样可导致血吸虫感染。

（4）人畜共患：日本血吸虫病是人畜共患疾病，除人之外，我国已查出牛、羊、马、驴、猪、犬、猫、黑家鼠、狐、豹等 42 种染病哺乳动物。

三、临床表现、诊断及治疗

（一）临床表现

从尾蚴侵入至出现临床症状的潜伏期长短不一，大多数患者为 30 ~ 60 天，平均为 40 天。感染重则潜伏期短，感染轻则潜伏期长。血吸虫病的临床表现复杂多样，轻重不一。分为以下四型。

1.急性血吸虫病

发生于夏秋季,以7—9月为常见。男性青壮年与儿童居多。患者常有明确的疫水接触史,如捕鱼、抓蟹、游泳等,常为初次重度感染。约半数患者在尾蚴侵入部位出现蚤咬样红色皮损,2~3天内自行消退。

(1)发热:热度高低及时间与感染程度成正比,轻症发热数天,一般为2~3周,重症可迁延数月;热型以间歇型、弛张型为多见,早晚波动可很大;一般发热前少有寒战;高热时偶有烦躁不安等中毒症状,热退后自觉症状良好。重症可有缓脉,出现消瘦、贫血、营养不良和恶病质甚至死亡。

(2)过敏反应:除皮炎外还可出现荨麻疹、血管神经性水肿、淋巴结肿大、出血性紫癜、支气管哮喘等;血中嗜酸性粒细胞显著增多,对诊断具有重要参考价值。

(3)消化系统症状:发热期间多伴有食欲减退、腹部不适、轻微腹痛、腹泻、呕吐等,腹泻一般每天3~5次,个别可达10余次,初为稀水便,继则出现脓血黏液;热退后腹泻次数减少。危重患者可出现高度腹胀、腹水、腹膜刺激征。经治疗退热后6~8周,上述症状可显著改善或消失。

(4)肝脾肿大:90%以上患者肝大伴压痛,左叶肝大较显著,半数患者轻度脾大。

(5)其他:部分患者有咳嗽、气喘、胸痛等呼吸系统症状,多在感染后2周内出现。重症患者可出现神志淡漠、心肌受损、重度贫血、消瘦及恶病质等,亦可迅速发展为肝硬化。

急性血吸虫病病程一般不超过6个月。经杀虫治疗后,患者常迅速痊愈。如不治疗,急性血吸虫病可发展为慢性或者晚期血吸虫病。

2.慢性血吸虫病

在流行区占绝大多数。在急性症状消退而未经治疗,或疫区反复轻度感染而获得部分免疫力者,病程超过半年以上,称慢性血吸虫病。其病程可长达10~20年,甚至更长。临床表现以隐匿型间质性肝炎或慢性血吸虫性结肠炎为主。

(1)无症状型:轻度感染者大多无症状,仅在粪便检查中发现虫卵,或体检时发现肝大,B超检查可呈网络样改变。

(2)有症状型:主要表现为血吸虫性肉芽肿肝病和结肠炎,两者可出现在同一患者身上,亦可仅以一种表现为主。最常见症状为慢性腹泻,有脓血黏液便，症状时轻时重、时发时愈。病程长者可出现肠梗阻、贫血、消瘦、体力下降等。早期肝大，表面光滑，质中等硬；随病程延长进入肝硬化阶段，肝脏质硬，表面不平，有结节。脾脏逐渐增大。下腹部可触及大小不等的肿块，系增厚的结肠系膜、大网膜和肿大的淋巴结，为虫卵沉积引起的纤维化粘连缠结所致。

3. 晚期血吸虫病

反复或大量感染血吸虫尾蚴后，未经及时抗病原治疗，虫卵损害肝较重，发展成肝硬化，有门静脉高压、脾脏显著增大和临床并发症。病程多在 5～15 年，甚至更长。患病儿童常有生长发育障碍。

根据主要临床表现，晚期血吸虫病可分为巨脾型、腹水型、结肠肉芽肿型、侏儒型四型。同一患者可同时具有 2 种病型的主要表现。

4. 异位血吸虫病

发生于门脉系统以外的器官或组织的血吸虫卵肉芽肿，称为异位损害或异位血吸虫病。人体常见的异位损害发生在肺和脑。机体其他部位也可发生血吸虫病，如胃、胆囊、肾、睾丸、子宫、心包、甲状腺、皮肤等，临床上可出现相应症状。

（二）诊断

1. 血吸虫病的诊断

血吸虫病患者一般具有疫水接触史，血清学检查血吸虫抗体、抗原阳性，以及大便、直肠黏膜存在虫卵这三大特征。病人的确诊需要从粪便中检获虫卵或孵化毛蚴。因人群感染率和感染度较低，慢性与晚期血吸虫病患者肠壁纤维化（虫卵不易掉入肠腔），粪检常为阴性，或因疫区群众对粪检的依从性降低，故需要采用免疫学的方法来辅助作出诊断。

（1）病原学诊断：从粪便内检查血吸虫卵和毛蚴以及从直肠黏膜活体组织中检查虫卵称病原学检查，是确诊血吸虫病的依据。常用的病原学检查方法有改良加藤法、尼龙袋集卵孵化法、塑料杯顶管孵化法等。

（2）免疫学诊断：免疫学诊断包括检测患者血清中循环抗体、循环抗原和循环免疫复合物。常采用的诊断方法有间接红细胞凝集试验（IHA）、酶联免疫吸附试验（ELISA）等。

2. 鉴别诊断

（1）急性血吸虫病：须与败血症、疟疾、伤寒与副伤寒，急性粟粒性肺结核，病毒感染，以及其他肠道疾病鉴别。主要以籍贯、职业、流行季节，疫水接触史、高热、肝脏肿大伴压痛、嗜酸性粒细胞增多、大便孵化阳性为鉴别要点。

（2）慢性血吸虫病：须与慢性菌痢、阿米巴痢疾、溃疡性结肠炎、肠结核、直肠癌等疾病鉴别。粪便孵化血吸虫毛蚴阳性可确诊，嗜酸性粒细胞增生有助于本病的诊断。

（3）晚期血吸虫病：须与门脉性肝硬化及其他原因所致的肝硬化鉴别。

（4）异位血吸虫病：肺血吸虫病须与支气管炎、粟粒性肺结核、肺吸虫病鉴别。急性脑血吸虫病应与流行性乙型脑炎鉴别。慢性脑血吸虫病应与脑瘤及癫痫鉴别。

（5）尾蚴性皮炎：须与稻田皮炎鉴别。

（三）治疗

1. 治疗原则

疑似血吸虫病的患者应先接受支持、对症治疗，排除其他疾病后，再进行抗虫治疗。治疗血吸虫病首选吡喹酮。晚期患者伴有多种严重并发症，需要多科室会诊制订个性化治疗策略，症状缓解后再进行抗虫治疗。

2. 支持与对症治疗

急性期持续高热病人，可先用肾上腺皮质激素缓解中毒症状，并用解热剂进行降温处理。

对慢性和晚期患者，应加强营养，如给予高蛋白饮食和多种维生素，并注意对贫血的治疗；肝硬化有门脉高压时，应加强保肝治疗，以及外科手术治疗；慢性腹泻合并细菌感染者可适当给予抗生素治疗。

3. 驱虫治疗

早期采用杀血吸虫药物是治疗本病的关键举措。吡喹酮是治疗血吸虫病的首选药物，具有高效、低毒、副作用轻、可口服、疗程短等优点；对成虫有杀灭作用；对急性血吸虫病临床治疗治愈率很高，副作用少而轻。吡喹酮对于急性期感染患者（接触疫水6～8周内）有很好的效果，一般治疗一个疗程就可以痊愈；对于慢性患者应用吡喹酮治疗需要维持2～4周，甚至1～2

个月才能有很好的疗效。青蒿琥脂可以杀灭血吸虫幼虫，所以青蒿类药物一般在感染血吸虫病 1 周内用药。

4. 手术治疗

血吸虫病患者一般不选择手术治疗。对于晚期血吸虫病，有明显脾功能亢进、腹水、门静脉高压致上消化道出血等情况下才考虑手术治疗。对于终末期肝病可考虑肝移植。

5. 预后

血吸虫病的预后与感染程度、病程长短、年龄、有无并发症、异位损害及治疗是否及时彻底有关。对于急性患者，经抗虫治疗多可痊愈；对于慢性早期患者，经抗虫治疗后绝大多数症状消失、体力改善、粪及血清学检查转阴，并可长期保持健康状态；对于晚期患者，虽经对症与抗虫治疗，但肝硬化难以恢复，预后较差。

四、预防控制措施

（一）控制传染源

1. 对患者进行普查普治

（1）普查：由于各地的血吸虫病流行程度不同，防治速度进展不一，因此对不同地区应采取不同的查病要求。如未达到血吸虫病传播阻断标准的村，每年调查 1 次，粪检是以"三送三检"为准。为了分析某地区的流行情况而调查对象众多时，可进行抽样调查。

（2）普治：血吸虫进入人体后随血液聚集，危害人的肝脏和脾脏，可造成急性或慢性肠炎、肝硬化，并导致腹泻、消瘦、贫血，严重者会威胁生命。有效的药物治疗不仅可以挽救生命，而且可达到控制传染源的根本目标——终止虫卵的排出。

2. 对病畜进行普查普治

（1）普查：血吸虫病是一种人畜共患寄生虫病。因此，在血吸虫病流行区，不仅要对居民患病情况进行调查，一般还应每年对家畜患病情况进行 1 次调查，流行严重的地区根据需要可一年进行 2 次。

（2）普治：有经济价值的病畜可以治疗，不可使用或不能治疗的病畜可以宰杀，病畜粪便可按前述方法处理。避免家畜接触疫水，消灭牧区钉螺，或选择无螺区放牧。

（二）切断传播途径

1. 灭螺

灭螺和治疗相结合的措施可获得最为有效的防治效果。灭螺的原则是：结合当地钉螺的分布及感染程度，按照"三从"和"四追"原则，从盆地到山上、从上游到下游、从潮湿到积水，追头、追尾、追点、追面（查一片，清一片，巩固一片）。同时结合生产和农田水利基本建设，以改变环境为主，辅以药物灭螺。

（1）药物灭螺：降低血吸虫病传播快速有效的方法，灭螺药物种类繁多，但均存在一些缺点。我国常用的灭螺药物有氯硝柳胺、五氯酚钠、氯乙酰胺、尿素、石灰氮、茶子饼等，其中应用最广泛的是氯硝柳胺和五氯酚钠。

（2）非药物灭螺：药物灭螺对环境的污染和对人畜构成的威胁不容小视，因此非药物方式灭螺日益受到重视。物理灭螺包括土埋、垦种、蓄水养殖和火烧灭螺等。另外，有研究表明可采用黑色塑料膜覆盖有螺环境以恶化钉螺生存环境达到灭螺目的。生物灭螺利用钉螺的天敌或其他的生物直接消灭钉螺或破坏其种群平衡，达到灭螺目的。此外，农业结构的调整是湖沼地区综合防制血吸虫病的重要措施。

2. 消灭水中尾蚴和防御感染

用物理或化学方法杀灭水中尾蚴可以防止血吸虫感染。如将水加热至60 ℃左右，尾蚴即被杀死。用漂白粉消毒饮水时，余氯1毫克/升，用碘酊消毒饮水时，游离碘8毫克/升，数分钟内尾蚴即死。在流行区应提倡饮用深井水。

3. 管理粪便，保护水源

应设法防止粪便直接入水。迁移河、湖、沟边的粪池、粪缸和厕所，使之远离水源。并尽可能做到搭棚加盖，防止雨水冲洗外溢。在使用含有血吸虫卵的粪便作为肥料之前，必须采取各种方法杀死粪中虫卵，如将粪尿按1:5的比例混合贮存，夏季3天、冬季7天可以杀死虫卵。由于虫卵较粪水比重大，24小时后约有90%的虫卵下沉，可以建造分隔粪池，粪液流经各隔，虫卵沉于底部，取出粪液作肥料。堆肥可以杀死虫卵，夏季堆积1个月，冬季堆积2~3个月。紧急用肥时，可施用药物杀死虫卵，如加2毫克/升敌

敌畏、10 毫克 / 升敌百虫或 1% ~ 3% 尿素、0.25% ~ 1% 石灰氮，搅拌后放置
24 小时可杀死虫卵。

（三）保护易感人群

1. 药物预防

口服青蒿琥酯和蒿甲醚对于血吸虫病的预防有很好的效果，特别是 6 ~ 14
天的童虫对这两种药物非常敏感。

在湖滩上从事垦植、打草等生产劳动时必须注意防护，否则容易发生急
性感染。邻苯二甲酸和苯甲酸苄脂原液涂擦一次，可保持 8 小时有效。穿着
用氯硝柳胺浸渍布料制成的裤袜，至少半年内有防御尾蚴感染的效果。涂擦
防护剂"防蚴笔"（含 2% 氯硝柳胺的脂肪酸制剂）于裸露部位的皮肤上可以
防御尾蚴感染，涂擦一次防护效果达 10 小时。

1998 年我国部分参与抗洪救灾的官兵进行了预防性服用青蒿琥酯，在停
药 3 个月后进行了粪检，阳性率为 0.22%，无 1 例急性感染病例发生，证明
了预防性服药在大规模军事行动中的重要价值。

2. 健康教育

由于血吸虫病流行的一个重要环节是接触疫水，而这主要与人的行为方
式如卫生习惯等有关，因此健康教育是一项重要的干预措施。血吸虫病防治
知识宣教，可使居民不断提高卫生知识水平，改变不良卫生习惯，避免在生
产或者生活中接触疫水。比如，生产中在耕作、插秧、捕鱼、割水草、
打粽叶时及防汛、排涝等水中作业方面，以及生活中在河、沟、湖水中
淘米、洗菜、洗手脚和游泳等方面，增强自我保护意识，提高自我防护能力。
部队或野外工作人员执行任务进入疫区前，应当开展深入的血吸虫病防治知
识普及教育，使其能够及时采取科学的防护措施，有效预防因直接接触疫水
而感染血吸虫病的发生。

五、知识问答

1. 血吸虫病有哪些危害？

只要接触含有血吸虫尾蚴的水体——疫水，就有可能感染血吸虫病，如插
秧割谷、防汛抢险、捕鱼捞虾、游泳嬉水、洗衣洗菜等。接触疫水的次数越多，
感染的机会也就越大。人得了血吸虫病，会严重损害身体健康，在急性期患

者可有发热、腹痛、腹泻、脓血便、消瘦、乏力等症状，若不及时治疗或治疗不彻底，血吸虫在体内不断产卵，排出有毒的物质，使肝脏、脾脏、肠管受到损害，发展到晚期可能会造成肝硬化、脾脏肿大等，甚至危及生命。

2.感染血吸虫病可以治愈吗？如何治疗？

遵循"早发现、早诊断、早治疗"的原则，对同期有疫水接触史的人群进行早期预防性治疗，防止急性血吸虫病发生。早期治疗的药物和时间是：用吡喹酮治疗应在首次接触疫水4周后、用蒿甲醚治疗应在接触疫水2周后、用青蒿琥酯治疗应在接触疫水1周后进行。

3.怎样预防血吸虫病？

（1）避免或减少接触疫水：严禁在可能被污染的水域游泳、洗澡、洗脸、洗菜、洗衣；不饮用生水和不赤脚在有露水的疫区草地行走；禁止在疫水内捕鱼捞虾；必须与疫水接触时，应切实做好个人防护措施，不能徒手作业。

（2）药物预防：接触疫水后，可在7～10天内口服青蒿琥酯，在25～30天内可口服吡喹酮进行预防。

（3）粪便等管理：防止人畜粪便污染水源，严格实行粪便管理制度及在有螺地带禁牧的规定。

（4）早期筛查：在疫区如出现皮疹、发热、腹痛、腹泻、乏力和肝脏不适等疑似感染症状，应立即去医院进行仔细检查。

第二十四章　恙虫病
——来自夏秋草丛的"虫咬热"

东汉《风俗通》曰："恙，毒虫也，喜伤人。古人草居露宿，故相劳问，必曰无恙。"意思是古代亲朋好友久别重逢，总喜欢说"别来无恙"。"无恙"就是没有疾病或者灾祸，为什么会这么说呢？远古时候，人们过着茹毛饮血、草居露宿的生活，极易受到草丛里的一种名为"恙"的虫子叮咬。这种虫子往往寄生在人或鼠等动物身上，吸取体液，还传染病菌。被它叮咬时，人感到皮肤火烫奇痒，可以长出水疱，同时有发烧以至不能安眠的症状，甚至死亡。那时候的人没法消灭这种"恙",也没法治疗这种疾病,只能听任它骚扰。所以当时的人们每当见到久别的亲友时,首先要问"无恙?"。这一词便流传了下来,成了一句问候语,而它的含义也有了发展,相当于"你好啊!"。

那这个毒虫"恙"到底是什么呢?这个"恙"就是恙螨,经恙螨幼虫叮咬而将病原体传给人的虫媒病叫做恙虫病。现在人类居住环境大大改善,恙虫病发生概率也降低了许多,但是恼人的恙虫还是有机会袭击人类。恙螨主要孳生在隐蔽潮湿、多草、多鼠等场所,在江河沿岸、溪边、山坡、山谷、森林边缘及荒芜田园等杂草灌木丛生的地方较多。如果参与了田间务农、除草、垂钓、爬山、郊游、野外训练、宿营等与大自然亲密接触的活动,正好碰到有恙螨的草丛,恙的幼虫便爬到人体身上叮咬,其携带的病原体(立克次体)进入血液后,出现立克次体血症和毒血症症状,导致人体发生一系列病变并出现高热、皮疹、淋巴结肿大、焦痂等临床症状。

例如,某部队刚刚结束为期数月的野外驻训任务返回驻地,正打算好好休整一番,3名战士突发高热,先有畏寒或寒战,继之体温上升,1~2天内高达40℃左右,发热期间伴有头痛、全身酸痛、乏力、食欲不振、面色潮红和结合膜充血、嗜睡等症状。紧接着,又有数名战士出现相似症状,短短1个月,该部队共出现19例高热病人。医务人员给予常规头孢类抗生素治疗后,高热不退,症状无缓解,遂送至医院治疗,诊断为恙虫病。由于恙虫病发展迅速,如果延误治疗,有可能引发心肌炎、胸膜炎、脑炎以及多脏器功能衰竭,甚至导致死亡。所以说,"小虫"有大害,警惕"恙虫病"。

一、概述

恙虫病又名丛林斑疹伤寒,是由恙虫病东方体(恙虫病立克次体)引起的急性传染病,是一种自然疫源性疾病,野生啮齿类动物(老鼠)为主要传染源,恙螨幼虫为传播媒介。患者多有野外作业史,临床表现多样、复杂,合并症多,包括恙螨幼虫叮咬处焦痂或溃疡,高热、皮疹和淋巴结肿大等,抗生素可有效治疗该病,但如病情严重或延误治疗时机,也可导致患者多器官衰竭,甚至死亡。

恙虫病是亚太地区严重的公共卫生问题,威胁该地区超过10亿人的健康,据WHO估计每年约有100万人患病。中国是恙虫病负担较严重的国家之一,中国南方地区有约1.62亿人处于潜在感染风险区。恙虫病往往症状不典型,易被忽视，诊断和治疗不及时是导致恙虫病患者高死亡率的主要原因。

二、 病原与流行病学

（一）病原

恙虫病的病原体是恙虫病东方体，是一种在宿主细胞内寄生的革兰氏阴性菌。该病原体对高温和干燥抵抗力弱，在 55 ℃下 10 分钟失去活力，但在低温下生存时间较长。对一般消毒剂，以及抗生素中的多西环素（强力霉素）、氯霉素、金霉素、土霉素、利福平、阿奇霉素、四环素、泰利霉素等均较为敏感。

（二）流行病学

1. 宿主动物和传染源

鼠类是恙虫病最重要的储存宿主，我国目前已在啮齿目的 18 种动物中发现恙虫病东方体的自然感染，如黄毛鼠、黑线姬鼠、黄胸鼠等；其次是食虫目动物，如臭鼩鼱、四川短尾鼩。此外，兔、猪、狗、猫和禽类也能感染。

恙虫病的传播媒介是恙螨，全球已发现 3 000 多个种，我国有 500 多种，分布遍及全国。只有少数恙螨能成为恙虫病的传播媒介，我国已经证实的媒介有地里纤恙螨、小盾纤恙螨、微红纤恙螨、高湖纤恙螨、海岛纤恙螨和吉首纤恙螨等。恙螨一生经历卵、前幼虫、幼虫、若蛹、若虫、成蛹和成虫 7 个时期，仅幼虫时期营寄生生活，能够传播疾病。恙螨活动范围极小，呈点状分布，聚集于一处，形成"螨岛"。

2. 传播途径

恙螨幼虫是恙虫病唯一的传播媒介，该病通过携带恙虫病东方体的恙螨幼虫叮咬传播。恙螨幼虫吸食感染恙虫病东方体的动物血液而感染该病病原体，再通过叮咬人引起人恙虫病的发生。恙螨幼虫孵出后，在地面草丛中活动，遇到宿主动物或人时即附着其体表叮咬并吸食组织液，3 ~ 5 天吸饱后落于地面。恙螨一生一般只在幼虫期叮咬宿主动物一次，只有幼虫才能完成恙虫病东方体在自然界的循环。

人与人之间不传播，尚无接触危重病人或带菌动物的血液等体液导致传播的报道。

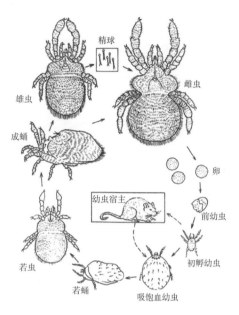

恙螨生活史

3. 人群易感性

人对本病普遍易感，病后可获得较稳固的免疫力。流行区居民由于经常感染而获得免疫，表现为散发，症状也较轻。外来人群进入疫区常易发生流行。

4. 流行特征

恙螨的繁殖和活动与温度、湿度等因素密切相关，气温在 20～30 ℃、湿度在 80% 以上时适于繁殖，幼虫孵出率高，特别活跃，侵袭人的机会也增加。在我国，北方和南方的流行季节有显著差异，6—10 月是南方地区恙虫病的发病高峰期，疾病分类属于"夏季型"，宿主动物以黄毛鼠、黄胸鼠、褐家鼠和黑线姬鼠为主，主要媒介为地里纤恙螨；10—11 月是北方地区的发病高峰期，属于"秋季型"，宿主动物以黑线姬鼠、社鼠和褐家鼠为主，主要媒介为小盾纤恙螨；此外，福建 1—2 月也曾出现流行，以小盾纤恙螨为主要媒介生物，而华南地区全年均有发病。

日常的生活行为也可能影响患恙虫病的概率，如福建平潭岛和浙江青田县患者以 15 岁以下儿童为多，这可能与当地儿童担负割柴草、拔兔草等接触草地的工作较多有关。田间劳作的农民、野外作业人员（伐木、筑路工人、地质勘探人员等）、野外训练的部队以及户外旅游者等，受恙螨侵袭机会较多，容易发生感染。

三、临床表现、诊断及治疗

（一）临床表现

恙虫病潜伏期为 4～21 天，一般为 10～14 天。典型表现为发热、头痛、焦痂样皮疹、淋巴结肿大。严重者可出现昏迷或器官衰竭，延误治疗可危及生命。有部分患者因症状不明显，容易出现误诊、漏诊，从而造成治疗不及时，最终发展为重症。

1. 全身毒血症状

多数患者突然起病，体温迅速上升，1～2 天内可达 39～41 ℃，患者可能伴剧烈头痛、寒战、全身酸痛、无力、食欲不振、恶心、呕吐、颜面潮红、结膜充血等。

2. 焦痂或溃疡

焦痂或溃疡为本病的主要特征之一，见于 70% 以上的患者。恙虫叮咬处一般先出现红色、无痛的小皮疹，皮疹逐渐形成水疱，1 周左右会自行破溃，出现坏死、出血，并形成形态相对较圆的深黑色焦痂。焦痂的大小不一，直径为 2～15 毫米，通常为 4～10 毫米，边缘略耸起，周围有红晕，多见于颈部、腋窝、腹股沟、会阴、外生殖器、肛门周围等皮肤湿润、嫩软、有皱褶的部位，四肢、背、胸、腹、头部甚至外耳道也有发生，一般无痛痒，细心的患者可早期发现。而一般的斑疹、丘疹或咬痕往往呈淡粉色且不会自行破溃，这也是恙虫病焦痂与其他类似表皮症状的主要区别。

3. 淋巴结肿大

大部分患者会出现全身浅表淋巴结肿大。焦痂附近的局部淋巴结肿大尤其明显，通常如鸽蛋或蚕豆大小，可有触压痛。

4. 皮疹

皮疹多出现在病程的第 4～6 天，多为斑疹或斑丘疹，呈暗红色，压之不褪色，少数病例可有皮肤淤点。皮疹大小不一，直径一般为 2 ~ 5 毫米，以胸、背和腹部较多，向四肢发展。皮疹持续 3 ~ 7 天后消退，不脱屑，可有少许色素沉着。

5.肝脾肿大

有少数患者发生恙虫病后，会导致肝脾肿大出现肝脏区域疼痛、厌食、恶心、乏力、黄疸等症状。

6.其他

本病可造成全身小血管广泛受损，导致组织器官充血、水肿，细胞变性以至坏死，可累及多系统、多脏器，以呼吸、消化、神经系统和肾脏损害较为多见。严重并发症包括重症肺炎、急性肾功能不全、脑膜脑炎、消化道出血、感染性休克、多器官功能衰竭甚至死亡。

（二）辅助检查

1.抗体检测

人体被立克次体感染后，血清中逐渐产生相应抗体，该抗体在发病后 5 ~ 12 天出现，至数月后基本消失，一般凝集价在 1 : 160 以上或病程中效价明显上升有诊断意义。外斐反应是用与立克次体有共同菌体抗原的变形杆菌 OX19、OXK 等进行非特异性凝集反应，流行性斑疹伤寒主要表现为 OX19 凝集价升高，恙虫病主要表现为 OXK 升高明显。病程第 1 周，一般仅 1/3 的病例呈阳性反应，第 2 周阳性率可达 90%，至第 4 周后阳性率又开始下降，2 ~ 3 个月后转为阴性。还可用间接免疫荧光试验检查病人血清中的特异性 IgM、IgG 抗体。

2.病原检测

核酸检测的特异性及敏感性均高，必要时可用小白鼠接种分离，以明确诊断。

（三）诊断

恙虫病的确诊要结合患者的疫区旅居史、流行季节、高危职业，焦痂、局部淋巴结肿大、肝脾肿大、皮疹等典型临床表现，再结合患者的实验室检查。

流行季节到过疫区，2 ~ 3 周内有田野作业或草丛中坐卧史，如田间劳作、农村垂钓、野营训练、草地坐卧、接触和使用秸秆等，注意询问同时接触的人有无类似症状发生。临床表现有发热、焦痂或溃疡、局部淋巴结肿大、皮疹、肝脾肿大。实验室检查有白细胞计数减少或正常，外斐氏试验阳性，且随病程效价逐渐升高。结合其他血清学检查结果有助于诊断。

鉴别诊断：恙虫病需要与其他立克次体病、伤寒、钩端螺旋体病等区别。还要注意混合感染的病例，如恙虫病合并伤寒、恙虫病合并钩端螺旋体病等。

（四）治疗

1. 一般治疗

病人应卧床休息，补充水分，加强营养，给予高热量、高蛋白质、富含维生素的易消化食物。注意多饮水，保持水、电解质、酸碱和能量平衡；加强护理和观察，以便及早发现各种并发症，采取适当的治疗措施。

2. 抗感染治疗

恙虫病东方体为专性细胞内寄生，应选用脂溶性抗生素。盐酸多西环素（强力霉素）和氯霉素是常用的抗生素，环丙沙星也有较好的效果。随着抗药株出现，利福平、阿奇霉素、泰利霉素、左氧氟沙星等对于耐药株有效。用药后复发少见，国外报道的复发率较高，可能为不同株或疗程较短所致。复发以同样药物再治依然有效。

3. 对症治疗

高热者可予物理降温、解热镇痛药。密切观察病情变化，出现相关并发症时加强对症、支持处理，病情危重者可进行重症监护治疗。应慎用激素，但中毒病症明显的重症患者，在使用有效抗生素的情况下，可适当使用激素。

四、预防控制措施

目前恙虫病尚无有效疫苗，预防本病应采取包括个体防护、灭恙螨和灭鼠的综合措施，可结合具体任务而有所侧重。出现暴发疫情时，应开展病例的主动搜索，掌握病例数量及分布，对宿主动物、传播媒介和暴露因素等进行调查分析，及时提出有针对性的预防控制措施。例如，在流行区进行野外作业，应以个体防护为主。

（一）控制传染源

主要是灭鼠。灭鼠应采取综合防制措施，用各种捕鼠器与药物灭鼠相结合，常用的灭鼠药物有磷化锌、安妥和敌鼠等。环境治理的主要方法是经常搞好室内外卫生，保持室内整洁，粮食、蔬菜垫高半米以上并离墙存放，鼠洞、墙缝及时堵塞，加强食物、粪便的管理，垃圾日产日清，以减少鼠的栖息场所和食物来源。常用灭鼠药物应注意交替使用，防止鼠产生拒食性和耐药性。患者不必隔离，接触者不用检疫。

（二）切断传播途径

关键是在流行区野外活动时避免被恙螨幼虫叮咬。

（1）不要在溪边、草地上坐卧，不要在杂草、灌木丛中晾晒衣服和被褥。

（2）扎紧衣袖口、领口及裤脚口，把衬衣扎入腰带内。衣袜可用邻苯二甲酸二丁酯浸泡，以防恙螨幼虫叮咬。

（3）身体外露部位涂擦5%邻苯二甲酸二甲脂（即避蚊剂）、邻苯二甲酸二丁酯、苯甲酸苄酯或硫化钾溶液，防止恙螨幼虫叮咬。

（4）改善环境卫生，除杂草消除恙螨滋生地，或在丛林草地喷洒杀虫剂消灭恙螨。经常清除居住地、训练场所、道路两旁的杂草，填平坑洼，增加日照，降低湿度，使之不适于恙螨的生长繁殖。对不能除草的地区，可用0.1%敌敌畏喷洒灭螨，每7~10天1次。

（5）野外驻训后，及时洗澡或擦澡、更衣，如发现恙螨幼虫叮咬，可立即用针挑去，涂以乙醇或其他消毒剂；洗澡或擦澡时，重点擦洗腋窝、腰部、会阴等皮肤柔软部位，可减少被恙螨叮咬机会。

（三）保护易感人群

目前尚无可供使用的有效疫苗，进入重疫区的人员，可预服多西环素0.1~0.2克或氯霉素1克，隔日1次，连用4周。

（四）宣传教育

开展公众健康教育，通过宣传资料、网络、板报、宣传栏等多种方式，宣传和普及恙虫病预防知识，特别是高危人群减少或防止恙螨的暴露，以降低感染的风险。搞好个人卫生，增强自我防病意识和卫生防病能力。一旦出现疑似病症或体征，应及早就医，并告知医生相关暴露史。

（五）流行病学侦察和疫情监测

在进入恙虫病流行区或可能存在本病的地区行军、野营、训练、施工、生产时，应做好流行病学侦察，如查阅将进驻地区的流行病学资料、观察当地的环境、进行恙螨与野鼠调查等，同时开展病例、传播媒介、宿主及病原体的监测工作。

五、知识问答

1. 什么季节容易感染恙虫病？如何防范？

恙虫病的流行在南方和北方地区略有不同，这与传播媒介的生长周期有关。一般恙虫病的流行多见于夏秋两季，以 6—10 月发病率最高，但实际发病情况和人群与草丛、树林等户外环境接触及被恙螨幼虫叮咬的机会多少有关。

恙虫病的预防主要是灭鼠、灭螨，以消除储存宿主和传播媒介，改善居住地周围环境等。在流行季节进行野外作业时，应避免坐卧和晾晒衣被等，为了防止恙螨幼虫叮咬，应束紧袖口、领口及裤脚口，并可在外露的皮肤上涂抹驱避剂如 5% 邻苯二甲酸二甲酯等。

2. 什么情况下要怀疑感染了恙虫病？

恙虫病起病较急，潜伏期过后，体温迅速于 2 ~ 8 天内升至 39.5 ~ 40.5 ℃，偶有畏寒、头痛、全身疼痛、乏力、食欲不振等症状，颜面及颈胸部潮红、结膜充血，且皮肤有焦痂或溃疡、皮疹等。特别是如果近期参与了田间务农、除草、湖边垂钓、爬山、郊游、野外训练、宿营等与大自然亲密接触的活动，应高度怀疑感染了恙虫病。

附　录

附录1 常见传染病的消毒方法

消毒是指杀灭或消除各种传播媒介上的病原微生物，是切断传播途径的一项重要措施，是自然灾害时防控疾病和防治突发传染病的重要办法，也是战时消除敌人生物战剂袭击的关键手段。

一、消毒的种类

1.疫源地消毒

疫源地消毒指在有传染源（患者或带菌）的情况下所进行的消毒，传染病医院对患者分泌物、排泄物、污染物品和病室等进行的消毒都属于这一类消毒。依实施消毒的时间不同，疫源地消毒又可分为随时消毒和终末消毒。

2.预防性消毒

预防性消毒是指未发现传染源的情况下，对有可能被病原微生物污染的物品、场所和人体等进行的消毒，如食具消毒、饮用水消毒、污水及垃圾的无害化处理以及饭前便后洗手等。

二、常用消毒方法

（一）物理消毒法

用物理因素杀灭或消除病原微生物及其他有害微生物，常用的方法有热力消毒（包括煮沸、压力蒸汽和干热空气等）和辐射灭菌（紫外线和电离辐射）等。

1.煮沸消毒

杀灭细菌繁殖体和病毒效果好，对芽孢作用较差。通常要求煮沸15～30分钟。适用于不易煮坏的物品如布料衣服、床单、食具及玻璃制品等。

在煮沸消毒时应注意以下几点：① 消毒时间应从水沸后算起；② 保持连续煮沸；③ 被消毒的物品应全部浸入水中；④ 不透水的物品如盘、碗等应垂直放置，以利于水的对流；⑤ 物品不应放置过多，一般不超过容量的3/4；⑥ 如有大量吸水物品，如棉织品，在煮沸时应略加搅拌；⑦ 被消毒物品上如有排泄物和血液污染时，应先行冲洗再行煮沸。

2. 高压蒸汽消毒

目前使用的高压蒸汽灭菌器分为下排气式和预真空式，此法是一种应用广泛且效果可靠的消毒方法，对细菌繁殖体或芽孢、病毒和真菌均有灭活效果，穿透力极强，适用于各种棉织品或其他不被高压蒸汽损坏的物品。通常要求压力为 1.0 kg/cm^2、温度为 121 ℃时，维持 20～30 分钟；1.5 kg/cm^2、温度为 126 ℃时，维持 15～20 分钟。如果消毒物品过多、包装体积过大，也可适当延长灭菌时间。

高压蒸汽消毒的影响因素较多，使用中应注意：① 一定要把高压锅内的空气排出，否则达不到所需要的温度，影响消毒效果，要保证有充分的排气时间；② 被消毒物品的体积，一般不超过 30 cm×30 cm×30 cm 或 15 kg；③ 消毒物品上有脓、血、粪便等污染时，应先洗净、擦掉，否则会留下痕迹。

3. 干热空气消毒（烘烤）

适用于在高温下不损坏、不变质、不蒸发的物品的灭菌，如玻璃、金属、陶瓷制品等的灭菌，要求温度与时间为 120 ℃、480 分钟，140 ℃、150 分钟，160 ℃、60 分钟，180 ℃、20 分钟。

4. 紫外线消毒

紫外线以 240～280 nm 的波长杀灭作用最强。紫外线对一般细菌、病毒都有杀灭作用，当照射强度大时也可杀灭芽孢，但结核分枝杆菌对紫外线有很强抵抗力。紫外线消毒具有在长时间内维持恒定的杀菌作用强度、不损坏被消毒物品等优点。但是，紫外线的穿透力很低，易被有机物和尘埃吸收。因此，紫外线消毒作用表浅，多用于空气和物体表面的消毒处理。

紫外线消毒的影响因素较多，在消毒时应注意：① 用于消毒房间内的空气，每 6～15 m^3 空间可用一盏 15 W 紫外线灯；直接照射时，每 9 m^2 需一盏 30 W 紫外线灯；在灭菌罩内，以底面积计算，强度不应低于 40 μW/cm^2；有定向照射的灯管反射罩，被照射物体距灯管不宜超过 1 m，照射剂量不应低于 90 000 μW/cm^2。② 使用前应经常（一般每 2 周一次）用乙醇棉球擦拭，以防灯管表面上的尘埃阻挡紫外线的穿透，影响消毒效果。③ 紫外线肉眼是看不见的，灯管放射出蓝紫色光线并不代表紫外线强度，应定期用紫外线照度计测定其输出强度。④ 消毒时，房间应保持清洁、干燥，室温不低于 20 ℃，相对湿度一般不超过 50%。⑤ 只有被直接照射的物品表面能达到消毒目的，因此要按时翻动，使物品各个表面都能照到一定剂量的紫外线，达到消毒目的。

（二）化学消毒法

化学消毒法即应用化学制剂进行消毒。常采取的方式除水溶液浸泡、喷洒和擦拭外，还可直接用粉剂喷洒和用气体熏蒸。

理想的化学消毒剂应具备：① 杀菌谱广，有效浓度低，使用浓度对人无害，无残留毒性。② 作用速度快，性质稳定，易溶于水；可在低温下使用，不损坏被消毒物品。③ 价廉、使用简便，便于运输，可大量供应。

但目前所用化学消毒剂均不能完全符合以上条件。

（1）含氯消毒剂：其作用主要是氯水解成为次氯酸（HClO），以杀灭微生物，目前应用较为广泛。其包括漂白粉、三合二（含次氯酸钙和氢氧化钙）、二氯异氰尿酸钠（优氯净）、次氯酸钠、三氯异氰尿酸钠、氯化磷酸三钠等，适用于餐（茶）具、环境、水、空气等消毒。

（2）醛类消毒剂：高效消毒剂，其气体和液体均有杀灭微生物的作用，包括甲醛、戊二醛等。

（3）烷基化气体消毒剂：包括环氧乙烷、环氧丙烷、乙型丙内酯等。通过非特异性烷基化作用杀灭各种微生物，特别是芽孢。浓度和温度对其杀菌效果有影响，一般浓度增加 1 倍，杀菌时间可减半；温度每升高 10 ℃，杀菌活性增加 1 倍以上。

（4）含碘消毒剂：碘制剂杀菌作用快速，性能稳定，毒性低，易于保存，是一种比较好的消毒剂。因其价格较贵，故目前一般多在医疗消毒中使用。常用含碘消毒剂有碘酊或碘液、碘伏。

（5）过氧化物消毒剂：常用过氧化物消毒剂有过氧乙酸、过氧化氢和臭氧，均为高效消毒剂。过氧乙酸对各种病原微生物都有杀灭作用，有强烈刺激醋酸味，对黏膜有刺激性，可引起流泪，对组织有一定腐蚀性；不适于在室内有人时使用，消毒后应打开门窗通风；对金属和棉织品有一定腐蚀性，穿透力差，主要用于表面和空气消毒。

（6）季铵盐类消毒剂：阳离子表面活性剂，有苯扎溴铵、苯扎氯铵、百毒杀、新洁灵消毒精等。其对细菌繁殖体有广谱杀灭作用，且作用快而强，毒性小，但不能杀灭结核分枝杆菌、细菌芽孢和亲脂性病毒。该消毒剂常用于皮肤黏膜和外环境表面的消毒。

（7）醇类消毒剂：用于消毒的醇类化合物有乙醇、异丙醇等，可杀灭繁殖体型微生物，但不能杀灭芽孢。其消毒作用比较快，常用于皮肤消毒和物品表面消毒。

（8）胍类消毒剂：常用的有氯己定（洗必泰）和聚六亚甲基胍等，均属低效消毒剂，具有速效杀菌作用，对皮肤黏膜无刺激性，对金属和织物无腐蚀性，具有受有机物影响轻微、稳定性好等特点。该消毒剂常用于外科洗手消毒、手术部位皮肤消毒、黏膜消毒等。

（9）酸性氧化电位水：酸性氧化电位水对各种微生物都有较强的杀灭作用。其具有杀菌速度快、安全可靠、不留残毒、有利于环保等特点，常用于手、皮肤黏膜的消毒，也可用于餐（饮）具、瓜果蔬菜和物品表面的消毒以及内镜的冲洗消毒。

三、消毒方法的选择

在选择消毒方法时，应考虑到病原微生物的种类及其对消毒方法的耐受性、处理对象的性质、消毒现场的特点及环境条件和卫生防疫工作要求等。非芽孢污染场所、污染物品的消毒处理方法与剂量见附表1。

附表 1　非芽孢污染场所、污染物品的消毒处理方法与剂量

消毒场所	消毒方法	用量	消毒时间
室外污染表面	500～1 000 mg/L 二溴海因喷洒	500 mL/m²	30 分钟
	1 000～2 000 mg/L 含氯消毒剂喷洒	500 mL/m²	60～120 分钟
	漂白粉喷洒	20～40 g/m²	2～4 小时
室内表面	250～500 mg/L 含氯消毒剂擦拭	适量	
	0.5% 苯扎溴铵（新洁尔灭）擦拭	适量	
	0.5% 过氧乙酸熏蒸	适量	60～90 分钟
	500～1 000 mg/L 二溴海因喷洒	100～500 mL/m²	30 分钟
	1 000～2 000 mg/L 含氯消毒剂喷洒	100～500 mL/m²	60～120 分钟
	2% 过氧乙酸气溶胶喷雾	8 mL/m³	60 分钟
	0.2%～0.5% 过氧乙酸喷洒	350 mL/m²	60 分钟

续表

消毒场所	消毒方法	用量	消毒时间
室内地面	0.1% 过氧乙酸拖地	适量	
	0.2%～0.5% 过氧乙酸喷洒	200～350 mL/m²	60 分钟
	1 000～2 000 mg/L 含氯消毒剂喷洒	100～500 mL/m²	60～120 分钟
室内空气	紫外线照射	1 W/m³	30～60 分钟
	臭氧消毒	30 mg/m³	30 分钟
	0.5% 过氧乙酸熏蒸	1 g/m³	120 分钟
餐、饮具	蒸煮	100 ℃	10～30 分钟
	含氯消毒剂浸泡	250～500 mg/L	15～30 分钟
	远红外线照射	120～150 ℃	15～20 分钟
被褥、书籍、电器、电话机	环氧乙烷简易熏蒸	1 500 mg/L	16 分钟～24 小时
	0.2%～0.5% 过氧乙酸擦拭	适量	
服装、被单	煮沸	100 ℃	30 分钟
	250～500 mg/L 含氯消毒剂浸泡	淹没被消毒物品	30 分钟
	0.04% 过氧乙酸浸泡	淹没被消毒物品	120 分钟
游泳池水	加入含氯消毒剂	余氯 0.5 mg/L	30 分钟
	加入二氧化氯	5 mg/L	5 分钟
污水	10%～20% 漂白粉溶液搅匀	余氯 4～6 mg/L	30～120 分钟
	30 000～50 000 mg/L 含氯消毒剂搅匀		
粪便、分泌物	漂白粉干粉搅匀	1：5	2～6 小时
	30 000～50 000 mg/L 含氯消毒剂搅匀	2：1	2～6 小时
尿	漂白粉干粉搅匀	3%	2～6 小时
	10 000 mg/L 含氯消毒剂搅匀	1：10	2～6 小时
便器	0.5% 过氧乙酸浸泡	浸没便器	30～60 分钟
	5 000 mg/L 含氯消毒剂浸泡	浸没便器	30～60 分钟
手	2% 碘酒、0.5% 聚维酮碘（碘伏）、0.5% 氯己定醇液擦拭	适量	1～2 分钟
	75% 乙醇、0.1% 苯扎溴铵（新洁尔灭）浸泡	适量	5 分钟
运输工具	2% 过氧乙酸气溶胶喷雾	8 mL/m³	60 分钟

附录2　常见传染病的潜伏期、隔离期及观察期

序号	病名		潜伏期		隔离期	密切接触者管理
			常见	最短~最长		
1	鼠疫	腺鼠疫	2~5日	1~8日	腺鼠疫隔离至淋巴结肿大痊愈；肺鼠疫在临床症状消失后，痰培养连续6次阴性才能解除隔离	检疫9日
		肺鼠疫（原发型）	1~3日	数小时~3日（有接种史者可长至12日）		
2	霍乱		1~3日	数小时~7日	①停服抗菌药物后，连续2日粪便（或肛拭）培养未检出霍乱弧菌者解除隔离。②无粪便培养条件者，症状消失，自发病日起，住院隔离不少于7日。③慢性带菌者，大便培养连续7日阴性，每周培养胆汁1次，连续2次阴性者可解除隔离，但尚须进行流行病学观察	密切接触者或疑似患者应留验5日，并连续送粪便培养3次，若阴性可以解除隔离观察
3	严重急性呼吸综合征（SARS）		3~5日	1~16日	实行住院隔离观察，具备以下三项可出院：①未用退热药物，体温正常7日以上；②呼吸系统症状明显改善；③胸部影像学有明显吸收	自最后接触之日起隔离观察（检疫）14日
4	艾滋病		7~10年	0.5~20年	定期随访	配偶、性接触者采血检测HIV抗体；一般生活接触无须处理
5	病毒性肝炎	甲型	30日	15~45日	自发病日起隔离3周	密切接触者检疫45日，每周检查1次ALT，以便早期发现
		乙型	60~90日	45~160日	急性期应隔离至HBsAg阴转，恢复期仍不阴转者，按HBsAg携带者处理，慢性肝炎病人应调离接触食品、自来水或幼托工作。HBsAg携带者可做HBeAg、抗HBc IgM及HBV-DNA检查，以确定是否有HBV复制，如属阳性应按慢性肝炎处理，不能献血	急性肝炎密切接触者应医学观察45日。幼托机构发现病人后观察期间，暂不办理入托、转托手续。疑诊肝炎的幼托和饮食业人员应暂停原工作
		丙型	50日	15~160日	急性期隔离至病情稳定	同乙型肝炎
		丁型	同乙型	略	略	略
		戊型	40日	10~60日	自发病日起隔离3周	同甲型肝炎

序号	病名		潜伏期		隔离期	密切接触者管理
			常见	最短~最长		
6	脊髓灰质炎		7~14日	3~35日	隔离40日，第1周为呼吸道及消化道隔离，第2周以后为消化道隔离	密切接触者医学观察20日，观察期间可应用活疫苗进行快速免疫
7	人感染高致病性禽流感		2~4日	1~7日	实施住院隔离治疗。≥13岁者原则上同时具备下列条件，并持续7日以上方可出院：①体温正常；②临床症状消失；③胸部X线影像检查显示病灶明显吸收。<13岁者应同时具备上述条件并持续7日以上。如自发病至出院不足21日，应住院满21日	自最后接触病、死禽或人禽流感确诊病例、疑似病例之日起医学观察7日，观察期间不限制活动，但活动范围限制在动物禽流感疫点周围3千米内
8	炭疽		1~5日	12小时~12日	皮肤炭疽隔离至创口痊愈、痂皮脱落为止。其他类型患者在症状消失后，分泌物或排泄物连续培养2次阴性后取消隔离	密切接触者医学观察8日
9	痢疾	细菌性	1~3日	数小时~7日	临床症状消失后1周或2次粪培养阴性解除隔离	医学观察7日，饮食业人员观察期间应送粪便培养1次，阴性者方可工作
		阿米巴	1~2周	4日~数月	症状消失后连续3次粪检未找到滋养体或包囊者，可解除隔离	接触者不隔离，但从事饮食工作者发现本病时，其他人员应做粪检，发现滋养体或包囊者应调离
10	肺结核		4~8周	2周~数十年	痰结核菌检查阳性的患者条件允许时应在专科医院进行隔离，待痰结核菌检查转阴后出院回家，如果受条件限制也可居家隔离	密切接触者可进行症状筛查、结核菌素试验、肺部影像学检查等，有异常者应进行痰涂片及痰培养检查

续表

序号	病名		潜伏期		隔离期	密切接触者管理
			常见	最短~最长		
11	伤寒、副伤寒	伤寒	10~14日	7~23日	体温正常15日后解除隔离，或症状消失后第5日起间歇送粪培养2次，阴性后解除隔离	伤寒医学观察23日，副伤寒为15日；从事饮食业人员观察期间应送粪培养1次，阴性者方可工作
		副伤寒	8~10日	2~15日		
12	流行性脑脊髓膜炎		3~4日	数小时~10日	症状消失后3日，但不少于病后7日	医学观察7日
13	麻疹		8~12日	6~21日	发病之日起至出疹后5日	密切接触的儿童应检疫21日，接受过被动免疫者应检疫28日
14	流行性出血热		14日	7~46日	隔离至退热	不检疫
15	狂犬病		20~90日	10日~1年以上	病程中隔离治疗	接触病人者不检疫，被狂犬或狼咬伤者应进行医学观察，观察期间应注射免疫血清及狂犬病疫苗
16	流行性乙型脑炎		10~14日	4~21日	隔离至体温正常为止	接触者不检疫
17	登革热		6日	5~8日	起病后7日	不检疫
18	百日咳		7~10日	2~30日	发病后40日或出现"痉咳"后30日	医学观察21日
19	白喉		2~4日	1~7日	症状消失后，连续2次鼻咽分泌物培养阴性	医学观察7日
20	新生儿破伤风		出生后4~6日	2~14日	床旁接触隔离，应安置在安静的环境中	可用破伤风抗毒素（尤其是有皮肤破损者）或类毒素（孕产妇）
21	猩红热		2~3日	1~7日	症状消失后咽拭子培养3次阴性，可以解除隔离。一般不少于病后1周	医学观察7日
22	布鲁氏菌病		14日	7日~1年以上	临床症状消失后解除隔离	不检疫
23	淋病		3~5日	1~10日	一般不需要隔离，但应避免性接触，个人物品做好消毒	性伴侣应接受检查

序号	病名	潜伏期		隔离期	密切接触者管理
		常见	最短~最长		
24	梅毒	2~3周	9~90日	应避免与他人有不洁的性接触；临床治愈后要定期随访	性伴侣要同查同治，治疗期间禁止性生活，避免再次感染及引起他人感染
25	钩端螺旋体病	10日	2~28日	隔离至症状消失	不检疫
26	急性血吸虫病	40日	3周~2个月	住院隔离治疗，粪便做好除虫处理	有共同疫水接触史者要进行血吸虫病筛查
27	疟疾 间日疟	–	13~15日	虫媒隔离，并做好环境灭蚊	采血做疟原虫检查和血清学检查；从到达疟区前1周至离开疟区后6周内连续服用氯喹，每周1次300mg
	卵形疟	–	13~15日		
	恶性疟	–	7~12日		
	三日疟	–	24~30日		
28	流行性感冒	2~4日	1~7日	退热后2日	大流行时集体单位进行检疫，出现发热等症状者应早期隔离
29	流行性腮腺炎	14~21日	8~30日	从发病日起至腮腺肿大完全消退（约3周）	成人一般不检疫，但幼儿园、托儿所及部队密切接触者应检疫3周
30	风疹	14~21日	–	隔离至出疹后5日	一般接触者不进行检疫
31	急性出血性结膜炎	1~2日	–	隔离治疗至眼睛不再有异常分泌物（一般7~10日）	清洗、消毒双手，做好病例监测
32	麻风病	2~5年	数月~十数年	已废除了对麻风病患者的人身隔离制度，而代之以"化学隔离"，即可在家或门诊接受化学治疗；联合化疗服药10日，一般不再具有传染性	进行健康检查；流行地区的儿童、患者家属以及麻风菌素及结核菌素反应均为阴性的密切接触者，可给予卡介苗接种，或给予有效的化学药物进行预防性治疗

续表

序号	病名	潜伏期		隔离期	密切接触者管理
		常见	最短~最长		
33	流行性斑疹伤寒	10~12日	5~23日	彻底灭虱后，隔离至体温正常后12日	密切接触者应进行灭虱，并检疫观察15日
34	黑热病	3~6个月	10日~9年	无须隔离，积极治疗，同时做好消灭病犬和防蛉灭蛉工作	一般接触者无须检疫
35	包虫病	10~20年	–	手术或药物治疗，无须隔离	一般接触者无须处理
36	丝虫病	2.5个月~1.5年	–	虫媒隔离，并做好环境灭蚊	定期普查，进行病原学检查、血清学检测；可服用乙胺嗪预防
37	水痘	14~16日	10~21日	隔离至脱痂为止，但不得少于发病后2周	医学观察21日
38	轮状病毒腹泻　A组	48小时以内	24~72小时	住院或在家隔离	2月龄至3岁婴幼儿可接种轮状病毒疫苗
	轮状病毒腹泻　B组	52小时	38~66小时		
39	手足口病	3~5日	2~10日	隔离治疗，一般2周左右	医学观察1周
40	传染性单核细胞增多症	10日	5~15日	隔离至症状消失	一般不检疫
41	黄热病	3~6日	3~13日	发病之日起1周	医学观察2周
42	恙虫病	10~12日	4~21日	不隔离	不检疫
43	回归热（虱传）	7~8日	2~14日	彻底灭虱后或体温正常后15日解除隔离	不检疫，彻底灭虱后接受医学观察14日
44	新型冠状病毒感染	2~4日	1~14日	建议居家隔离	不再判定密切接触者
45	诺如病毒感染	24~48小时	10~72小时	在其急性期至症状完全消失后72小时应进行隔离。轻症患者可居家或在疫情发生机构就地隔离；症状重者需要送医疗机构按肠道传染病进行隔离治疗	对食品从业人员须连续2日粪便或肛拭子诺如病毒核酸检测阴性后方可上岗

注：本表借鉴"CDC疾控人"公众号（2023-10-19），编者有修改。

参考文献

[1] 李兰娟，任红. 传染病学 [M].9 版. 北京：人民卫生出版社，2018.

[2] 汪春晖，张锦海，叶福强. 传染病诊疗与社区防控指南 [M]. 苏州：苏州大学出版社，2020.

[3] 朱凤才、汤奋扬. 社区常见传染病预防控制手册 [M]. 苏州：苏州大学出版社，2016.

[4] 张锦海，朱进. 常见传染病防治 [M]. 苏州：苏州大学出版社，2016.

[5] 张迈仑，杨大峥. 国家法定传染病防治纲要 [M]. 天津：天津科技翻译出版有限公司，2012.

[6] 李凡，徐志凯. 医学微生物学 [M].9 版. 北京：人民卫生出版社，2018.

[7] 中华医学会，中华医学会杂志社，中华医学会全科医学分会，等. 肺结核基层诊疗指南（2018 年）[J]. 中华全科医师杂志，2019，18(8)：709-717.

[8] World Health Organization. Global tuberculosis report 2019 [EB/OL]. （2019-10-17）［2023-11-22］. https://www.who.int/tb/publications/global_report/zh/.

[9] 肺结核诊断：WS 288-2017[S]. 北京：中华人民共和国国家卫生和计划生育委员会，2017.

[10] 随海田，李锦成，王淼，等. 2000-2015 年中国水痘流行病学特征 [J]. 中国疫苗和免疫，2019，25(2): 155-159.

[11] 戚金荣，王大奔，张军，等. 2005-2015 年济南战区部队水痘流行特征分析 [J]. 解放军预防医学杂志，2017，35(8): 877-878.

[12] 国务院联防联控机制综合组. 新型冠状病毒感染防控方案（第十版）[EB/OL].（2023-01-07）[2023-11-22]. https://www.gov.cn/xinwen/2023-01/07/content_5735448.htm.

[13] 中华人民共和国国家卫生健康委员会. 新型冠状病毒感染诊疗方案（试行第十版）[EB/OL].（2023-01-05）[2023-11-22].http://www.nhc.gov.cn/cms-search/downFiles/460b0e7b19bd42f3bba00c1efb9b6811.pdf.

[14] 国务院联防联控机制综合组. 新型冠状病毒感染疫情防控操作指南 [EB/OL].（2023-01-07）[2023-11-22].https://www.gov.cn/xinwen/2023-01/09/5735787/files/f0bd5726b60b44beae5a613d3cc86776.pdf.

[15] 中华人民共和国国家卫生健康委员会. 流行性感冒诊疗方案（2020 年版）[EB/OL].（2020-10-27）[2023-11-22].https://www.gov.cn/zhengce/zhengceku/2020-11/05/5557639/files/74899af960ff4f228e280d08b60d2af1.pdf.

[16] 中国疾病预防控制中心. 中国流感疫苗预防接种技术指南 [EB/OL].（2023-09-05）[2023-11-22]. https://www.chinacdc.cn/jkzt/crb/bl/lxxgm/jszl_2251/202309/P020230905701009356144.pdf.

[17] 麻疹诊断标准：WS 296-2017[S]. 北京：中华人民共和国国家卫生和计划生育委员会，2017.

[18] 流行性脑脊髓膜炎诊断：WS 295-2019[S]. 北京：中华人民共和国国家卫生健康委员会，2019.

[19] 中华预防医学会. 中国脑膜炎球菌疫苗预防接种专家共识 [J]. 中国疫苗和免疫，2019，25(1)：96-101.

[20] World Health Organization. Prevention and control of cholera outbreaks: WHO policy and recommendations [EB/OL].（2020-08-16）[2023-11-22]. https://www.who.int/cholera/ prevention_control/recommendations/en/index3.html.

[21] 世界卫生组织.2022-2030 年全球卫生部门关于艾滋病、病毒性肝炎和性传播疾病行动计划 [EB/OL].（2022-06-05）[2023-11-22].https://cdn.who.int/media/docs/default-source/hq-hiv-hepatitis-and-stis-library/full-final-who-ghss-hiv-vh-sti_1-june2022_zh.pdf？ sfvrsn=7c074b36_13&download=true.

[22] 国家卫生健康委员会. 手足口病诊疗指南（2018 年版）[J]. 传染病信息，2018，31(3)：193-198.

[23] 感染性腹泻诊断标准：WS 271-2007[S]. 北京：中华人民共和国卫生部，2007.

[24] 中华医学会感染病学分会艾滋病丙型肝炎学组，中国疾病预防控制中心. 中国艾滋病诊疗指南 (2021 年版)[J]. 协和医学杂志,2022,13(2)：203-226.

[25] 王贵强，王福生，庄辉，等. 慢性乙型肝炎防治指南 (2019 年版)[J]. 中国病毒病杂志，2020,10(1)：1-25.

[26] World Health Organization. Hepatitis-b [EB/OL].（2022-06-24）[2023-11-22]. https://www.who.int/zh/news-room/fact-sheets/detail/hepatitis-b.

[27] BUTI M, CRAXI A, FOSTER G R, et al. Viral hepatitis elimination:

Towards a hepatitis-free world[J]. J Hepatol, 2022, 77(5): 1444-1447.

[28] 中华医学会肝病学分会，中华医学会感染病学分会. 丙型肝炎防治指南 (2019 年版)[J]. 中华传染病杂志，2020，38(1): 9-28.

[29] 中华预防医学会医院感染控制分会，中华医学会感染病学分会，中华预防医学会感染性疾病防控分会. 中国丙型病毒性肝炎医院感染防控指南（2021 年版）[J]. 中国感染控制杂志，2021，20(6): 487-493.

[30] World Health Organization. Updated recommendations on simplified service delivery and diagnostics for hepatitis C infection [EB/OL].（2022-06-24）[2023-11-22].https://www.who.int/publications/i/item/9789240052697.

[31] 梅毒诊断：WS 273-2018[S]. 北京：中华人民共和国国家卫生和计划生育委员会，2018.

[32] 梅毒、淋病和生殖道沙眼衣原体感染诊疗指南（2020 年）[J]. 中华皮肤科杂志，2020(3): 168-179.

[33] 中华人民共和国国家卫生和计划生育委员会. 鼠疫诊疗方案(试行)[EB/OL]. (2011-01-11）[2023-11-22].http://www.nhc.gov.cn/yjb/s3577/201102/bdfb2f92ad7848c0b0ea723bf3b8d880.shtml.

[34] 国务院办公厅. 国家鼠疫控制应急预案 [EB/OL].（2000-08-23）[2023-11-22].http://www.gov.cn/zhengce/content/2010-11/12/content_6419.htm.

[35] 布鲁氏菌病诊断：WS 269-2019[S]. 北京：中华人民共和国国家卫生健康委员会，2019.

[36] 流行性出血热诊断标准：WS 278-2008[S]. 北京：中华人民共和国卫生部，2008.

[37] 中华预防医学会感染性疾病防控分会，中华医学会感染病学分会. 肾综合征出血热防治专家共识 [J]. 中国实用内科杂志，2021，41(10): 845-854.

[38] 中国疾病预防控制中心. 恙虫病预防控制技术指南（试行）[EB/OL].（2009-01-04）[2023-11-22].https://www.chinacdc.cn/tzgg/200901/t20090105_40316.html.

[39] 彭培英，徐蕾，王谷仙，等.1952-1989 年和 2006—2017 年中国大陆恙虫病流行及时空分布特征 [J]. 中国人兽共患病学报，2022，38(9): 818-823，829.